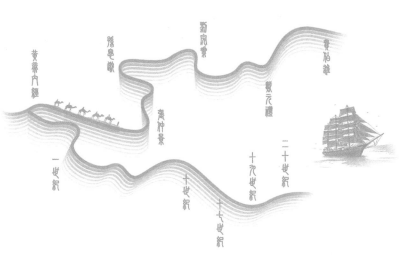

向病而生

糖尿病的起源、治疗与重构

让疾病成为一种生产力

王宏才 著

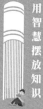

用智慧摆放知识

西安交通大学出版社
XI'AN JIAOTONG UNIVERSITY PRESS

图书在版编目（CIP）数据

向病而生：糖尿病的起源、治疗与重构 / 王宏才著. 一 西安：西安交通大学
出版社，2023.11
ISBN 978-7-5693-2878-3

Ⅰ. ①向… Ⅱ. ①王… Ⅲ. ①糖尿病—诊疗 Ⅳ. ①R587.1

中国版本图书馆 CIP 数据核字（2022）第 210128 号

XIANGBINGERSHENG TANGNIAOBING DE QIYUAN ZHILIAO YU CHONGGOU

书　　名	向病而生——糖尿病的起源、治疗与重构	
著　　者	王宏才	
策划编辑	李　晶	
责任编辑	李　晶　秦金霞	
责任校对	郭泉泉	
特邀监制	卫东青	
特邀插画	王子文	
书籍设计	忒色西安·朱天瑞	

出版发行	西安交通大学出版社
	（西安市兴庆南路 1 号　邮编：710048）
网　　址	http://www.xjtupress.com
电　　话	（029）82668357 82667874（市场营销中心）
	（029）82668315（总编办）
传　　真	（029）82668280
印　　刷	西安五星印刷有限公司

开　　本	880mm×1230mm　1/32　印张　12.5　字数　284千字
版次印次	2023 年11月第1版　2023 年11月第1次印刷
书　　号	ISBN 978-7-5693-2878-3
定　　价	88.00 元

如发现印装质量有问题，请与本社市场营销中心联系。

订购热线：（029）82665248　（029）82667874

投稿热线：（029）82668805

樊序

在整合中理解糖尿病

人类在追求医学成功的道路上用科学范式创立了分门别类的学科，使本属整体的医学越发走向孤单，而且公说公有道，婆说婆有理，最终把各自的道和理全倾在一个具体病上，以为成了道理，其实不然。

以糖尿病为例。西医说胰岛素抵抗和不足引发血糖升高，长期高血糖又导致并发症，千言万语汇成一句话——降糖；中医讲气阴两虚、痰湿瘀浊，千方万方补虚泻实；遗传学视糖尿病与天生有关，千要万要投胎为要；心理学讲人格心理因素可致糖尿病，不改变人你就改变不了病；社会学讲政治与糖尿病有关，脱离社会压力抑或是一贴良药；进化论讲"节俭基因"与糖尿病有关，等到基因适应整天坐沙发也不发胖那一天可能是 1 万年以后；人类学说糖尿病是想要的太多，可体质吃不消，故欲望必然付出代价；站在衰老立场看，人总是要死的，糖尿病是衰老过程的必然……到底我们该如何面对这个慢性病呢？

2022 年联合国糖尿病日的主题是"教育保护明天"，世界中医药学会联合会举办"中医药糖尿病防治与健康管理高质量发展论坛",邀我既不从西也不从中谈谈糖尿病,又因时间不遂未能参加,但我相信糖尿病防治需整合医学把脉开方。

糖尿病作为慢性病,代表人类疾病却又不仅仅是一个单纯的医学问题。用医学治糖尿病,得先治医学的病。医学是针对人体的学问,涉及许多学科领域,包括心理学、人类学、哲学等,只有通过整合才能解决发展困境。

为什么需要整合医学?生命是一个复杂系统,生命特征不是各部分、各层次的简单相加,整体特性不能简单还原。生命不仅以结构存在而存在,更以整体功能密切配合而存在。生命又是一个开放系统,无时无刻不与体外交换,不仅有物质,还有能量。糖尿病提醒人体与糖共生的一切紊乱了,要调整了。只关注糖,不关注与糖相关的东西;只关注体内的糖,不关注体外与糖交换的东西,可能治不好糖尿病,糖尿病可能要成"糖要命"。

把整合医学思想落到糖尿病,其防治是一项需要西医、中医、营养、运动、社会心理、健康管理等相关学科,甚至某些潜在和未知的力量共同完成的事业。

碎片化知识会阻碍医学进步,更会阻碍对一个病的深刻理解。《向病而生——糖尿病的起源、治疗与重构》这本书以整合医学理念、多领域探讨,讲述糖尿病的前世今生。很不同的是作者以其擅长的叙事笔法,生动描述了糖尿病起源、病因、性质、意义,及其与糖尿病防治和患者生活间的关系,并设想了未来糖尿病的数字化医疗,一方面有益于提高糖尿病干预能力，同时也将糖尿病视为理解生命与健康的一把钥匙。

本书叙事风格着力对糖尿病认识境界的展示，在糖尿病从哪里来、来了怎么办、最终到哪里去的讨论中或许没有标准答案，但会引发读者更加多维、个性及动态看待这个病的兴趣。

王宏才教授出身于中医世家，令尊是看了一辈子糖尿病的医生，他以这种形式子承父业，编写这本书力图树立一种疾病观，即"向病而生"，也许来自海德格尔"向死而生"的启发，"向病而生"把疾病视为健康的组成部分，使与病共存理念变得更加积极。如何"向病而生"？作者打破时空界限，串起一个个糖尿病的故事，自己的、他人的、已存的、想象的……这也是整合医学所要努力的。

是为序！

2022 年 11 月 28 日

樊代明，中国工程院院士，美国医学科学院外籍院士，法国医学科学院外籍院士，在国际上率先提出了整合医学理论。

故事的力量

如果想拥有"生"的未来，就要先了解糖尿病的过去。《向病而生——糖尿病的起源、治疗与重构》是一本不容错过的好书！这本书穿越糖尿病历史，汇通中西医智慧，提出了认识糖尿病的新思维、新思路。

这本书有个明显的风格，就是很多问题的起点和落点都是故事。王宏才教授刚开始写这本书的时候，发给我看的书名就叫《糖尿病的故事》。应王教授之邀，我看了写作提纲后，题了：糖尿病——讲好自己的故事是一种非药物疗法。故事有穿透力，它让知识变得生动而有力量。我想起许多年前，我们号召糖尿病患者写日记的情形，那几百例患者的日记是糖尿病防治的重要组成部分。糖尿病的治疗，除了谈病因、病机、药物外，还要谈教育。教育保护明天。

关于糖尿病，有两个基本问题需要思考：一是人类为什么会演化出糖尿病？二是为什么得糖尿病的偏偏是你？到目前为止，知识体系还没有完全说清这两个问题，因此，一些颇具启发意义的讨论可以成为糖尿病防治的重要策略，从这一点讲，糖尿病的智慧比知识更为重要。

关于糖尿病发生的所有故事，从多谷而病到情志失配，从基因作用到生活方式，从生活方式到个人经历……只有在消化这些问题的基础上才能获得实用的答案。这本书正是引导读者进入这种思考，经过智慧的过滤把糖尿病的知识变成行动的力量。

这本书还有一些有意思的视角，比如把糖尿病的流行史与人类对糖（蔗糖等）的消费史放在一条曲线上来分析，虽然内容超出了医学的领域，但故事耐人寻味。再比如人类在进化历程中为什么进化出了对糖和盐的渴望。从这些故事里，我们理解了为什么人们对吃甜食那么纠结。当然，书中也用科学解释了糖瘾的机制，以及为此所要克服的障碍。

糖尿病如何治疗？从医学上讲这应该是一个包容的体系，任何偏见与傲慢的态度都不足让患者获得最大的收益。在这个前提下医生的个人经验，特别是对疑难病症的经验常常发挥重要作用。王宏才教授出身于中医世家，师从多位国医大师，自然中医的功底深厚。他从经典到传承，在数十年的临床实践中，不断总结提炼中医治疗糖尿病的特点和方法。在这本书中，他解读了一些历史上的名医名方，记录了一些自己治疗糖尿病的临床经验，值得一提的是，在分享经验的时候引入了许多病案、事件、结论的思辨细节等，这让那些可能枯燥的内容增添了几分生动。

既然糖尿病的治疗是个包容的体系，当然还包括传统医学里的针灸，这对一些人来说可能心存疑虑，所以，"当针灸遇见糖尿病"是一个珍贵的话题。在这一章节里，作者回答了3个问题：为什么针灸可以治疗糖尿病？针灸如何治疗糖尿病？不同针灸方法的优势与局限是什么？对这些问题的回答，王教授衷中参西，以中为体，以西为用，引用了大量文献资料，包括其团队的一些科研成果、案例和故事，在议论和叙事之中，平衡着科学与经验、西医与中医的关系。最后，王教授总结了3种针灸治疗糖尿病的方法，这些方法看似是难易程度上的区分，其实是针灸治疗特点的不同体现。

认识糖尿病的道路一直没有终点。糖尿病目前还不能根治，但是可以向病而生。向病而生的希望、方法、原理，要在对糖尿病的人文演化的讨论中获得。正如书中所说：热量是一个可以管理的尺度，但是几乎所有的管理都是与人性相悖的，所以，不召唤人性就很难实现科学的目的，我们对糖尿病教育和管理的讨论延伸到了生命的领地。

《向病而生——糖尿病的起源、治疗与重构》还是一本彰显中医原理的书，表现在中医方法和世界观的深度运用和适度的跨界碰触，妙在涉笔成趣，又通元识微。

"糖尿病是一所大学"，在这所大学里学习可以改变或重新定义社会身份，去领悟经历过病痛的人才可能真正获得健康上的真知。

大作付梓，寥寥数语是为序。

癸卯二月二

南征，著名糖尿病专家，国医大师，国家中医药管理局糖尿病重点专科、学科学术带头人。

前言

　　糖尿病的本质已不是一个单纯的医学问题。我们在重新梳理关于糖尿病的知识、逻辑、经验的时候，总想找到一条捷径去接近它的本质，然而，这条捷径可能根本就不存在。作为"病中之病"，糖尿病折射着文明与进化的痕迹，也是生命自然抉择的一种方式。站在生命的立场上，本书带你穿越千年文明，以叙事的方式呈现糖尿病的起源、演化、治疗，以及通过重构来讲好自己的糖尿病故事。

糖尿病是怎么来的

　　这可能要追溯到 10000 年前第一粒小麦的种子飘落到新月沃地的时候（人类开始驯化农作物），伴随着农耕文明的开始，一粒疾病的种子也被埋下了，这就是糖尿病。或许由于不知道第一粒"种子"是怎么飘落的，糖尿病的起源充满着谜团。但不管怎样，糖尿病从一开始就与吃紧紧相连。

　　中医把糖尿病称为"消渴"，更早的时候称为"瘅"。汉代以前"瘅"字通"癉"，癉的始意是"多谷而病"，是说吃得多了就要得病。中国的文字不仅记录事件，还是我们理解世界的方式。从"癉"

1

到"消渴"，病名生动地呈现了糖尿病的古老样貌，并且以一种我们可以体验的方式来领会为什么多谷而病，为什么糖尿病会多饮、多食、多尿，为什么胖人容易得糖尿病，又为什么有的人吃得多反而会消瘦……这一切都源于"内热—肥胖—气阴两虚"能量转化的障碍。

虽然"多谷而病"，但是我们不能不吃。吃是身体对能量的需要。尽管我们吃下去的东西都一样，都可以转化为称作能量的东西，但不同文化对能量的表达不尽相同。中医认为能量是气、是热、是火……西医认为能量是碳水化合物，是由血液中一种叫作"血糖"的东西提供的。那么，我们是如何知道糖尿病是一个血糖问题的？这是一段曲折的历程，从尿糖到血糖，从胰岛素到胰岛素抵抗，我们讲述的是血糖的前世今生，引发的思考是为什么我们的身体里设计了好几种升糖的激素，而降糖的激素却只有一种？这或许需要我们把血糖、血压、血脂的问题放在同一个时间轴上去思考吧！

似乎有种生活常识，糖吃多了容易血糖高，盐吃多了容易血压高，油腻的食物吃多了容易血脂高。为什么有那么多的"高"？简单来说，是我们容易多吃。为什么我们容易多吃？因为我们身体里带着喜欢多吃的基因，特别是喜欢糖、盐、油，这是人的本性。现在我们已经知道了糖、盐、油是构成美味佳肴最普遍的原料，同时也是危害身体最确定的原料，这还不算那些成分模糊的食品添加剂。好吃的东西大多对身体不好，这一点李时珍很明白，尽管他不懂化学，但他从思辨的经验中告诫我们："爽口之物终作疾"。所以，对于糖尿病患者来说，要面临的是一场与人性的决战。决战不仅要靠知识，还要靠智慧，如果你有一点"越好吃的东西越要警惕"的意识，就已打开了一扇糖尿病修养的大门，让"吃"变得不那么纠结。

如果你认定糖尿病是吃出来的，那也未必。生活谨慎的人中也不乏糖尿病患者。为什么糖尿病会在特定的人群、特定的时段集中流行？为什么糖尿病的流行和分布与一个国家或地区的生活方式和文化有关？这些问题为从更广泛的领域讨论糖尿病提供了理由。从人文和社会学视角看，糖尿病的产生与焦虑、压力、应激等精神活动有一定程度的关联。中医关于糖尿病的病因学有一条叫"情志失调"，西医也有个类似的术语叫"情绪障碍"，这两个词说的是一件事情，只不过一个通于感性的"心"，另一个通于理性的"脑"。如果你郁郁寡欢或爱生气，这固然对于糖尿病来说是一个不利的因素，但是，在我们对患者指责这些负面情绪的时候，很容易把得不得糖尿病的责任推卸到个体身上。然而，个体的责任并不能掩盖糖尿病发病的某些深层次因素，那就是各种社会压力和苦难带给人的不适应和难以平息的焦虑。为了分担不同角色的责任，我们用了"情志失配"来表达糖尿病与社会心理方面的密切关系，并且讨论了那些埋藏在身体深处的"火焰"等是如何伤害身体的。

既然追问糖尿病的起源，那么我们就要问下去。同样是吃，都在同样的环境中，为什么有人得了糖尿病，有人就没得？现在我们习惯把它归结为基因或体质上的差异，这没有错。但是，有没有更为细致一点的关于糖尿病与基因和体质方面的说法呢？基因的易感性和不确定性给我们展现的是一幅既迷人又迷离的前景；体质在中医的文本中是以脏腑特点为依据的，那么，糖尿病体质的脏腑特点是什么呢？关于这一点，借用西医糖和能量的概念可以更深刻地理解中医脾虚与糖尿病的关系。或许可以用这样一段话启发我们的思考：糖是我们的能量（在血液中叫血糖，在脾中叫水谷精微），原本这个世界就一种能量，我们只是在能量的转化中游荡。谷物是能量的来源，谷物在嘴里咀嚼到最后是甜的，到了脾胃变成了更甜的葡萄糖。"能量的味道"折射出"甘入脾""脾欲甜""脾主肌肉"的原理，糖的生化与脾的运化揭示了为什么我们的身体那么容易浸泡在一个甜蜜的世界里，那是糖在我们的历史和身体上的故事决定的。

以上话题是我们在本书"追问起源"部分要讨论的。

糖尿病的治疗画卷

当然，我们最关心的问题是糖尿病的治疗。从胰岛素的发现到最新一代钠－葡萄糖耦联转运体－2（SGLT-2）抑制剂，西药治疗糖尿病经历了一个世纪的努力，形成了七大类几十个品种的治疗体系。这个体系的最大特点就是降糖。血糖高只是糖尿病的表现之一，为什么我们却把降糖看得如此重要？有很多原因，比如我们只进化出了胰岛素这一种降糖物质，要对抗强大的升糖军团只有靠后天的努力；何况早在20世纪40年代乔斯林（Joslin）医生就开创性地说："高血糖是糖尿病血管并发症的罪魁祸首，严格控制血糖有望防止并发症的发生和发展。"所以，我们一直在致力于降糖。尽管循证医学的一些新论证让我们对降糖的思考变得不那么纯粹，但是，降糖依然是临床治疗的重要方向。我们所要做的是如何用好那些具有不同特点的降糖药物。有一个方法可以帮助我们从根本上去了解不同降糖药物的作用特点，那就是听一听它们是如何被发现的。了解了"发现"的故事，便知道了治疗的本质。这也为我们留下了一些空间去回顾和展望另一个栩栩如生的治疗体系——中医药。

从扁鹊到张锡纯的2000多年里，不论我们用语言如何表达，中医治疗糖尿病不过八张牌——内热、阴虚、肾虚、脾虚、痰湿、血瘀、气郁、阳虚。这八张牌在历代大师手里已经打出了许多经典，我们试图在"名医与名方"一章还原一些精彩片段，让经典启发我们的看病技巧。然而，糖尿病的表现是一个发展的领域，它的治疗充满"技术与艺术"的结合，特别是在糖尿病合并心脏病变、糖尿病合并脑血管病变、糖尿病足、糖尿病视网膜病变、糖尿病肾病、糖尿病周围神经病变等复杂并发症的诊治上，几乎挑战着一个内科医生的思维边界，而唯一的破局方法在于拥有一颗中医思维的大脑。左脑属阴，右脑属阳，在思维的领域更要强调阴阳的平衡，这是我们临床执简驭繁、圆机活法、意象思辨的基础。在临床实践过程中，程莘农院士所倡导的临证四诀"以证为凭，以精为准，以适为度，以效为信"构成了我们看病的方式，也铺就了我的临床成长道路。在我们分享经验和病案的时候，也讨论了如何帮助有兴致的年轻人踏入糖尿病治疗这片既有意义又有意思的领地。关于这一点，我想传递三个意思：学习和理解中医，可以从走进糖尿病开始；走进糖尿病的门槛其实并不高，可以从"执简"开始；所谓"执简"对应着"基本"，可以从糖尿病的基本病机、基本治则、基础方药开始。如果本书分享的内容对你有所帮助的话，这是一件多么值得欣慰的事情！

被遗忘的方法

或许在糖尿病的防治上我们还忽视了一种方法，那就是针灸。对于针灸治疗糖尿病，过去我们一直保持着谨慎的态度，直到1996年的一天，当一个患者问"针灸能不能治糖尿病"时，我才意识到需要用行动来回答这个问题。于是，除了上午的门诊，我在中国中医科学院图书馆浸泡了半年，去找寻那些针灸传统，结果令人有一丝失望，古人用针灸治疗糖尿病的内容、方法并不丰富。即便如此，我们仍能体会到一些可贵的学术遗产。从《史记》记载齐太医治疗曹山跗的"肺消瘅"（消渴的别名），到清代廖润鸿的三消分治，当我们把那些经验摆在案头的时候，发现从经络辨证出发，足少阴肾经和足太阴脾经这两条经脉不仅连接着先天和后天的根本，也连接着调节胰岛素抵抗的道路。

经脉是由穴位串起的气血长河，在这条长河里，哪些穴位更适合治疗糖尿病呢？或许有很多答案，本书分享的取穴、方法是我20余年的心得。针灸治疗糖尿病可分为三种方法：一是随症取穴，有些时候，除了针对症状，我们别无选择；二是经络辨证，在对一部分糖尿病患者治疗时，灵活运用经络辨证或许会有"出奇制胜"的效果；三是治神，治神是最接近针灸治疗本质的方法，尽管它在"治形"的压迫下有些被遗忘，但是"凡刺之真，必先治神"始终都是针灸治疗的关键。我们讨论"治神"不仅仅关乎针灸的传统灵魂，也关乎糖尿病的疗效。这一部分内容是从穴位性质、揣穴、针刺手法、守气、医患互动等方面来分享的，之所以这样安排，源自我们曾发表的《针灸临床实践指南可实施性的问卷调查与分析》揭示的"针灸疗效依权重大小与选穴配穴、针刺手法、辨病辨证、医患互动这四个方面因素相关"。

当下与未来

我们从医学角度讨论了干预糖尿病的理论和方法，但是，如果把糖尿病仅仅视作一种疾病，那就低估了人类为什么会进化出糖尿病的意义。这个意义可能隐含在它的另一个名字当中——文明病。糖尿病的文明属性包含了我们还没有认识到的一些意义，比如它带给我们的一些生命上的思考，长寿所要付出的代价……有些命题似乎太宏观和抽象了，不过放在微观的患者身上就变得生动而具体。

本书最后一部分讲的是如何向病而生。向病而生的希望、方法、道路、原理、策略是什么？这一切都要通过对糖尿病人文演化的讨论获得重构。所谓重构就是要重新建立对糖尿病的一些认知，重新掌控自己的身体和定义生命的价值，这一过程中患者自身的角色越来越重要。

然而，人一旦病了便很容易沦为"弱势群体"，表现在情绪的低落和对自己认知的降低。关于糖尿病，我们在听取西医、中医、遗传、心理、营养、运动、社会学等专家意见的同时，也要鼓励患者多表达。因为在很多时候，患者与专家分处于两个世界，在对包括糖尿病的症状、预后以及干预方法等方面的理解上是有偏差的。专家讲的"病"与患者讲的"痛"虽然有关联，但基本上是两回事。我们讨论这些差异，才能保持一个开放的境界，不仅能让医生更好地了解病情，也能让患者获得更多的帮助。我们习惯于过高估计科学的作用，而忽视了感性和想象的力量，所以那些振振有词的科普知识只得到了部分生活谨慎者的青睐，合理膳食、适量运动、心理平衡这些无比正确的忠告在许多患者那里会得到"你说的都对，但我很难做到"的结局。我们相信哈格罗夫说的"热量是一个可以管理的尺度"，但是忽视了几乎所有的管理都是与人性相悖的，所以，不召唤人性就很难达到科学的目的。

人性连接着人文，人文连接着情感、主观、感性、想象、隐喻，这些对健康人来说是生命的意义，对糖尿病人来说是疾病的归宿。所以，我们对糖尿病教育和管理的讨论延伸到了生命管理的领地。在那里，故事变成了一种非药物疗法，患者的每一段叙事既包含了他们对糖尿病的理解、态度、计划，也包括了医生诊治疾病的线索；在那里，合理饮食变成了一个哲学问题，卡路里既有西医的尺度，也有中医的温度；在那里，适量运动变成了动、静两个方向的运动，既有形体上向远方的追逐，也有精神上向心的回归；在那里，心理平衡跨越了心灵门槛变成了糖尿病心法，有重新掌控自己身体的思路和技巧，或许还会看到广阔的风光，这是孟子说的一道风光："万物皆备于我矣。反身而诚，乐莫大焉。"

从身体教育或疾病教育的视角看，糖尿病是一所"大学"。在本书中我分享了一些优秀"学员"的故事，记录了他们"久病成医"的历程，也分析了他们如何"因病得福"。这些叙述是为了让大家相信：疾病也可以成为一种生产力。认识到这一点，我们对疾病的掌控会增添更大的自由度。

　　最后，本书讨论了糖尿病的未来。糖尿病的未来是什么样子的，对它所包含的期待和挑战会有不同立场的展望。有一点是肯定的，我们在本书中讨论的所有糖尿病问题都是铺向未来的石子，未来要靠今天的糖尿病故事去诠释。

2023 年 6 月 28 日

目录

I

第二部分

糖尿病的治疗——经验与创造

了解一个药物、一个治疗方法是怎么来的，便知道了它的治疗本质。
在历史的积淀中，总有一些发现吸引着我们的注意力，它们拼接成了
一幅糖尿病的治疗画卷。

5　西药大家族

第三部分
当针灸遇见糖尿病——寻找被遗忘的方法

除了那些不断丰富的知识、学术思潮，针灸治疗糖尿病的思想似乎没有太大的进步，或许还丢掉了一些传统，比如"治神"。

第四部分
糖尿病的重构——凡是人构建出的东西
都可以重构

对患者来说，最大的问题是知道该怎么做，但就是难以做到，这一切都源自一颗没有安顿合适的"心"。所谓重构，就是重新掌控自己的身体和定义生命的价值。

第一部分

追问起源——为什么会出现糖尿病

当小麦的第一粒种子飘落到新月沃地的时候，糖尿病开始了演化。农业文明带来的"多谷而病"与工业文明带来的"糖的泛滥"，还有人们对变化莫测的时代焦虑，让基因的选择应接不暇，于是一个古老的疾病在今天爆发了。

1　从尿糖到血糖

我们是如何知道糖尿病是一个血糖问题的？然而究其根本，血糖的升高并不是糖尿病的原因。

饮一斗尿一斗　多尿的历程

| 糖尿病的种子

糖尿病，不仅可以改变我们的身体，也可以改变我们的意识，这不只是对于糖尿病患者，只要你与糖尿病发生关系，这个古老而又现代的病有讲不完的故事，或许它还会成为你成长的"朋友"。

我在大学学习内科的时候非常认真，很多疾病的基础知识都来自那个时期的课堂笔记。30 多年前，当我第一次听完糖尿病的课程，脑子里只留下了"胰岛素""上消""中消""下消"4 个概念，后来也没有机会临床实践，因为那个时候糖尿病病人很少。直到有一天，在我父亲的诊室里见到了一位糖尿病病人，他真实地再现了一千多年前张仲景描述的"男子消渴，小便反多，以饮一斗，小便一斗"的情形。这位病人尿频，晚上起夜八九次，根本无法入睡，家里人说，看他一电壶一电壶地喝水觉得很恐怖……后来家父给他开了药，很快这个病人好起来了。这件事对我来说很神奇，以致我后来对糖尿病的知识和信息变得敏感起来。所以，我对糖尿病产生兴趣的起源同人类认识糖尿病的起源一样，都是从"多尿"开始的。

人类发生糖尿病是从什么时候开始的呢？说清一个事物的起源是一件很困难的事，因为历史发展往往不是连续的。然而我们可以推测：当小麦的第一粒种子飘落到新月沃地[1]的时候，人类从狩猎采集开始向农耕文明转化，这一过程改变了人类的命运，也改变了人的身体，糖尿病由此开始了它的演化。

糖尿病伴随着技术和文明而演化。100年前人类开始知道，当一个人出现了"三多一少"（吃得多、喝得多、尿得多以及消瘦）的时候，这个人可能就是糖尿病病人了。但如今，在你毫不知情的情况下，你可能也已经得上了糖尿病。只要空腹血糖高于6.1mmol/L，或餐后血糖高于7.8mmol/L，你的身体就已经出现了代谢问题，这得益于诊断科技的进步带来的益处。血糖值是要在仪器的帮助下才能获得的信息，然而在过去大部分时间里，人们一直以身体的症状和感受来了解这个病。洞悉糖尿病的本质是从认识现象开始的，因此，我们对糖尿病历史演化的讨论并不需要当下流行的理论知识，只要串起一个个传奇的故事就可以。

---

[1] 新月沃地：一般指西亚、北非地区两河流域及附近一大片肥沃的土地，犹如一弯新月，故名"新月沃地"。据考古学家考证，这是人类最早驯化小麦的地方。

病名的来由

史学家与古董商人之间的一次交易，让我们看到了最早的"糖尿病记载"。19 世纪后半叶，科技在西方迅速崛起，古董生意也随之升温，年轻的美国人艾德温·史密斯（Edwin Smith）来到埃及。1862年的一天，一个神秘的男人出现在史密斯先生的古董店，将一个小布包放在桌子上，小心翼翼地层层剥开，取出一个既像纸又像草的片状东西，上面写着密密麻麻的文字。古董商人的职业嗅觉立即让史密斯意识到这是一件宝贝，于是收购了它并细心保管。直到 1874 年，史密斯终于遇见了识货的德国历史学家乔治·埃伯斯（Georg Ebers），埃伯斯立即以重金收购并组织专家耗费数年解密了这件文物。原来这就是古埃及历史上大名鼎鼎的"纸草文"。纸草是由尼罗河沿岸特有的植物纸莎草茎叶经复杂的工序压制而成，在干燥的环境下可以保存数千年。"纸草文"上面写着的正是古埃及的楔形文字，其中有一种"多尿症"的记载是这样说的：患者大量饮食，不停排尿，尿量多过饮水量，直到死亡。这段文字距今约有 3500 年。

人们就是从尿的改变发现"糖尿病"的。埃及纸草上的文字源自公元前约 1550 年古埃及第 18 王朝法老雅赫摩斯一世时期，这一时期差不多是中国的殷商朝代，在殷商的甲骨文里同样记载有中国人的医药卫生知识，对"尿"有着与纸草文类似的描述。甲骨文中多次出现"尿"字，如"王有尿病"，有尿必有病。有学者考证此为年长之男性患糖尿病或尿崩症 [1]。殷商时代医疗卫生条件落后，这批卜辞所载疾患基本来源于统治阶层，其中不乏恣食厚味者，加之"臣窃尝大王粪"之习，所以尿量与味的改变一直就是观察疾病的方法。到

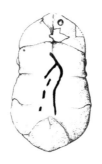

甲骨文"尿"

了西汉时期，长沙马王堆出土的西汉帛书上记载："病胜瘦，多弱（尿），耆（嗜）饮"，这越来越接近一个真实的糖尿病病案。

尿多可以引起一系列的身体反应，"患者不能停止小便，尿流不止，如同开了闸门的渡槽。人们无法控制这些患者的饮水和小便，如果让这些患者停止饮水，哪怕是片刻，他们的嘴会变得炙热，身体会变得干枯，内脏如同被烧焦，患者会反复出现恶心、疲劳、烦渴，过不了多久，就会死亡。"这是阿勒特奥斯（Aretaeus，80—138）在大约公元1世纪时对一种疾病的描述，他还给这个病起了一个名字，叫"diabetes"，翻译成中文就是"糖尿病"。"diabetes"在希腊语中的意思是"虹吸管"，比喻尿液不停地流走。尽管我们不知道阿勒特奥斯是叙利亚人还是希腊人，但是直到今天，我们仍然用"diabetes"来命名糖尿病。

是肾脏虚弱吗

早期西方人对糖尿病的认识来自简单的猜测。鲁弗斯（Rufus，约98—117）认为，糖尿病就是"多尿症"。卡修斯·费利克斯（Cassius Felix）认为：糖尿病是因为身体器官出现了漏孔，使得体液通过尿排出。糖尿病被"西医教皇"克劳迪亚斯·盖伦（Claudius Galen，138—201）分析为"由于肾脏的虚弱，无法留存住水分"，盖伦的解释似乎与中医说到一起去了，按照中医理论，糖尿病的确与肾虚有关，可惜中医的"肾"与西医的"肾"根本不是一个东西。如今中医的肾"藏"与西医的肾"脏"已被严重地混淆了。即使把它们认定为一个东西，按照西医的理论，盖伦也没有分析到关键，或许因为他一生只记载过2例糖尿病患者，但这丝毫不影响人们对他的崇拜，以至于盖伦的医学思想统治西方1000余年，直到中世纪结束，对糖尿病的认识才有了新的突破。

欧洲的中世纪大约相当于伊斯兰教的黄金时期。在伊斯兰医学中，明智的饮食也可以防治一些疾病。这一时期，最有代表性的天才医学家是阿维森纳（Avicenna，980—1037），他的著作《医典》指导医生根据摸脉和观察尿液的量、色、质来诊断疾病，他还给糖尿病取了一个阿拉伯病名——

在伊斯兰医学中，明智的饮食也可以防治一些疾病。

"aldulab"，意思是水轮，他发现患有这个病的人贪吃，会出现性功能障碍等并发症，他还发现"aldulab"患者的尿是甜的，至于为什么是甜的，那就是下一段故事。

是盐还是糖 尿糖的发现

为什么不尝一口

很早以前，我第一次听到患者描述他的尿液洒落在地上有多么黏腻的时候，书本上的知识突然生动起来。患者问我尿为什么会这样？我说："非常简单，因为你的尿液里有了太多的糖。"今天我们能轻松地回答这个问题，要感谢前人几百年的探索。

16 世纪，瑞士医生帕拉塞尔萨斯（Paracelsus，1493—1541）因为厌倦了学术教条，焚烧了阿维森纳和盖伦的著作，穿上羽毛裙学习炼金术，致力于对矿物、金属等的化学研究。他认为生命是一个化学现象，疾病是化学功能出现了紊乱，而不是解剖的问题。他嘲笑传统医生是"被错误肯定的一群蠢驴"。他认为对尿液进行蒸馏、提取、化验，可以帮助认识疾病。在这种观念驱使下，帕拉塞尔萨斯蒸发了糖尿病患者的尿液，得到了一种白色粉末状物质，遗憾的是他草率地把这个物质当成了盐，他在论文里写道："可以推断，多尿病是由于盐在肾脏的异常积淀所引起的。"尽管过量的盐会对肾脏造成损害，但对糖尿病来说，盐不是直接的原因。

历史上的研究总是充满着玄幻，就像今天明知道损害身体的主犯是糖，却让脂肪背了"锅"，糖的危害总是被低估。试想如果帕拉塞尔萨斯当时能亲口尝一下他精心提炼出的"宝贵"物质该有多好！至少糖尿病的历史会被更早地写得清楚一些。

100 多年后，有着良好解剖学和化学素养的英国医生托马斯·威利斯（Thomas Willis, 1621—1675）从根本上改变了以前的模糊认识，把糖尿病与尿甜紧密地联系在一起。威利斯在他的文章《使人排尿的病魔》里这样记述："患者的尿非常甜，就像是掺了糖或者蜜。"尽管没有证据，但他还是大胆推测了糖尿病的糖来源于血液，然后才出现在尿里，糖尿病是一种血液疾病，而非肾脏疾病。为了反映糖尿病尿甜的特点，威利斯在阿勒特奥斯对糖尿病命名的 diabetes 后面又加了一个拉丁文词汇"mellitus"，意思是"甜如蜜"。至此，这个古老的疾病有了一个正式的新名字"diabetes mellitus"，也就是现今糖尿病的全称。

追溯糖尿病的病名历史，让人们探究糖尿病的特点有了可寻的新线索。

多布森的糖尿本质

大约又过了 100 年，苏格兰医生威廉·库伦（William Cullen, 1709—1790）提出了 diabetes 应该分为 diabetes insipidus（尿崩症）和 diabetes mellitus（糖尿病）。糖尿病和尿崩症都会出现尿多的表现，尿崩症患者的尿液没有任何味道，而糖尿病患者的尿液中含有甜味物质（当然，我们现在还知道，多尿是一种代谢异常，除了糖尿病、尿崩症，还可以在缺钾、高钙血症、肾衰竭等的时候出现）。库伦是一位出色的医学家，他是第一位将安慰剂及安慰疗法引入医学实践的人；他也是一位医学教育家，他在格拉斯哥和爱丁堡大学执教期间，培养出了许多一流的学生。马修·多布森（Matthew Dobson，1735—1784）就是库伦的学生。1772 年，多布森收治了一个名叫狄金森的男性糖尿病患者，狄金森有典型的糖尿病表现：多尿、口渴、饥饿、体重减轻、皮肤干燥。多布森对狄金森的尿液和血液进行了跟踪监测，1776 年，多布森发表论文《糖尿的本质》（*Nature of Urine in Diabetes*），通过实验证明了糖尿病患者的尿液和血液都含有较高的糖。同时，他还区分了两种类型的糖尿病，指出"糖尿病对一些人可能是致命的，但对另一些人可能是慢性的"。这是对 1 型糖尿病和 2 型糖尿病认识的开端。

▌ 什么时候会出现糖尿

回到帕拉塞尔萨斯蒸发糖尿病患者的尿液后得到的那个白色粉末物质，人们只知道它的味道是甜的，但究竟它是什么东西呢？历史此时又到了一个关键时刻。1815 年，法国化学家尤金·谢弗勒尔（Eugene Chevreul，1786—1889）揭示了糖尿病患者尿液里的那个甜的东西是葡萄糖，15 年后，他又发现糖尿病患者血液里含有葡萄糖，至此，糖尿病与葡萄糖关联在了一起。这一关联启发了后来糖尿病的真正意义。

葡萄糖是能量的分子体现，人体是能量的运动形式，食物里的化学能是太阳光能的转换，人体以热和能量的方式向前进化，糖尿病的历史也折射着生命的演化，而其中葡萄糖无疑是一个主角。

我们还是按照顺序把刚才的故事讲完。谢弗勒尔对糖尿病的代谢研究是从对油脂的兴趣和见解延伸过来的。这位油脂学家很长寿，他看到过法国大革命时期的断头台（1792），也看到了埃菲尔铁塔的竣工（1889），他活了103岁。他让我们更加清楚地知道了糖尿病、尿糖、血糖的内在联系：糖尿病的基本表现是血糖的超标，而尿中有糖不一定就是糖尿病。为了弄明白其中的道理，让我们来看看尿糖的来龙去脉。

人体的肾脏像一张"过滤网"，它能把血液中无用的东西过滤掉变成尿液，把有用的东西如葡萄糖保留下来。所以，在正常情况下，尿中是没有或有微量葡萄糖的。然而，当各种原因使血糖升高到超过肾脏对其保留的限度时，葡萄糖就会通过肾脏的"过滤网"漏到尿液中，这时就会检测出尿糖。而肾脏能够正常保留葡萄糖的这个值就叫作"肾糖阈"，该值为 8.9～10mmol/L。也许你已经想到了，尿糖的产生除了与血糖有关外，还与肾脏功能（肾糖阈）有关。

下面的几种情况都可能出现尿糖，但都与糖尿病无关。

生命的演化，而其中葡萄糖无疑是一个主角。

人体以热和能量的方式向前进化，糖尿病的历史也折射着

肾性糖尿	见于先天或后天原因引起的肾脏损伤，使肾小管重吸收葡萄糖的能力下降，在血糖并未超过肾糖阈时，就出现尿糖阳性，或由于肾糖阈降低而出现尿糖
妊娠期糖尿	由于妊娠期流入肾的血流增加，其中的葡萄糖也相应增加，以至于超过了肾小管对葡萄糖重吸收的能力而使尿糖呈阳性
滋养性糖尿	少数正常人，如果有一段时间非常饥饿，一旦在短期内摄入较多的糖类食物，血糖可以暂时性升高，甚至超过肾糖阈，于是就出现了暂时性尿糖阳性

除以上三种原因外，尿糖阳性还可见于胃肠道疾病或手术，尤其是胃大部切除吻合术等。

在糖尿病的开始阶段，尿中往往检测不出葡萄糖，但此时，身体内的血糖已发生变化了。

我们要警惕尿糖的出现，通过鉴别确定它真正的病因。要注意的是，在糖尿病的开始阶段，尿中往往检测不出葡萄糖，但此时，身体内的血糖已发生变化了。

血液中的葡萄糖　血糖的来龙去脉

|葡萄糖的意义和命名

血糖就是血中的葡萄糖。葡萄糖（分子式 $C_6H_{12}O_6$）对生命的重要性怎么强调都不为过，大自然在造化人的时候选择了葡萄糖作为我们的能量物质，有了葡萄糖氧化反应放出能量，我们才有了生命的活动。无论你是纹丝不动地闭目养神，或是鼾声如雷的夜间熟睡，都在消耗着葡萄糖带

糖就是力量，但是"物无美恶，过则为灾"。

来的能量。我们无时无刻都离不开葡萄糖，尤其是大脑，即使是短暂的葡萄糖缺供，也会受到伤害。人体通过血液把葡萄糖带到了全身每一个地方，没有葡萄糖，人就没有了精气神，所以，我们都爱吃糖，糖就是力量。但是"物无美恶，过则为灾"，什么东西过了都会戕害身体，中医把这个道理称作"阴平阳秘"。

鉴于葡萄糖在生物体中的重要地位，对葡萄糖的研究成了 18 世纪后的生物乃至人类领域的重要课题。1747 年，德国化学家马格拉夫（Marggraf）首次分离出了葡萄糖；1838 年，法国的尤金·梅尔希奥·佩利戈（Eugène Melchior Péligot）用德语前缀 gluc-（甘甜的意思）和后缀 -ose（表明化学分类，是一个碳水化合物）给它起了一个名字——glucose（葡萄糖）。同年，路易斯·贾奎斯·泰纳尔（Louis Jacques Thénard）等四位法国科学家联名发表了一篇名为《对于自然和糖的化学性质的研究》的文章，指出："那些源自葡萄、淀粉、蜂蜜甚至导致糖尿病的物质具有相同的构成和属性，将这种单一物质命名为葡萄糖。"1892 年，赫尔曼·埃米尔·费歇尔（Hermann Emil Fischer）对葡萄糖的结构性质开展了一系列研究，他因在糖类等有机化合物方面的研究成就获得了 1902 年诺贝尔化学奖。

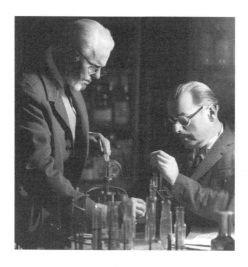

赫尔曼·埃米尔·费歇尔（右），1883 年接受巴登
苯胺苏打厂的邀请担任实验室负责人，其间开始对
糖类的研究，在理论上搞清了葡萄糖的结构

| 血糖从哪里来，要到哪里去

　　血液中的葡萄糖从哪里来，要到哪里去？对糖尿病来说，这是一个基础问题。血液中的葡萄糖有三个来源：第一个来源是我们吃的食物经过胃肠的分解消化，变成葡萄糖被吸收进入血液，这是血糖的主要来源。第二个来源是糖原，糖原是身体中的糖的一种储备形式，储存在肝脏的为肝糖原，储存在肌肉中的为肌糖原。空腹时，糖原可以被分解成葡萄糖进入血液。第三个来源是人体的蛋白质和脂肪，在一些特殊情况下，蛋白质和脂肪可以转化成葡萄糖，医学上把这种转化

称为糖异生[1]。从血糖的来源途径，我们可以明白一些道理：为什么糖尿病患者被要求控制饮食？为什么有些糖尿病患者即使进食很少血糖也会升高？

源源不断的葡萄糖进入血液，从能量供应的角度看，这是必需的。但是，血中葡萄糖过多会产生其他危害，比如高血糖容易使血管、蛋白质发生糖化反应，造成血管"生锈"堵塞，蛋白质功能下降，血管、蛋白质的改变又会引起一系列的并发症。因此，血糖既不能过低，也不能过高，要稳定在一定的范围。

为了保证血糖的稳定，对应着血糖的来源，机体同样进化出三条血糖的出路：第一条是葡萄糖进入细胞中氧化分解成二氧化碳和水，同时释放出能量，供人体利用。第二条是在肝脏和肌肉中合成肝糖原或肌糖原储存起来。第三条是转化为脂肪、氨基酸等其他物质。

血糖出、入代谢过程的平衡是机体生理活动正常的重要保障，糖的代谢是一个整体性机制，从血糖的来龙去脉看，血糖与脂肪、蛋白质都相关，所以，糖尿病不单是糖代谢的异常，降血糖与降血脂一样重要。

糖的代谢是一个整体性机制，从血糖的来龙去脉看，血糖与脂肪、蛋白质都相关，所以，糖尿病不单是糖代谢的异常，降血糖与降血脂一样重要。

---

1 糖异生：由非糖物质（如氨基酸、甘油等）生成葡萄糖的过程。

| 高血糖与低血糖

在正常情况下，血糖值应当稳定在 3.9 ～ 6.1mmol/L，超过 6.1mmol/L 者就应该警惕糖的代谢问题了。当然，诊断糖尿病还有更精确的标准。

确诊是否得了糖尿病有两个血糖标准，即空腹血糖和餐后血糖。空腹血糖指禁食 8 小时后的血糖值，餐后血糖指从吃第一口饭开始 2 小时测得的血糖值。血糖受食物的影响最大，进食后血糖肯定会升高，餐后 2 小时血糖不超过 7.8mmol/L 都属于正常。如果空腹血糖超过 7mmol/L 或餐后血糖超过 11.1mmol/L 即为糖尿病。那么，空腹血糖值在 6.1 ～ 7mmol/L，餐后血糖在 7.8 ～ 11.1mmol/L 是什么状态呢？现在把它称为"糖尿病前期"。未来，应该会有一个更贴切的名字，因为这一阶段（状态）的意义被完全低估了。《黄帝内经》把糖尿病前期称为"脾瘅"，现在看来这一称呼有着更加实际的临床意义，我们在后文中会有所展开。

糖尿病前期，中医称为"脾瘅"，它的意义被完全低估了。

血糖带来的问题不只是高血糖的问题，在出现高血糖之前往往会有低血糖的反应，想一想你有没有过这样的经历：不到吃饭时间就感到饥饿？突然感到心慌、颤抖、出虚汗、全身无力？这些都是低血糖常见的反应。低血糖反映了你自身血糖调节能力的脆弱，也是糖尿病的前兆之一。一般成年人低血糖是指空腹血糖浓度低于 2.8mmol/L，而对于糖尿病患者，空腹血糖值 ≤ 3.9mmol/L 即可诊断为低血糖。导致空腹低血糖的原因有很多，可能是内源性胰岛素分泌过多、打胰岛素、使用磺酰脲类降糖药物不当，还有可能是肝衰竭、心力衰竭、肾衰竭、营养不良等一些疾病所致。对于糖尿病患者来说，避免低血糖与避免高血糖一样重要。

不完美的设计　胰岛素

| 自力更生，奋发升糖

从传统知识上讲，在血糖的代谢过程中，最重要的一个调节激素是胰岛素。

说到底，健康是一门平衡的学问。所以，人的机体有多种平衡机制上的设计，血糖的平衡从化学上讲是由一些升糖激素和降糖激素来调节的。

现在人们对葡萄糖的看法似乎偏向于它不利的一面，为什么人们更重视葡萄糖的害处呢？这也许是因为血糖代谢等方面的原因，也许是因为我们的机体缺乏对抗高血糖的机制。在我们机体本身的设计中，升糖的机制有很多，比如胰升糖素、肾上腺素、去甲肾上腺素、肾上腺皮质激素、生长激素等，它们都能使血糖升高；而降糖的激素只有胰岛素。为什么在糖的问题上，造物主的设计是这样的呢？这是一个生存演化问题，有一种推测是人类在大部分时间里都处于糖供给不足的境地，为了适应这种状态，机体只好采取一种"自力更生，奋发升糖"的模式。

的确，人生中的太多时候需要血糖的上升，一场激烈的争斗、突如其来的兴奋、怒发冲冠的时刻……在生理情况下，这些快速升高的血糖只是暂时的，但是，当这些应激变成"家常便饭"，就可能成为糖尿病的反应模式。所以，为了平衡血糖的升高，我们首先要平衡我们的行为、我们的心情。当然，我们也要了解那个唯一能降低血糖的胰岛素。

┃ 胰岛素的故事始于100多年前

从哈维开始，解剖学被认为是生理学和病理学的起点。1869 年，年仅 22 岁的德国医学院学生保罗·朗格汉斯（Paul Langerhans, 1847—1888）在他的博士论文里描述了他的发现：胰腺里有一群细胞与其他的胰腺细胞不一样，它们散落在胰腺里，就像一个个小岛。这原本是一个伟大的发现，然而被当时的学界前辈们

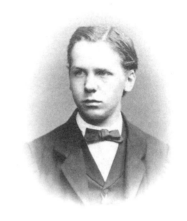

学生时期的保罗·朗格汉斯

忽略了，他们认为那些所谓的"岛状细胞团"只不过是一些淋巴结而已。尽管如此，朗格汉斯的发现还是启发了两位德国医生——奥斯卡·明可夫斯基（Oskar Mikowski, 1858—1931）和约瑟夫·冯·梅林（Josef von Mering, 1849—1908），他们在研究动物的消化系统时，发现胰腺有导管与小肠连通，他们猜测这可能与消化功能有关，于

是他们摘除了几条狗的胰腺，希望能看到其对消化功能的影响。结果他们看见了更有趣的现象——被摘除胰腺的狗很快出现了多尿的情况，并且狗的尿吸引了大量苍蝇和蚂蚁的"围观"。是什么东西在吸引着苍蝇和蚂蚁？他们敏锐地意识到胰腺和糖尿病之间的关系，于是，在1889年联名发表论文，提出一个假说：胰腺能够分泌某种治疗糖尿病的物质。这两位科学家的假说再一次把人们的目光引向了胰腺。1909年，比利时医学家让·德·梅耶（Jean de Meyer）通过实验也观测到胰腺里的一些物质可以降低血糖。

人们急切地想知道这是什么物质？许多科学家被胰腺所吸引，他们把动物的胰腺磨碎，不管三七二十一先提取一些物质用于糖尿病的治疗，结果有些患者的血糖的确降低了。这有点像"吃啥补啥"的传统逻辑，中西医汇通医学家张锡纯（1860—1933）用"猪胰"治疗糖尿病的道理似乎也证实了胰腺里有什么可以调节血糖的物质。然而在大多数情况下，糖尿病患者用了从研碎的胰腺中提取的那些不明物质并不具有降糖作用，而且还可能出现各种副作用，动物的胰腺并未拯救糖尿病患者的生命。直到加拿大青年医生弗雷德里克·班廷（Frederick Banting）的出现，我们才得以欣赏到一个里程碑式的发现及其传奇故事。

| 胰岛素的由来

班廷，1891年11月14日出生于加拿大安大略省阿利斯顿，他的求学之路并没有什么出色之处，反而是因在多伦多大学主修神学多次挂科而申请改修医学成就了他的传奇一生。还没等班廷完成学业，1914 年，第一次世界大战爆发，班廷主动申请入伍，但因为视力太差而被拒绝。第二年班廷再次申请，这一次的申请通过了，他作为一名军医上了一战前线，并获得陆军十字勋章。战争结束后，他回国开了一家诊所，可没有想到诊所冷冷清清，一个月才赚了 4美元。迫于生计，班廷在多伦多大学找了一份实验教员的工作，正是这个不起眼的工作，改变了他的命运，也改变了糖尿病患者的命运。

1920 年 10 月 30 日，班廷在备课时读到一份资料：一个患者的胰管被结石堵塞之后，分泌消化酶的消化腺萎缩了，可是胰岛细胞却依然存活良好。这次备课给班廷带来了灵感，他设想了一个计划：把狗的胰管用手术结扎，等消化腺萎缩之后，再提取胰腺里的那个神秘物质。于是，他走进了多伦多大学麦克劳德（Macleod, 1876—1935）的办公室，恳请这位生理学教授支持这个计划。起初麦克劳德明显没有看好班廷的这个想法，他吝啬地给了班廷 10 只狗、1 个 21 岁的医科生查尔斯·贝斯特（Charles Best）和 2 个月的时间，之后麦克劳德便开始了他的暑期旅行。然而，就是在这极其简陋的实验条件下，班廷和他的助手贝斯特开始了推动糖尿病历史的研究。班廷和贝斯特结扎了几只狗的胰管，7 周后，这些狗的消化腺都萎缩了，并且失去了消化器官的功能，但是胰岛在外观上仍是完好的。接下来，他们将狗萎缩的胰脏在冰冻状态下研碎，加入生理盐水制成了提取物，注射到摘除了胰脏的糖尿病狗的体内，狗的血糖奇迹般恢复了正常！当麦克劳德看到这一切后，给这个从胰腺里提取的活性物质起了个古老的名称——insulin（胰岛素），这就是胰岛素的由来。

为什么胰岛素不能口服

胰岛素发现至今已经一个世纪了，它挽救了无数糖尿病患者的生命，但许多糖尿病患者为打胰岛素而感到不方便，一直有人期待着口服胰岛素的出现。为什么胰岛素只能注射而不能口服呢？因为，胰脏不仅分泌胰岛素，还分泌其他具有消化功能的物质，比如可以消化蛋白质的物质。胰岛素也是一种蛋白质，胰岛素在胃里会被胰腺分泌的胰蛋白酶分解灭活，也就是说口服下去的胰岛素会被另一种物质消化掉。这就是为什么班廷把动物胰管结扎后胰腺的提取物才能够降糖，而之前未结扎的胰腺提取物无效的原因。张锡纯治糖名方"滋脺饮"（见后文）中的"猪胰"显然是只默认了胰脏重要，却没有深究为什么重要。中西医结合经常会闹出误会，其实，西医胰脏表现出的功能基本上都是中医"脾"的功能。

如今，我们把胰岛素注射到身体里面是一件很轻松的事，但在一百年前要把从动物胰腺里提取的非常粗糙的物质注射到人的体内，要承担很大的风险。是谁又是在怎样的情况下做了第一例人体试验的呢？让我们继续讲述胰岛素的故事。

班廷和贝斯特的研究并不是一帆风顺的，10只狗很快用完了，也没有了经费，实验还要继续，他们能想到的办法只有去屠宰场，于是他们拿到了9头牛的胰脏，用酸化酒精来破坏消化液，防止胰岛素被灭活，然后提取出了牛的胰岛素。接下来要在人身上试验了，班廷说先在自己身上试，但贝斯特的逻辑是班廷死了试验就终结了，所以贝斯特说先在他身上注射，二人坚持不让，最后决定第二天再说，结果当天晚上，二人回到房间就各自在自己身上注射了他们提取的东西。班廷和贝斯特用他们的生命第一次证明了胰岛素是可以注射的，完成了胰岛素注射由动物到人的这一步。无畏的献身精神也把他们变成了幸运的人，接下来他们开辟的研究道路越来越有意义，胰岛素的纯化和临床应用取得了很大的进展，流传至今的男孩汤普森 [1]（Thompson）的故事见证了胰岛素再造生命的奇迹。胰岛素改变了那个时代糖尿病病人只能等待被命运安排的处境，就像英国医生罗宾·劳伦斯（Robin Lawrence）在 1920 年被诊断为糖尿病之后，为自己安排了一趟旅行，他买了一张由欧洲开往东方的列车票，想以周游世界的方式走完生命最后的旅程。但是劳伦斯幸运地遇见了班廷，他不但活了下来，还在伦敦建立了糖尿病专门的门诊并成立了英国的糖尿病学会。

┃ 纪念班廷

在我们胃的后下方有一个长形器官，这就是胰腺。胰腺中散布着的形状像小岛一样的细胞团，被称之为"胰岛"。胰岛最早是由保罗·朗格汉斯发现的，尽管当时他的伟大发现被人轻视了，但后来人们为了纪念他，将"胰岛"又称为"朗格汉斯岛"。

班廷让我们知道了胰岛素，后来人们也想到了一个最好的方式来纪念他的伟大贡献，是将他的生日——11 月 14 日定为"世界糖尿病日"。这项 1991 年由国际糖尿病联盟和世界卫生组织发起的运动，其目的是让更多的人了解糖尿病，加强对糖尿病预防措施、治疗手

---

1 汤普森是第一个正式接受胰岛素治疗的糖尿病患者。

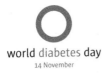

世界糖尿病日标志

段的研究，让糖尿病病人生活得更美好。如今"世界糖尿病日"已于 2007 年正式更名为"联合国糖尿病日"，旨在将学者的行为上升为各国政府的行为。联合国糖尿病日有一个蓝环标志，它象征着在共同拥有的蓝天下糖尿病与生命和健康的意义，并且这个蓝环标志已成为世界各国联合抗击糖尿病宣传活动的一部分。

历史除了让我们知道是谁创造了历史，也告诉了我们他是怎么创造的。其实，1920 年班廷备课时那个突如其来的"灵感"是错误的，给狗的胰管做结扎手术根本没必要，后来用酸化酒精处理牛胰脏也没必要，因为，胰蛋白酶在没有离开胰脏之前（我们今天称之为"酶原"）是没有活性的。胰蛋白酶原是胰蛋白酶的前体，只有在接触到胃肠道的蛋白质、脂肪之后，才会迅速被激活成为胰蛋白酶。但是，这丝毫不影响班廷获得 1923 年的诺贝尔生理学或医学奖。历史就是这样发展的，可能我们当下的知识或判断都是暂时正确的。

胰岛素是如何工作的

对血糖的代谢来讲，胰岛是一个非常重要的结构，胰岛里有分泌升糖激素和降糖激素的不同细胞团，胰岛素是由 β 细胞分泌的，它是人体内唯一能快速降低血糖的激素。

胰岛素是怎样工作的？人们形象地把它比喻成一把钥匙，它能打开血糖进入细胞的大门，帮助血糖进入全身的组织（如肝脏、心脏、大脑、肌肉等）细胞。如果缺少了胰岛素，血糖无法进入组织细胞，就会留滞在血液里造成血糖升高。另外，胰岛素还有抑制肝糖原分解和糖异生的作用，胰岛素对这三条通路的作用平抑了血糖的升高。正常情况下，当血糖升高时，β 细胞分泌的胰岛素也会相应增加，使血糖保持在一个正常稳定的范围内。一旦胰岛素缺乏，就可能导致糖尿病。

什么是糖尿病？早在 1935 年，赫因斯沃斯（Hinsworth）就把糖尿病分为两种类型，即胰岛素敏感型（1 型糖尿病）和胰岛素不敏感型（2 型糖尿病），后来发现 1 型糖尿病多发生于少年儿童，起病突然，多饮、多尿、多食、消瘦症状明显，不少患者以酮症酸中毒首发，需用胰岛素治疗；2 型糖尿病常见于中老年人，肥胖者发病率高，起病隐匿，早期无症状，或仅有轻度乏力、口渴，需要口服降糖药物治疗。在过去相当长的时间里，糖尿病被解释为由胰岛素的绝对或相对不足而引起的疾病。绝对不足是指胰岛 β 细胞几乎失去分泌胰岛素的能力，引起的是 1 型糖尿病；相对不足是指胰岛 β 细胞分泌功能的减弱，引起的是 2 型糖尿病。事情果真如此吗？现在人们发现，有些糖尿病患者，比如糖尿病早期患者，体内胰岛素并不缺乏，甚至还高出了正常水平，这又是为什么？直到 1988 年，美国斯坦福大学内分泌专家杰拉尔德·里文（Gelrald Reaven）提出一个学说解释了这个现象，这就是现今我们熟悉的"胰岛素抵抗"学说。

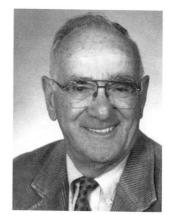

杰拉尔德·里文

参考阅读

胰岛素的工作模式有两种。一种是基础胰岛素分泌，它是用来维持空腹状态下血糖稳定的，一般空腹状态下胰岛素 24 小时分泌约 24 单位；另一种是餐时胰岛素分泌，是指外源性糖类物质刺激胰岛 β 细胞后的分泌，主要是指进食的反应，一般正常人进餐后 5 ～ 10 分钟血浆胰岛素水平开始上升，30 ～ 45 分钟达高峰，之后随着血糖水平的下降，胰岛素的水平也下降，约在餐后 2 小时恢复到基础水平，这也是测量餐后血糖为什么指定 2 小时的原因。一般正常人餐后胰岛素分泌约 8 单位，正常成人每日胰岛素分泌量在 48 单位左右。

基本原因　胰岛素抵抗

| 什么叫胰岛素抵抗

当胰岛素被发现的时候，人们欣喜若狂，以为从此教科书里可以把"糖尿病"一节删去了。然而，对糖尿病的理解，胰岛素仅仅是个开始。为什么在有些糖尿病患者身上，胰岛素并不缺乏？为什么我们已经注射了足量的胰岛素还依然会出现并发症？糖尿病的命运真的全部系于胰腺中的那群 β 细胞吗？

糖尿病的靶点不只是在胰岛，还有胰岛以外的其他部位，这些部位广泛而抽象，最早人们用"胰岛素敏感性"来描述。20 世纪 50 年代，雅洛（Yallow）等用放射免疫分析技术测定血浆胰岛素浓度时发现，血浆胰岛素较高的人对胰岛素不敏感；80 年代末，里文观察到多数糖尿病患者在发病之初，胰岛素的分泌不是不足，而是亢进，后来里文用"胰岛素抵抗"来解释这种现象，里文的学说完善了 2 型糖尿病发生学的认识，而且在里文的学说里，他还认为高血糖、高血压、高甘油三酯血症常常关联在一起，这个现象一时间解释不太清楚，于是被称为"X- 综合征"（X-syndrome）。1997 年齐美特（Zimmet）等将其命名为"代谢综合征"，至此，关于糖尿病又出现了两个重要的概念：胰岛素抵抗和代谢综合征。

胰岛素抵抗（insulin resistance），是指机体对正常胰岛素浓度反应不敏感或反应不足，致使胰岛素不能正常发挥刺激组织细胞对葡萄糖摄取和利用的功能，发生单位胰岛素功能下降的现象。它可能涉及全身多个组织细胞，特别是脂肪细胞、肌肉细胞和肝细胞等。一般在临床中我们理解胰岛素抵抗是由于细胞的不敏感，正常浓度的胰岛素发挥不了它的功能，这时候机体会误以为细胞需要更多的胰岛素，所以产生了胰岛素浓度的升高。曾经有个形象的说法来解释胰岛素抵抗的问题：血糖要进入细胞需要通过细胞膜上的特殊通道，这个通道上的"门锁"是由胰岛素受体构成的，胰岛素就像是打开这扇门的钥匙，现在钥匙是好的，锁却出现了问题，这就是胰岛素抵抗。

导致胰岛素抵抗的原因目前尚不十分清楚，还有一些让胰岛素"贬值"的说法，比如胰岛素本身被糖化后功能的下降，细胞膜及细胞内蛋白质的糖化造成葡萄糖的利用障碍，胰岛素抵抗就好像让一台机器生锈、老化而运转不灵。关于胰岛素抵抗，大多数人相信是由于基因或环境因素导致了细胞膜上的葡萄糖转运蛋白[1]和信号出现了故障。

1　葡萄糖转运蛋白：一类镶嵌在细胞膜上转运葡萄糖的载体蛋白。

胰岛素抵抗是 2 型糖尿病的一个病因，它可以导致血糖特别是餐后血糖的升高，血糖的升高又要求胰岛 β 细胞分泌更多的胰岛素，在这种状态下，胰岛 β 细胞分泌胰岛素的负担不断加重，直到有一天当胰岛 β 细胞无力分泌足够的胰岛素时，胰岛素抵抗合并

◇◇◇◇◇◇◇

胰岛素抵抗可能像一座冰山，而糖尿病只是冰山的一角。

胰岛素分泌不足会让你的病情进一步发展。胰岛素抵抗在要求胰岛素过多分泌的同时，还可能引起低血糖反应等。胰岛素抵抗的表现或后果取决于 β 细胞通过增加胰岛素的分泌来削弱胰岛素抵抗的能力以及身体的其他功能状态，具体在不同患者之间的表现差异很大，但都紧密地与代谢综合征联系在一起。因此，胰岛素抵抗可能像一座冰山，而糖尿病只是冰山的一角。

什么是代谢综合征

代谢综合征集高血糖、高血压、高尿酸、血脂异常等多种代谢紊乱于一身，除糖尿病之外，它还可以引发多种疾病，如高血压病、高胰岛素血症、冠心病、脑卒中、痛风等，还可能引发与激素相关的多囊卵巢综合征、乳腺癌、子宫内膜癌、前列腺癌以及消化系统的一些癌症。依照里文的看法，胰岛素抵抗是代谢综合征的基础，如果再往前追问一步，很多人认为肥胖，尤其是中心性肥胖，又是胰岛素抵抗的原因。

目前代谢综合征被视作一种疾病，它的一般临床特点被概括为：腹部肥胖，胰岛素抵抗，血脂异常，血压高。代谢综合征的诊断标准如下。

1	超重和（或）肥胖（BMI ≥ 25）
2	空腹血糖 ≥ 6.1mmol/L 和（或）餐后血糖 ≥ 7.8mmol/L，和（或）已确诊糖尿病者
3	血压 ≥ 140/90mmHg，和（或）已确诊高血压者
4	空腹血甘油三酯 ≥ 1.7mmol/L（150mg/dL），和（或）空腹血高密度脂蛋白男性 < 0.9mmol/L（35mg/dL），女性 < 1.0mmol/L（39mg/dL）

具备以上 4 项中的 3 项或全部者可确诊为代谢综合征。

这一节讨论代谢综合征的另一个目的是要了解糖尿病为什么会出现那么多的并发症。糖尿病已经与一般疾病分类的意义有所不同，它是一个全身性疾病。它已经不是一个单纯的病的概念，我们也不要期待着出现一种什么神奇的药物就能完全改变这个病，尽管仍有大量的文献和数据库信息支持可能出现的奇迹，但那些生物学信息在应用中依旧面临考验。不过肥胖、胰岛素抵抗、胰岛素分泌不足、高血糖之间的关系构成了我们当下对糖尿病的常识性认识，在这些知识指导下，我们建立了一套药物治疗和生活方式干预的体系，并且认为糖尿病是以血糖升高为特征的全身性疾病，肥胖、血糖、血压、血脂、血尿酸等应该受到同等的关注。

2 多谷而病

从结绳记事到仓颉造字，"瘅"字是中国人为糖尿病系的第一个结；从瘅到消渴，讲述了糖尿病起因的另一段故事，这段故事感性、形象，充满了生活的气息。

从消瘅到消渴　隐藏在词源中的意义

| 消渴的意思

文字不仅仅是一个符号，往小了说文字里充满着医理或智慧，往大了说还是理解世界的方式。其实，有一些疾病的病因用不着太高深的理论去说明，至少在汉语言里，关于糖尿病的原因和表现已经有了深刻的洞悉。

我喜欢追忆往事，仿佛不知道怎样的昨天就很难理解为什么会有这样的今天。糖尿病起源于农耕文明，种粮食是它的开端。我们虽然不知道第一粒粮食的种子是怎么飘落到大地上的，但是已有证据显示：小麦野生祖先的出现大概在公元前 8500 年，新月沃地上的先人们第一个驯化了小麦，后来这个农作物向西传播，在公元前6500年左右传到希腊。中国也在不迟于公元前7500年独立驯化了稻和黍等农作物[2]，并且由于地理环境的特点发展起来了恢宏的农业文明和中医药学。有人说，中医药学是农业文明的产物，这一点不假，当粮食的种子如同糖尿病的种子散落在这片黄土地之时，也开启了糖尿病的另一段故事。这是一段天人合一的生命故事，弥漫着"气"的谜团和魅力。

我还是从自己的故事开头。1996年的一个上午，一场没有计划的讨论会正在进行。大家再次议论西医"糖尿病"与中医"消渴"之间的关系。这次讨论会总结出下列的纪要：中国古代医学家给疾病起名字有一种非常简单的方法，就是直接用症状来描述，"消渴"二字形象地说出了糖尿病的两个特征。"消"在《说文解字》里是"水尽"的意思，在《说文解字注》里是指"未尽而将尽"，都是说水没了或快没了。生活中水少了会出现什么反应？当把生活里的光景比拟于身体里的现象时，中医学便萌生了。所以《说文解字病疏》里说：消，就是想喝水的意思；渴，就是指口渴。"消渴"一名指出了糖尿病的一个典型症状。如今糖尿病的发病症状不那么典型了，口渴可能演变成口干、口甘、口黏、口苦等，但总之，消渴少不了"口"上的问题。口连着胃，胃关乎着饮食，《灵枢·脉气》里说的"消谷善饥"是指人的食欲过于亢盛，进食量多，但食后不久就有饥饿感，这是消渴的又一症状特点。消渴引起的饥饿感与一般的饥饿感有所不同，它夹带着难忍、难受，甚至心慌，《黄帝内经》里把它描述为"心如悬若饥状"。体会这些症状特点，可以帮助我们更早地发现糖尿病。"消"的另一层意思是《广雅·释诂》里说的"消，减也"，《黄帝内经》说消渴病人会肌肉消减，甚则殆尽。或许有人会问，糖尿病患者不都是"胖子"吗？那是刚开始的时候，随着病程的发展，糖尿病的归宿里就有一个"消"字——控制不好还会消亡，正如《淮南子·说山训》上所说："嫁女于病消者，夫死后难复处也。"

其实，上面的讨论不是重点，重点缘起于程莘农院士问的一个字。程院士不仅是中医大家，其文史修养总给我们带来一些发人深省的思考。他问："瘅，认识吗？"我在高中时背过字典，自以为认字还算可以，但是这个字望了半天，却生不出意来。他又问："'瘅'字呢？"这个字我认识，发音是 dān。在我的眼里，从结绳记事到仓颉造字，"瘅"字是人们为消渴系的第一个"结"，中医注解"瘅"有"热"和"虚弱"的意思。然而，程院士解释说："'瘅'字以前通'癉'，《释文》：'癉'，又作'亶'，甲骨文作'㐭'。《说文》：'㐭，谷所入也……从入（冖）从回，象屋形'，又曰，"亶，多谷也，从旦声。"秦汉时对"癉"字演有多意，多谷而病则称"癉"为其始意 [3]。你可以忽略对这段枯燥文字的考究，只要记住"瘅"与吃有关，而且吃得多了就要得病。

瘅者，热也

吃得多了就要得病，而且容易得糖尿病，这是中医和西医从一开始就高度契合的看法。然而，所不同的是西医用了血糖、胰岛素抵抗、炎症等理论去解释它，而中医则是用另一套理论来认识这个疾病。接下来大家需要不断旋转大脑，在左脑的抽象和右脑的想象之间转换。从中医的视角看，我们处在一个阴平阳秘的朴素世界里，身体的体验和想象力就是我们理解生命的工具。

就像两条平行线永远不能相交，在中医的认识体系中也有一条超验的定律，就是体内过剩的东西积蓄久了就会产生热。气郁久可能化热，痰瘀久可以化热，湿瘀久可以化热，就连寒瘀久也可以化热，这就是物极必反。在我们身体诸多化热的因素里，最容易化热的是食物的过剩瘀积。你可以回忆一下是否遇见过小儿牛奶喝多了发烧的例子，当然，这里我们要讲的"热"不只是温度计上的度数概念，更是从"食物—能量—热—阳光"这条逻辑线来理解食物生热的原理。食物的本质是能量，能量的本质是热，热的本质是阳光，我们游荡在阳光照耀的世界里，当热量过剩时，它就要"烧灼"人体。热对人体的"烧灼"从你快乐的饮食消耗开始。

我们吃进去的食物在机体内产生了一系列变化，现在我们知道最明显的变化是会使血糖升高，但是，2000 年前还没有能测量血糖的血糖仪，那么，古代医学家是怎么讨论这个问题的？通过前文我们知道，古人把"多谷而病"称为"瘅"，在《黄帝内经》里有很多种"瘅"，如《素问·奇病论》里有"脾瘅"，《灵枢·五变》里有"消瘅"，《素问·脉要精微论》里有"瘅成为消中"，此外，《史记·扁鹊仓公列传》里也有"肺消瘅"，等等，这些词语都是古人对糖尿病的称呼，或者说是不完整的分类，但完整的是这些词语里都有一个"瘅"字。这个字已经告诉我们吃得多了就要得病，那为什么吃得多就会得病？这是医家要继续解释的问题。潜心研究《黄帝内经》12 年的医学家王冰[1]搞清楚了，他说是因为"热"，热在中医病因学

1　王冰，约生于唐景云元年（710），卒于贞元二十年（805），著名的《黄帝内经》学者。后人对《素问》的研究多是在王冰研究的基础上进行。

说里是六种致病因素之一，后来王冰直接把《黄帝内经》里的"瘅"字注解为"热"，让"瘅"字隐藏的字理成为糖尿病的医理。

"热"是理解消渴开端的一个关键词，从消渴的表象上来看，患者会出现口渴欲饮、消瘦，但为什么会有这样的症状？《素问·阴阳别论》里有一种解释："二阳结谓之消。"这里"二阳"指的是足阳明胃经和手阳明大肠经，"消"是指"消渴"或"病消"。从经脉异常来认识糖尿病是古人的另一个学术特点，现在称为"经络辨证"，历史上有记载的第一个经络辨证案例也是第一个糖尿病治疗病案，后面我们再讲。这里我们要说的是"二阳结"究竟"结"了什么？大多数临床专家认为结的是"热"。没错，《儒门事亲》里说："消者，烧也，如火烹烧物之理也。"《景岳全书》也说："盖消者，消烁也，亦消耗也。"

我们归纳一下，中国古代医家给疾病起名字常常用症状来命名，随着对疾病认识的深入，疾病的名称会有新的解释或变更。当体内产生的热超出了机体的平衡时就可能是消渴的开始；"消渴"作为代表糖尿病的一个符号，在东汉以后被广泛使用，但是，更能提醒我们去认识和治疗糖尿病的是"消瘅"这一病名里所涵盖的道理。

第一个模型　内热—肥胖—消渴

| 肥胖、消渴始于内热

热，是中医学中的一个重要范畴。热在生理状态下是能量，中医称为"阳气"；在病理状态下，如内热盛（过量），就成为一种致病因素，中医称为"热邪"或"内热"。内热是从哪里来的？要到哪里去？其一个重要来源就是吃。致病的因素至少一半以上与吃有关，这里的吃包括了入口的食物、药物、调料、补品等各类东西。内热蒸腾机体宝贵的津液，在不同的体质下内热还可能带来风、湿、痰、瘀等危害。对糖尿病而言，内热是大部分糖尿病的开始；对身体重量而言，内热也是大部分肥胖的开端。在中医认识糖尿病的两千年实践中，提出的第一个模型就是"内热—肥胖—消渴（瘅）"之间的关系论。

在《黄帝内经》对糖尿病的诸多论述中，"二阳结谓之消"揭示了糖尿病的又一个特征，这是从经络角度来讨论的，二阳指的是足阳明胃经和手阳明大肠经，下面来看看它与肥胖的关系。

肥胖与吃得多有关，这是一个常识性说法，为什么会吃得多？中医一般认为多由胃热（火）引起，所以，胃（经）热—吃得多—肥胖构成了一条逻辑线。胃和大肠都为阳明经，是同名经。所谓同名经是中医表达密切关系的术语，意思是足阳明胃经的热很容易传到手阳明大肠经，而手阳明大肠经有热也容易传到足阳明胃经，这是"二阳结"的关系学。足阳明胃经的热大多来自吃得多，手阳明大肠经的热又来自哪里？大肠的功能是传化胃里的食物，一旦传化不通畅，就会积久成热。这两条经的热相互燔灼，多余的内热以肥胖的方式被储存在了体内，这又构成了"内热—肥胖—消渴（瘅）"，这也是《黄帝内经》提出的第一个糖尿病理论模型。

有一个减肥的偏方，有4味中药：荷叶、知母、黄连、大黄，它们都有清热的作用，都归于足阳明胃经，黄连、大黄还同时归大肠经。中医对中药作用的解读离不开"性、味、经"。这个减肥偏方的"性、味、经"诠释了这个模型的理论价值，也正因如此，在一些时候治疗糖尿病和治疗肥胖往往成为同一件事情，更多的时候避免肥胖就是避免糖尿病。如何避免？不论中医还是西医在这一点上都追溯了同一类食物，中医称之为肥甘厚味，它是产生内热的主要原料。所以《黄帝内经》指出，人病消瘅、中风、肥胖，多是由肥甘厚味引起。张景岳在《景岳全书》中也明确指出糖尿病开端于肥甘厚味，他说："消渴，其为病之肇端，皆膏粱肥甘之变，酒色劳伤之过，皆富贵人病之而贫贱者少有也。"孙思邈在这个问题上讲得最为细致："凡积久饮酒，未有不成消渴。然则大寒凝海而酒不冻，明其酒性酷热，物无以加，脯炙盐咸，此味酒客耽嗜，不离其口，三觞之后，制不由己，饮啖无度，咀嚼蚱酱，不择酸咸，积年长夜，醄兴不解，遂使三焦猛热，五脏干燥，木石犹且焦枯，在人何能不渴？"孙思邈的这段话放在当今，也是生动现实的画面，展现了当下一类富贵之人的生活方式。

内热与炎症

虽然人们在两千年前就认识到肥胖的危险，但是直到今天，肥胖的问题非但没有缓解，反倒变得越来越严重，这究竟是什么原因？从根本上可能来自于人类对饥饿的恐惧。在相当长的时间里由于吃不饱肚子，人体进化出了对脂肪的复杂机制，以至于现在我们还能看到丰腴之美经常出现在经典的艺术作品中。丰满代表着较强的抗饥饿能力，也暗示着较强的生育能力，这是贫困带来的意识，用句网络语言说，这也叫"贫穷限制了想象"。

　　尽管 1940 年美国大都会保险公司发明了体重指数（体重除以身高的平方），想用数学告诫人们不能再胖了，但是这一肥胖史上的重大发明也未改变该胖的人依旧会胖的命运，于是人们想到了基因。1994 年，当科学家声称找到了与肥胖相关的基因时，人们在短暂的欢呼之后发现，这个基因的发现只是印证了人类与肥胖斗争的艰难。至今，我们仍处在困惑的探索之中。1908 年，伦敦的时装展览上，当法国服装设计师保罗·波烈（Paul Poiret）拿出了一件极具影响力的丝制服装时，地球人从美学角度对脂肪有了新的认识，从此，人们开始崇尚减肥了。崇尚减肥就可能降低糖尿病的流行。

　　为了让减肥成为一项健康事业，医学上也放弃了脂肪组织仅仅是储存能量或作为组织器官的支撑物的传统观念。现代医学发现，脂肪细胞还能分泌几十种因子，其中一些是致炎因子或炎症介质，肥胖者脂肪细胞增生或肥大，可能是一种轻度的炎症状态，这种炎症状态降低了胰岛素敏感性，引起了胰岛素抵抗。

　　我们从两千年前穿越到当代，是想再说另一个看法：很多人认为中医讲的"内热"或"内火"就是西医说的"炎症"，如果是这样，我们说的"内热—肥胖—消渴（瘅）"模型似乎有了一个让

在一些时候治疗糖尿病和治疗肥胖往往成为同一件事情，更多的时候避免肥胖就是避免糖尿病。

人放心的解释，不过，实际上这只是一个近似的理解，中医的"内热（火）"远非只是一个炎症了得。

┃ 以"补"的名义"损"人

我们还要再讲一些故事，因为吃的问题还没讲完。糖尿病不仅仅与饮食中的肥甘厚味有关，也与一些中药有关。这个话题让我想起家父曾讲过的一个经历：他有一个病人，经治疗后血糖一直稳定，但有一次血糖升高后几经治疗降不下来，后来患者请家父登门诊治。家父进门后看见琳琅满目的滋补品，经过一番询问后让他先停服这些滋补品，结果患者停服后血糖又恢复了正常。糖尿病虚实夹杂，补得太过血糖可能会不降反升。

恰当的滋补是医学，但在滋补文化盛行的大地上，滋补常常变成了一种关怀或关系的道具。

恰当的滋补是医学，但在滋补文化盛行的大地上，滋补常常变成了一种关怀或关系的道具。问题是以"补"的名义"损"人的例子从古至今始终没有断过。最夸张的滋补损人要数历史上那些达官贵人对辛温丹石药物[1]（好听的名字叫"滋补品"）的追逐。《千金方》里就记载过这样一个病例：贞观十年，梓州刺史李文博为了强壮身体，长时间服用"白石英"[2]。白石英味

---

1 丹石药物：丹石一般指矿物质类中药，该类中药一般性温味辛，有补肾助阳的功效，但容易损伤人体的津液。

2 白石英：中药名，为氧化物类矿物石英的矿石。《本经》云其主消渴、阴痿不足、咳逆、胸膈间久寒，可益气、除风湿痹。

辛、甘而性温，是一味温肺壮阳的补药。李文博开始服用的时候房事的确变强，但是服用一个多月后，身体反弱，口渴口干，后来因消渴而亡。李文博只是一个小吏，隋炀帝因久服滋补之品而引发消渴的例子说明，不论是为了养生延寿或是为了壮阳，滋补品至少从糖尿病的角度看是要谨慎对待的。因为，我们体内的"内热（火）"很可能就来自于各种花样的劝吃、劝喝、劝补的行为。正如《素问·腹中论》中黄帝问道："夫子数言热中，消中，不可服高粱芳草石药，石药发癫，芳草发狂。"岐伯对答："夫芳草之气美，石药之气悍……热气慓悍，药气亦然，二者相遇，恐内伤脾。"

┃ 岐伯怎么说

发挥了一大段，最终的目的是为了回到《黄帝内经》中的那一小段，这一段是黄帝与岐伯的对话，道出了中医认识糖尿病最重要的信息。

帝曰：有病口甘者，病名为何？何以得之？

岐伯曰：此五气之溢也，名曰脾瘅。夫五味入口，藏于胃，脾为之行其精气，津液在脾，故令人口甘也，此肥美之所发也。此人必数食甘美而多肥也，肥者令人内热，甘者令人中满，故其气上溢，转为消渴。

希腊的先哲们都是用对话记录道理，中医的先哲们也是用对话保存经典。因为这段对话太重要了，记录的是不朽的经典，我不揣荒谬再重复一遍。

黄帝问：有患口中发甜的，这叫什么病？是怎样得的呢？

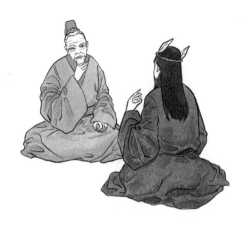

黄帝与岐伯

岐伯说：这是由于五味的精气上溢所致，病名为"脾瘅"。食物吃下去，储藏于胃，运化于脾，如果脾不能充分运化水谷津液，谷气随着脾气的升散上泛于口，就会出现口甘。这都是胖人容易发生的病，这类人爱吃肥甘厚味的食物，而且体重超出正常值很多。肥腻的食物容易产生内热，甘甜的食物容易使脾胃痞满，所以，中焦脾胃的升降失司，谷气肆溢，就会转化为消渴。

这段话的开始"有病口甘者"的"甘"，有学者注为"干"，口干和口甘都是消渴可能出现的表现，这里不论指哪个已不太重要，重要的是岐伯的这段话基本讲清楚了糖尿病的发展过程，还有三个关键词：内热、肥胖、脾胃。凭借这一段话，我们就可以开启糖尿病的中医大门了。

口干口渴 有一份津液便有一份生机

| 阴虚

当你感到口干口渴时自然而然会去喝水，这是生活；当你喝了水仍然没有解渴，这是医学。生活中，锅里的水可以被锅下的炉火蒸干；医学中，口里的津液也会被脏腑中的内热耗伤。有了这种类比想象，或许你抬脚就走进了中医的世界。

糖尿病的发病症状越来越隐秘，可能在早期你只会感到有一点口干或口渴，也许并没太在意，但是，一定要注意！口干、口渴反映的是机体津液的平衡出了问题，中医称作"津液不足"或"津伤"。翻开中医教科书，消渴出现的口干、口渴被认为是肺热引起的，尽管这不是全部的原因，但是，热盛就会伤津是中医的一条公理。你可以想象有一个虚拟的火炉（肺热）在你的胸中，它在蒸发着体内的津液，你感到口干、口渴，或许还会脸上起痘痘、皮肤起疖子。于是，你想知道这热（火）是从哪里来的？我们已经知道对糖尿病来说，最初的病因大多来自饮食、来自胃（也有其他来源），也就是我们前文说的"多谷而病"。多出来的食物能量转化成了多余的热，热蒸发了津液，也灼伤了"胃"，不仅让糖尿病患者喝得多，也让患者吃得多。"能吃能喝"在一些传统观念里隐喻着能干，其实有可能并不意味着身体的强壮，而是《黄帝内经》中说的："胃中热，则消谷，令人悬心善饥"。这是一种病态。

中医讲，"留得一份津液，便留得一份生机"，热在蒸发着机体里的宝贵津液，热伤津液是消渴的一条病机，特别是在早期。这里的津液是指身体内的全部津液，不仅仅是我们上面讲到的肺和胃的津液。机体的津液少了，中医称之为"阴虚"，阴虚也是糖尿病的一种类型，这类患者需要"滋阴"。记得2011年我在巴西的一次讲学，讲到辨证治疗时，举了六味地黄丸滋阴的例子。后来我去一家诊所，恰好遇见了一个正在接受六味地黄丸和针灸治疗的糖尿病患者，我问他的病情，他说："从来没有这样好过！"诊所的医生是一位西医，他告诉我，他现在越来越相信中医了，这让我很开心。离开巴西的时候，那位医生和患者都来送行，我带着愉快的心情飞向圣保罗的上空。

"六味地黄丸"的故事永远都是说给"阴虚"者听的，尤其是"肾阴虚"。因为，中医认为肾阴[1]是人体津液的源泉，津液是水之精华、是生命的基础，不能少。津液的重要性让"六味地黄丸"也成了一个千年名方。尽管如此，我们要清楚它只适合阴虚者服用，搞清这一点就可以明白中医辨证的意义。2006年，《生命时报》关于六味地黄丸和糖尿病的问题有一篇约稿，现摘编其要以资说明：六味地黄丸由熟地黄、山茱萸、山药、泽泻、牡丹皮、茯苓这六味中药组成。作为流传了上千年的方子，它以"滋阴"而著称于世。现代研究显示，六味地黄丸有降低血糖、提高免疫力、抗衰老等作用，因此成为治疗糖尿病的中成药之一。但是在使用上也存在一些误区，如六味地黄丸是绝对安全的，糖尿病患者都能吃六味地黄丸，六味地黄丸能补所有的肾虚，六味地黄丸等于营养品，等等。其实，从这个方

---

1 肾阴：肾之阴气，与肾阳相对而言，是肾之宁静、滋润、濡养的一面，并可制约过亢的阳热。

子的组成来看，它的功效是有针对性的。我们知道中医把"虚"分为阴虚、阳虚、气虚等，六味地黄丸是补阴虚的。由于肾阴是诸"阴"的根本，所以，肾阴虚的人吃六味地黄丸最对证，效果也最好。阴虚和阳虚是一对矛盾，那么如何判断是阴虚还是阳虚呢？一般肾阴虚的典型症状是晚上睡觉出汗、手脚心容易发热、午后发热、口干，还会出现头晕、耳鸣、遗精、梦遗等。肾阳虚的典型表现是脸色苍白、腰膝酸软、喜热怕冷，也可能出现头晕、耳鸣、性功能减退等。如果糖尿病患者有阳虚的表现，服用该药可能导致"雪上加霜"；即使是肾阴虚，但脾胃功能差，也要谨慎服用，长期连续服用可能出现腹满、食欲不振等不良反应。总之，六味地黄丸虽然有着"明星中药"的美誉，但是，它毕竟是药。

▌ 燥热

辨证是中医的法宝，有时候在辨证的细节上医生很认真，经常为一些类似"先有鸡还是先有蛋"的问题较真。2009 年在广州召开的一个糖尿病学术会议上，我在下面听两位专家为糖尿病的起因辩护各自的观点，一个说是燥热伤阴（津），一个说是阴（津）虚燥热，"燥热"和"阴虚"谁应该在前面？双方都引经据典论证充分，以至于我对本来已经明白的事又"困惑"了起来。其实我想明白了，管它哪个在前，对糖尿病患者来说，还是"留得一份津液，便留得一份生机"。清热能把津液留住，就燥热在前；滋阴能把津液留住，就阴虚在前。二者在实际临床中不分伯仲，为什么不会同时变化、同时出现呢？时间本不存在，因果关系都是人为规定的。

宋代医学家对糖尿病的"三多一少"症状有个理想化的总结，叫作"三消论"。它是按照患者的症状特点把糖尿病分为"上消、中消、下消"三种。喝得多叫"上消"，由肺热引起；吃得多叫"中消"，由胃热引起；尿得多叫"下消"，由肾虚引起。"三消论"对后世影响较大，但实际上，对糖尿病来说，肺热和胃热只是个皮毛，这一点我们今天认识得越来越清楚。糖尿病出现的热，肺、胃只是个开始，它还会因人而不断地深入，比如，营血伏热把糖尿病的热演化得复杂而多变，对这一问题我们后文还要进一步讨论。总之，"热"是糖尿病绕不开的话题，我们搞清楚它是从哪里来的，要到哪里去，才能有条不紊地让身体保持阴阳平衡。

辟谷 神秘的饥饿疗法

| 辟谷听到了心声

辟谷是一门古老的道家法门，通常人理解为不吃饭，而且还能长期不吃，目前已知的有大概三年多未进食者，这个我相信，因为我有过一次 49 天辟谷经历，到后期真的一点儿也不想吃，而且精力充沛，仿佛有用不完的劲儿。平常人看来这些不可思议的事情定然有其道理，只不过我们现在还无法知晓。我辟谷的技巧很简单，就是观呼吸、定心神，我称为摄心，第一次是最难管住自己的，关键就是当饥饿感来袭时你能把加注在你胃上面的一股难以压抑的促动感瞬间转移到呼吸上来，因为这种促动的根源就是你的呼吸，这个时刻你的呼吸是急促的，但是感觉却在胃里，只要你能很快意识到呼吸变化快了马上收摄住心神，很快呼吸就会平顺了，饿的感觉也就消失了，这样往复几次你就能感知到饿是怎么回事了，从而很容易控制住胃。第一次往往在第二天上午最难通过，过了第三天就不严重了，但是后面你会逐渐发现难熬的不是饿而是馋，所有的感觉发生在嘴里不是胃里，饿是一种强烈的胃的感受，馋是一种持续的嘴巴里的感受，这个时候你只是感觉嘴巴里无聊想嚼点有味道的东西，这是第二层考验，大概会持续几天或者十几天，很快你又战胜馋了，这个时候你的心更宁静了，甚至你能听到自己的心跳声，外界事物对你的感受都活跃起来了，心里无比欣喜的感觉升起来了，仿佛你从未有过这种感受。心里一点波澜不起。世间万物都在律动，唯有你的心是平静的。仿佛你能感知到一切事情都有缘尾一般，你也能看清自己的现在、过去甚至未来的缘尾。我现在已经一两年没有辟谷了，略写此法仅供参考，如无人引导不可轻试。仅供已经在辟谷中的朋友参考学习。

这是一位邵姓修行人发给我的一段辟谷感受，我一字不动地誊挪过来，虽然他讲的一些内容超出了我的想象力，但他是一个愿意分享的热心人，所以我把他的辟谷经历作为本节话题的引子，也羡慕他能听到自己的心声。《燃情岁月》里有句台词："有些人能听到自己内心深处的声音，并以此行事，这些人要么变成了疯子，要么成了传奇！"

辟谷与糖尿病

由于"多谷而病"，我自然想到了"辟谷"。"辟"字通"避"，顾名思义，辟谷就是避开五谷。但是，民以食为天，《黄帝内经》里不是说"五谷为养，五果为助，五畜为益，五菜为充"，怎么能不食五谷？辟谷还有其他别称，如绝粒、却粒、停厨、绝谷、休粮等，这些词仿佛让人不食人间烟火，那《灵枢·平人绝谷论》里说的"人之不食，七日而死"又当如何解释？

我们还是先回顾一下辟谷的历史。"留侯性多病，即引导不食谷。"当司马迁在《史记·留侯世家》中写下这句话的时候，辟谷已经是一种养生方法了，但是，很多人不知道这个道理。东汉思想家和养生家嵇康说："而世人不察，惟五谷是见，声色是耽。目惑玄黄，耳务淫哇。滋味煎其府藏，醴醪鬻其肠胃。香芳腐其骨髓，喜怒悖其正气。思虑销其精神，哀乐殃其平粹。"[1]（《养生论》）在嵇康眼里，"辟谷之术"为"谓养生已备，至理已尽"。辟谷在晋代受到葛洪的大力推崇，它在《抱朴子·内篇》中总结了辟谷的作用、方法和意义，讲述了董威辇、陈子叙、张太元等人的辟谷经历，葛洪说他访问了诸多辟谷很长时间的人，很少有病痛者，辟谷和不辟谷者的身体大不一样。《梁书》中记载道家陶弘景"善辟谷导引之法，年逾八十而有壮容"。一些文学家对辟谷也好奇，比如曹植不太信辟谷，他亲自与号称能长期辟谷的郄俭住在一起，形影不离，如此考察了百余日，最后他发现郄俭还是能够和正常人一样，起居自若，于是他确定了郄俭的辟谷功夫，为此还专门写了一篇文章《辩道论》来记述此事。苏辙这样描写辟谷："世人欲困我，我已安长穷。穷甚当辟

1　世人不去仔细思考这一道理，只是看到五谷的作用，沉溺于声色，被天地事物迷惑，专注倾听淫邪之音，肥甘厚味煎熬脏腑，醉酒贪杯损伤肠胃，脂粉芳香的美女腐蚀骨髓，喜怒之情逆乱正气，思虑过度耗损精神，大悲大喜破坏平衡恬静的思绪。

谷，徐观百年中。"辟谷到了政治家曹操那里，是几场关于辟谷的考试，郄俭、王真、左慈、甘始等多位辟谷方士都曾做过考生。不论是葛洪的"问"，还是曹操的"考"，辟谷都是用来修炼的方法。

写到这里，刚好中午 12 点，我立刻做出一个决定——午饭免了，先辟谷一顿。此刻我真的相信辟谷能给身体带来好处，尤其是对糖尿病患者。有研究提示，通过间歇性禁食可以促进胰岛 β 细胞新生 [4]；另一些观察也提示，辟谷对防治 2 型糖尿病有一定的积极作用 [5-6]。辟谷的主要作用其实就是"饥饿疗法"。"饥饿疗法"是针对糖尿病最早出现的一种疗法。在胰岛素出现之前的年代，饥饿疗法是西方治疗糖尿病的唯一方法。在普法战争期间（1870—1871），一位军医鲍查德（Bouchardat）观察到，由于粮食缺乏，在实行食物定量供给后，糖尿病患者的情况得到了改善。到了 19 世纪后期，无碳水化合物饮食治疗糖尿病一度出名，为了保证患者的依从性，治疗者会对患者提出一些行为上的要求，比如"隔离"，这不正类似中国的"辟谷"吗？从食物摄取的角度看，饥饿疗法也是一种辟谷。

但是，道教思想演化下的辟谷实践有一些需要商榷的内容。比如，有一种辟谷方式，名为"服气辟谷"。服气，顾名思义就是服食空气、服食精气或天地元气，这是以气代食之功。《大戴礼记》云："食肉者勇敢而悍，食谷者智慧而巧，食气者神明而寿，不食者不死而神"。人们向往着长寿甚至成为神仙，后来"食气"成为道家修炼的一种方法，庄子《逍遥游》中描述的"藐姑射之山，有神人居焉。肌肤若冰雪，绰约若处子，不食五谷，吸风饮露，乘云气，御飞龙，而游乎四海之外……"充满着迷人自在。尽管历代服气辟谷者不乏其人，但我们始终没有看到"化羽成仙"之人，即便从养生角度来看，我们也难以相信一个长期吃空气的人能身轻体健。不久前我还听到一则如何把空气转化成能量的传说，直接碾压了我想象的维度。我所理解的"服气"或"食气"应该是"行气"，是辟谷过程中的导引修炼，而非绝对的禁食。孙思邈是道家也是医学家，他说："依铭炼气，欲学此术，先须绝粒。安心气海，存神丹田，摄心静虑，气海若具，自然饱矣。"（《存神炼气铭》）孙思邈的这个总结显然是从修炼的角度来理解"服气辟谷"的。

辟谷不是绝对不吃

其实，我们追溯辟谷的起源，辟谷里有"不饥"的概念。辟谷一词首见于先秦文献《山海经》，据其记载，有一种鸟，头是白的，身子是青的，足是黄的，叫"鹒鹕"，食之不饥，可以辟谷。由此可见，最早辟谷的概念是"食鹒辟谷"，吃还是要吃的，只不过避开了谷类食物，这大概是先秦时期人们对"多谷而病"从另一个角度的强调。

与"服气辟谷"比较，任子季的茯苓辟谷要靠谱一点。葛洪在《抱朴子·仙药》里讲了一个能感动仙女的传奇：任子季服茯苓十八年，仙人玉女往从之，能隐能彰，不复食穀（gǔ，"谷"的异体字），炙瘢皆灭，面体玉光。除了茯苓，在一些辟谷的文献里，黄精、白术等一些中药也常常用来替代食物，这不就是"代餐"思想的雏形吗？现在人们知道糖尿病患者要少吃谷类食物，但营养还不能缺少，于是，一些代餐食物的出现为糖尿病患者提供了有益的选择。

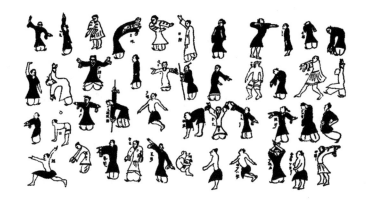

导引图

（出自 1973 年长沙马王堆三号西汉古墓出土的帛书）

关于糖尿病，孙思邈说了一句非常著名的话，至今仍被无数次的引用："（糖尿病）其所慎者有三：一饮酒，二房室，三咸食及面，能慎此者，虽不服药而自可无他；不知此者，纵有金丹亦不可救。"不论从养生上说还是出于治疗的需要，也无论从辟谷还是其他学说去解释，少吃谷类已经是一个重要的健康原则。

但是，问题并没有结束，我们还要面对另一个问题，为什么那些在吃的方面非常谨慎的人也得了糖尿病？

3　情志失配

抑郁中埋藏着火焰，稍有不慎便引火烧身。朱丹溪说："气血冲和，万病不生，一有怫郁，诸病生焉。故人身诸病，多生于郁。"

糖尿病版图　患病率50%意味着什么

┃ 从田园牧歌到心灵震荡

为什么糖尿病会在特定的人群、特定的时段集中流行？为什么糖尿病的流行和分布与一个国家或地区的生活方式和社会文化有关？这些问题给人类学参与糖尿病的讨论提供了一个机会。因此，以人文和社会学视角关注糖尿病也受到一定程度的重视。

糖尿病的产生与焦虑、压力、应激等精神活动有很大的关联。中医关于糖尿病病因学中有一条叫"情志失调"，在西医也有个类似的说法叫"情绪障碍"，这两组词的角度都有点居高临下，很容易把得不得糖尿病的责任完全归结于个体身上：你得糖尿病是由于你情绪不好，七情过激……然而，个体所应承担的责任并不能掩盖糖尿病发病的某些深层次因素，那就是各种各样的社会压力和苦难给人带来的不适应和难以平息的焦虑。所以，我们用"情志失配"来表达一种责任上的分担。"情志失配"是一个借用来的词汇，这里主要表达人的情绪与个体和环境的非适应性关系，在原因上同时强调个体与环境两方面的作用。

从人类学和社会学视角看，一些研究给糖尿病的发病模式提供了新的说法，糖尿病的发生不能单独归结于生物学和糖尿病患者个人的责任。从根本上来说，它是社会的产物[7]。居住在美国亚利桑那州的比马印第安人，他们的糖尿病患病率高达50%[8]，而居住在墨西哥北部的比马印第安人的糖尿病患病率则很低。这个现象暴露了糖尿病基因假说的缺陷（尽管糖尿病的发病与基因有关）。这不由得让人们去分析这两个地区比马印第安人生活处境上的差异。美国亚利桑那州原为印第安人的居住地，16世纪中期，西班牙人率先来到这里使其沦为殖民地，19世纪初又接受墨西哥人的统治，1912年成为美国的一个州，期间经历了数次社会的巨变，他们的生活和精神家园多次受到颠覆，这对一群之前习惯了在希拉河畔从事灌溉园艺，冬天种植小麦，夏天种植玉米、大豆、南瓜的人来说，意味着什么？殖民也好，文明也好，社会的轮番巨变带来的震荡足可以带来一个群体的身体震荡。糖尿病在美国亚利桑那州的比马印第安人中高发，从现象上正说明了这一点。

对印第安人的田野调查研究只是一个案例，对糖尿病发病的地理探索自1907年理查德·查尔斯（Richard Charles）主持的热带糖尿病研究就已经开始了，后来的一些研究显示了与比马印第安人类似的结果。国际糖尿病联盟（IDF）发布的《糖尿病地图》（第10版）公布的数据显示，2021年全球20～79岁人群糖尿病患者（大多为2型）约5.37亿人，中国此年龄段的糖尿病患者约为1.4亿人，中国已经成为糖尿病第一大国。然而，在1979年之前，中国糖尿病的发病率只有0.67%，1979年以后的这几十年里，中国发生了翻天覆地的变化，人们的生活方式发生改变的同时，精神情绪也经历了波澜起伏的跌宕，糖尿病的发病率集中上升。

正在消失的"地理版图"

变革带来的地理上的变动增强了人适应环境的强度，那些智力和勇气都相对充足的人群率先进入了糖尿病高发和易感的行列。糖尿病地理学的研究显示，犹太人在欧洲本部和各地移民群体中，都表现出糖尿病的易感性。美国纽约犹太人糖尿病的发病率比美国其他人高出10倍。20世纪早期以来的很多研究显示，布达佩斯、孟加拉国、波士顿、开罗的犹太人糖尿病发病率都很高。后来的研究也显示，津巴布韦、土耳其、西班牙、葡萄牙犹太人的后裔也有很高的糖尿病发病率。在移民群体中，糖尿病高发的现象不仅仅表现在犹太人中。在印度的移民群体中，糖尿病的发病率也呈现较高的水平。比如在南非，当地尼格罗人的发病率只有1%～4%，而印度人高达17%～32%。一些研究还显示，在中国人和日本人移民夏威夷、加利福尼亚的人群中，糖尿病发病呈

◇◇◇◇◇◇◇

糖尿病的高发折射着变动和适应过程对身体根深蒂固的影响，也反映着政治经济对身体的影响。

现高发状态。墨西哥裔美国人的糖尿病发病率也高 [9]。在移民群体中，糖尿病的高发折射着变动和适应过程对身体根深蒂固的影响，也反映着政治经济对身体的影响。

从糖尿病的发病率角度看，小到一个总面积只有 20 多平方千米的瑙鲁（一个因鸟粪而富裕起来的国家），中到快速崛起的新加坡，大到美国、印度、中国等糖尿病大国，我们正在经历一个时代的巨变，所要面对的与以往任何一个历史时期都不同，它跌宕的速度、强度、穿透度都是前所未有。文化适应是糖尿病的一个隐匿因素，它隐含在疾病的演化过程中。我们的身体面临着基因和环境的双重挑战，随着全球化的发展，未来，也许再也没有糖尿病的地理版图。

七情五志　为什么得病的是我

▍ 外强中干

为什么得糖尿病的是我，而不是他？

对于糖尿病，群体的视角很难回答这个个体问题。我们前面讨论了社会变迁与糖尿病的关系，更用了很长的篇幅讨论"多谷而病"及"内热—肥

文化适应是糖尿病的一个隐匿因素，它隐含在疾病的演化过程中。

胖—消渴"的关系，吃得多了就会产生内热（火），多余的热量就有可能成为糖尿病的一个开端。如果糖尿病仅仅与吃和肥胖有关的话，那么，可能有人要问，猪吃得很多，而且吃的时候没有控制，膘肥肉厚的猪为什么没有得糖尿病？更令人惊奇的是，猪的血糖水平显著低于人和小鼠。当然，猪怎能和人相提并论，人类给自己的定义是"伟大的人类"，只不过人类越伟大问题就越多，比如我曾遇见一位挺牛的人问过一个不太"牛"的问题，他说他吃得并不多，而且很注意吃，怎么还得了糖尿病？的确，糖尿病也会降临到那些饮食、生活非常自律者，甚至是营养学家或辟谷者的头上。除去基因的关系，人们发现除了吃得多可以产生内热（火）外，身体里还有一个"热（火）"源在你毫不知情的情况下消耗着你的津液，影响着你的血糖，那就是负面的情绪，比如生气、郁闷、焦虑、紧张、恐惧等。

我们先来解析一下难以控制的生气。当需求没有得到满足，甚至愿望被剥夺时，人必然要生气。生理性的生气是有想法和有追求的表现，当这种表现不切合实际时，生气给身体带来的反应不仅仅是情绪上的，而且是身体上的。在《灵枢·五变》中，黄帝问他的医学大臣少俞：什么样的人容易得糖尿病？少俞回答：五脏都比较弱的人容易得糖尿病。黄帝又问：如何才能知道五脏的强弱呢？少俞回答：五脏都柔弱的人，外在的表现往往是强烈的，容易动怒，怒又容易损伤柔弱的身体。少俞的逻辑很感性，两千年前没有仪器检查五脏的强弱（其实中医的五脏不是用仪器来检测的），但人们已经知道五脏有强有弱。也许古人已经通过观察发现了"夫柔弱者，必有刚强"的现象，也许古人早就把"外强中干"和"色厉内荏"的道理运用在了临床上，因此我们才能看到《黄帝内经》上所说的：刚强多怒的人容易得糖尿病。

黄帝曰：人之善病消瘅者，何以候之？少俞答曰：五脏皆柔弱者，善病消瘅。

黄帝曰：何以知五脏之柔弱也？少俞答曰：夫柔弱者，必有刚强，刚强多怒，柔者易伤也。

那么，五脏柔而性格强的人有什么特征呢？生气多怒又是如何引起糖尿病的呢？这是黄帝进一步要问的问题，少俞也给出了他的答案："此人薄皮肤，而目坚固以深者，长冲直扬，其心刚，刚则多怒，怒则气上逆，胸中蓄积，血气逆留，䐃皮充肌，血脉不行，转而为热，热则消肌肤，故为消瘅。"少俞讲的"薄皮肤"指的是三多一少的"瘦"，"目坚固以深"说的是目光锐利、眼窝深陷，"长冲直扬"说的是眉毛长而竖立，"其心刚"是对其性格的总结。多么文学的理论，医学和文学只有在"人学"的前提下才能结合得这样生动。心刚气盛的人多怒，怒了气就往上走，积蓄于胸中，导致气血瘀滞，郁久的东西就会化为热（火），热（火）会消耗机体的津液转为消渴。我们又回到了"热"的问题上来了，这次热得有些猛烈，我们直接说"火"好了。

▌ 五志过极

热过了即为火，火有两种：无名之火和有名之火，无名之火的原因只有自己去找，有名之火来自气郁。我们有一个容易气郁的身体，稍有不慎就会"内火丛生"。少俞描述的那个目坚眉扬其心刚的人好像是"鸿门宴"里的亚父。亚父是项羽对范增的尊称。在鸿门宴上，范增一再示意项羽杀掉刘邦，但项羽却犹豫不决，默然不应。于是，范增召项庄舞剑，以助兴为借口伺机杀掉刘邦，项伯为保护刘邦，也拔剑起舞掩护刘邦。樊哙带剑拥盾闯入宴会厅，刘邦成功逃脱。杀刘未遂，项羽无奈地把刘邦送的玉璧放在了座位上，而范增却怒发冲冠，把刘邦赠予的玉斗扔在地上拔剑斩破。范增就是一位典型的"其心刚"之人，后来因糖尿病并发症而死。

内火的产生怎一个"其心刚"了得！情绪超出了自身的调节能力皆可以化火，而且化火的途径在中医理论中讲了很多。中医讲的情绪有两种，一种是"七情"，即喜、怒、忧、思、惊、恐、悲；另一种是"五志"，即喜、怒、思、悲、恐。七情和五志都准确定位了与五脏的关系，即怒与肝相关，悲与肺相关，思（忧）与脾相关，恐（惊）与肾相关，喜与心相关，凭借这一点，中医把灵与肉牢牢地绑在一起，成为一个东西。五志过极可以影响五脏的气机，具体是怒则气上，悲则气消，思则气结，惊则气乱，恐则气下，喜则气缓。《素问·举痛论》记载："悲则心系急，肺布叶举，而上焦不通，荣卫不散，热气在中，故气消矣。"这一句说的是悲则气消的道理，我们也见过伤心至极后引发血糖升高的案例。正如刘完素在《三消论》中曾经说过："消渴者……耗乱精神，过违其度。"

五志过极除了会影响五脏的气机，还会化为一种致病因素——火，中医术语叫作"五志化火"，有了火就可能耗伤身体引起糖尿病。叶天士在《临证指南医案》中就是这么说的："心境愁郁，内火自燃，乃消证大病。"刘完素是"寒凉派"的代表人物，强调"以火为患"理所当然，但叶天士是"温病派"的代表人物，也讲消渴与"内火自燃"的关系，说明古代医家在"火"与糖尿病的关系上认识是一致的。

▎心因性糖尿病

课本中的一些道理尽管我们早已知道，但是，真正要理解还是在用心感受之后。早年在临床中亲历的两个故事给我留下了深刻的印象。一个故事是有位患者讲述他唯一的女儿染上了毒瘾，他全然不知，直到有一天女儿突然毒瘾发作，狂奔到阳台上跳楼而亡。从此他一蹶不振，半年后出现"三多一少"，经检查确诊为糖尿病。另一个故事是一位母亲讲述他们夫妻二人经常吵架，一次孩子看见二人一场惨烈的打斗场面后，出现了多饮、多尿、多食，后确诊为糖尿病。他们的故事发人深思，极端的情绪冲击一定增加了得糖尿病的风险。

其实，不仅仅是突如其来的极端事件，我们遇见的更多的是一些慢性的"情志创伤"对机体的损害。1993 年 2 月 20 日，《卫生报》上刊登了家父的一篇讨论情志创伤与糖尿病发病关系的文章，那个时候没有什么科研思路和条件，只是凭借着临床上的记录和几麻袋与病人往来的信件，家父总结了糖尿病的发病因素中情志创伤占 81%，其中还有一些对五志的具体分析。那些数字可能不精确，但给我建立了一个牢固的观念，我们对糖尿病患者的关注要深刻地触及精神层面。

七情和五志都准确定位了与五脏的关系，凭借这一点，中医把灵与肉牢牢地绑在一起，成为一个东西。

疾病中所表现出的现象没有中医和西医之分，都是一致的，所不同的是解释上各有其词。关于情志创伤作为糖尿病的危险因素，400多年前英国著名的神经解剖学家托马斯·威廉斯（Thomas Willis）就曾说过：糖尿病经常发生在那些经历了显著的生活压力、悲伤，或者处于不幸中的人的身上。1935 年，美国著名精神病学家卡尔·门林格尔（Carl Augustus Menninger）博士验证了托马斯·威利斯（Thomas Willis）的假说，指出心因性糖尿病（diabetic personality）的存在。30 年后，斯劳森（Slawson）等在美国医学协会杂志上报道："25 名糖尿病患者中80% 都于糖尿病发病前 1 ～ 48 个月中经历过情绪应激"。如果这个研究从样本到设计还很局限的话，今天的一些研究有了充分的证据。2006 年，克诺尔（Knol）的 9 个纵向研究 Meta 分析显示，与无抑郁症或低抑郁程度者相比，抑郁症患者或具有抑郁症状的成年人患 2 型糖尿病的风险增加了 37%[10]。两年后，梅祖克（Mezuk）等在 13 项研究的 Meta 分析中得出，抑郁症受试者患糖尿病的风险较对照组高 60%[11]。在生活事件和精神创伤与 2 型糖尿病关系的研究中，穆伊（Mooy）等对荷兰研究的数据进行分析发现，在过去 5 年中经历了重大生活事件的人患 2 型糖尿病的风险是对照组的 1.6 倍[12]。在关于精神压力与发生糖尿病关系的研究中，一些结论显示出糖尿病的发病率随着压力程度的增加而增加，尤其在男性中更为明显，研究同时显示敌意对胰岛素抵抗有影响[13-14]。

我们看这些数据是为了加深生活事件、抑郁、压力、焦虑、敌意等对身体产生影响的理解，你也可以忽略掉这些干巴巴的数据，回到自己的感官世界来测量一下压力的程度。如果你还没有充分注意到情志创伤对你造成的危害，那么你或许已经感受到了不明原因的烦躁、疲劳、注意力不集中、消沉、失眠，甚至头痛、体重增加等躯体的不适，这些表现已经在提醒你压力或焦虑状态超出了负荷。情志创伤—症状—血糖，这三者之间的恶性循环已被确认是糖尿病发病、演变的因素之一。因此，破除这个循环也是糖尿病干预不可忽视的环节。

情绪的作用　身体里的改变

┃ 不良情绪可增加葡萄糖释放

20年前有位同事讲了她的一个故事。她为父母租了一套房，到期后房东找各种理由不给她退押金，于是发生了激烈的争吵。一开始她口齿伶俐，但后来越吵口越干以至于吐字都困难，最后她的嘴里没有唾液分泌了，嘴巴都张不开，于是以"理亏词穷"告终，押金没要回来。吵架能吵到没有唾液了，那可能是内分泌出了问题，果然她处于糖尿病前期。后来血糖又恢复了正常，因为在她嘴巴张不开的那一刻，她明白了一个道理：情绪不仅是精神上的，还带来身体上看得见、摸得着的变化。

五志过极对血糖的影响不亚于过食五谷。情绪不单是精神心理活动，它背后有着化学和物理反应，甚至有行为的变化。很早以前人们就知道身体对负面情绪有着单独的反应模式，比如愤怒和恐惧可使葡萄糖释放增多。情绪与葡萄糖释放和储存的动力关系受大脑的神经信号支配，负面情绪可能会破坏大脑兴奋与抑制的节律，长期处于负面情绪压抑之下，会增加身体罹患各种慢性病（包括糖尿病、高血压、高脂血症等）的风险。焦虑压抑的情绪在改变身体的同时，也会以某种方式影响人体的感觉，如有时候突如其来的胸闷、气喘、心悸、窒息感、某个部位的疼痛等。如果医学检查不能证实有器质性病变时，就被称为心因性躯体化障碍（心因性躯体化障碍多少暗含了患者被指责的成分）。即便是检查出有器质性病变，"心因"也常常影响着病情的演变。糖尿病就是一个很好的例子。

| 不良情绪可增加胰岛素抵抗

胰岛素的分泌受到多种调节因素的影响，比如交感神经。当人处于紧张、焦虑、恐惧等应激状态时，交感神经的兴奋会抑制胰岛素的分泌；同时，交感神经还将作用于肾上腺髓质，使肾上腺素的分泌增加，间接地抑制胰岛素的分泌、释放。胰高血糖素、糖皮质激素等可促使血糖升高，它们的分泌也都受交感神经和副交感神经活动的影响。不良情绪引起交感神经兴奋，在胰岛素分泌减少的同时，使胰高血糖素、糖皮质激素分泌增加，血糖的情绪性升高就是这么来的。

现在有一些迹象表明，抑郁和焦虑可显著降低胰岛素的敏感性，抑郁症患者发生胰岛素抵抗的概率是无抑郁症人群的 4 倍 [15]，这就意味着抑郁和焦虑继发高血糖、高血压、高血脂、肥胖等代谢异常的可能性大大增加了。另外，焦虑状态对糖尿病患者炎性因子及血管内皮功能也有着一定的影响。炎症学说是糖尿病发病学说之一，尽管有一些先进的学说在更新，但炎症学说仍在解释着一些现象。

什么是炎症（inflammation）？就是平时人们所说的"发炎"，它是机体对于刺激的一种防御反应，可以是由感染引起的感染性炎症，也可以是由除了感染以外的其他因素引起的非感染性炎症。任何能够引起组织损伤的因素都可以成为炎症的原因。我们通常只关注了细菌、病毒、理化因子、异物、变态反应引起的炎症，忽略了情志创伤引起的炎症。急性炎症的表现可有红、肿、热、痛，甚至功能障碍。慢性炎症主要表现在体内炎症因子的升高。对于糖尿病来说，炎症反应在糖尿病及大血管病变的发生、发展中有着重要作用，这一结论建立在一些相似的研究发现上，即糖尿病状态下，一些炎症因子表现过高。这些都是西医的解释，如果换一套说法，那又回到中医"五志化火"的理论体系中了，或者就像有些学者大致说的：西医的炎症好似中医的火。

面对火热的身躯 放慢心率

虚火与实火

元代有一位著名的儒医朱震亨，他的家乡有一条名叫"丹溪"的小溪，因此后人亲切地称呼他为"丹溪先生"。朱丹溪起初学习儒学，后来从医，当地人还称他"朱一帖"，意思是他给人看病不需要复诊，一帖药下去效如桴鼓。对这样的医学家，他的话我们应该仔细领会。

朱丹溪有许多名言，其中有一句广为流传，他说："气血冲和，万病不生，一有怫郁，诸病生焉。故人身诸病，多生于郁。"朱丹溪这里所说的"郁"指的是郁火，郁火由人体内自生，根据原因的不同有好几种上火法，也就是好几种类型，最常见的是气郁上火，也就是生气郁闷时的火；此外，还有血郁（瘀）、湿郁、痰郁，当然还包括食郁。为什么人那么容易上火？因为我们都有七情六欲，七情太过、六欲不及都是火的根源。朱丹溪这样总结道："五脏各有火，五志激之，其火随起。"（《局方发挥》）所以，人似乎是由"火"构成的，我们拥有一个火热的身躯，稍有不慎便会"引火烧身"，而且一旦火伤太重，便是火尽寒来，一派凄凉（阳虚）之象。

火对于人来说赋予的是很有学问的生命意义。首先我们离不开火，因为有了火人类才摆脱了茹毛饮血的处境，我们的大脑和身体才发生了革命性的开化。从古老的"篝火"到现在的"火锅"，人们因"火"而团结在一起，这是人与生俱来对火的向往。但是，火也常常伤害人。自然界火的现象就是人体火的体现，中医把它称为人与自然息息相关。所以同样的，在我们的体内，火也被区分为正常的"火"和过火的"火"。正常的火具有温煦脏腑的作用，一般把它称为"阳气"。过火的火各有不同的叫法，如"火""火邪""阳邪""心火""肝火""胃火""肺火"等，这些都是实实在在的火，统称为"实火"；有一种过火是由于津液

气血冲和，万病不生，一有怫郁，诸病生焉。故人身诸病，多生于郁。

——朱丹溪

不足（阴虚）相对显示出的过火，中医称为"阴虚火旺"；还有一种由于气虚或气不足导致的火，叫作"气虚生火"。不论实火还是虚火，在糖尿病患者身上都有表现。

朱丹溪结合饮食对糖尿病可能出现的火有一段细致的描述：《素问》以水之本在肾、末在肺者，此也。真水不有所谓渴哉！人惟淫欲恣情，酒面无节，酷嗜炙爆糟藏咸酸酢醢甘肥腥膻之属，复以丹砂玉石济其私，于是炎火上熏，脏腑生热，燥炽盛津液干，焦渴饮水浆而不能自禁。其热气腾，心虚受之，心火散漫，不能收敛，胸中烦躁，舌赤唇红，此渴引饮常多，小便数而少，病属上焦，谓之"消渴"；热蓄于中，脾虚受之，伏阳蒸胃，消谷善饥，饮食倍常，不生肌肉，此不甚烦，但欲饮冷，小便数而甜，病属中焦，谓之"消中"；热伏于下，肾虚受之，腿膝，骨节酸疼，精走髓空，引水自救，此渴水饮不多，随即溺下，小便多而浊，病属下焦，谓之"消肾"。

▎君火与相火

朱丹溪除了说上火可以致病外，对"火"其他方面的论述也比较全面。他把寄居于肝、肾二脏的正常火称为"相火"，相火是与君火相对而言的，君火指心火，因心为君主之官，这是拿古代的官爵比喻脏腑的地位，五脏中心为君主，其他的是辅佐君主的宰相。

肝和肾本身是水脏，相火的温煦作用是要保持肝、肾的阴阳平衡，但是这个平衡很容易被打破。糖尿病患者常出现的阴虚火旺就多见于"相火"的亢盛或妄动，典型的症状是五心烦热、口干舌燥、潮热盗汗、心烦不安、腰膝酸软等，男性患者容易出现遗精、早泄，女性患者容易出现月经不调等。

《黄帝内经》说："君火以明，相火以位"。"君火以明"意思是说君火（心火）应该是明智、明亮、温暖、能给人带来光明的，没有了君火人将变得暗淡无光，但是君火（心火）太过就会烧伤"心"，表现常常从失眠、烦躁、口舌生疮、舌尖红等开始。朱丹溪又说："君相之外，又有厥阴脏腑之火，根于五志之内，六欲七情激之，其火随起。大怒则火起于肝，醉饱则火起于胃，房劳则火起于肾，悲哀动中则火起于肺，心谓君火，自焚则死矣。"（《金匮钩玄》）可见在丹溪先生眼里，五脏六腑到处是火，最可怕的是心中之火的自燃，最严重的是自焚死矣。

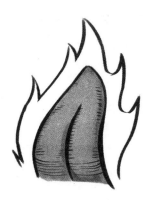

舌头的形状好似一束火焰，体内有没有火，
在中医还可以看舌头

▎为什么会上火

为什么会上火？从生活层面等于在问为什么会着急，因为着急才上火。西医没有"火"的概念，而是用炎症、神经内分泌的理论描述着类似的现象。中医里有着大量以火为念衍生出的疾病原理。糖尿病的火在《黄帝内经》和《丹溪心法》等很多文献里都讲得很清楚，虽然五脏各有其火，但主要来自心，来自心过度的着急、挂念、忧愁、紧张、恐慌、不安、焦虑等，其本质来自对现实的不适应或对未来的担心。一些人并无客观原因而处于郁闷、焦虑的状态中，这可能是他们夸大了事实或现象的潜在危害；还有更多的人是处在社会现实的压力之中，他们在艰难地适应着这个自相矛盾的世界。人们希望精神和肉体是"同一个世界，同一个梦想"，但是心与身之间有着数不完的"恩怨"：喜欢吃的东西不一定身体需要，爱喝的饮品可能损害健康，成瘾的东西常常令人向往，追求的理想总是与现实不一样，趋利避害的本性与越是艰难越向前的精神价值之间总在纠缠……所有这些让我们有了各式各样的心情。心情的表达就是情绪，情绪引起疾病就是情志失配。

这是一个快速巨变的时代，科技和文明的进步不仅仅让我们轻松地享受上了美味的佳肴、方便的出行，以及其他舒适爽快的体验，同时也带来了焦虑、紧张和恐惧。我们身处一个"火热"的变幻时代，必将有一个"火热"的身躯，糖的热度也将伴随着时代的热度不断地升温。我们面对时代巨变，理性是否是我们唯一的武器？人类弱小的身躯能努力做的就是放慢我们的脚步，放松我们的心情。

4　能量的味道

糖是我们的能量，原本这个世界就一种能量，我们只是在能量的转化里游荡。

强大的糖　甜蜜的魔力

｜糖不只代表能量

糖尿病是不是吃糖吃得太多引起的？时不时听到有人这样问。过去也有文章争论过这个问题。20 世纪 90 年代看到一位很有名的糖尿病专家撰文说得不得糖尿病与吃糖没什么关系。糖尿病这一名称中有一个"糖"字，单凭直觉就会让人将二者联系在一起。看来这不是一个小命题，我们还是从历史的叙事中找寻答案吧！

大约 10000 年前，当小麦、大麦、豌豆在新月沃地被驯化的时候，人类就开启了农业文明的时代。农业文明让地球上的卡路里有了巨大的增长，人类逐渐降低了对肉类、油脂、坚果、水果的依赖，代之以谷物为核心的碳水化合物的消耗。卡路里的增长至少给人类带来两个结果，一个是社会有了分工，另一个是埋下了糖尿病的种子。有意思的是卡路里把人分出了等级，等级高的一群人成了卡路里的"代言人"，糖尿病是富贵病的文化隐喻之根源就来自此。然而，在谷物占据人类消耗的全部卡路里一半以上的今天，糖尿病已不属于富贵阶层的"特权"，它不分贫富地席卷全球，似乎在表明继农业文明、工业文明之后，糖尿病依旧是文明的一个象征，它来自糖的强大影响力。

从医学角度讲，卡路里主要来源于谷物分解后的碳水化合物（又称糖类化合物），碳水化合物在人体中最终分解出的葡萄糖是人类赖以生存的能量。从人的演化视角看，人是能量聚合的一种形式。葡萄糖是能量，对糖的追求就是对能量的向往，这是人类基因里带来的冲动，所以嗜甜是人的本能，凡是以甜味为根据的感觉判断都会给人带来愉悦的体验。在文化层面上，甜蜜是幸福的象征，就像苦味是苦难的象征；在政治经济层面上，糖代表权力。从某种意义上说，人类对糖的消费史折射着糖尿病的流行史，也是资本的"历史"。

▎蔗糖的发迹

在蔗糖未被开发出来以前，蜂蜜几乎是人类所

从人的演化视角看，人是能量聚合的一种形式。葡萄糖是能量，对糖的追求就是对能量的向往，这是人类基因里带来的冲动，所以嗜甜是人的本能。

知的唯一天然甜味剂。直到 600 年前的糖业殖民运动，才让我们逐步获得了关于"甜蜜"的知识，以及最广泛的甜蜜满足。谁曾料想到，看似平淡的甘蔗一度成为历史变革的"药引子"。

最早驯化野生甘蔗的是新几内亚原住民，可追溯到公元前 8000 年左右。随后，甘蔗种植扩展到中国南部、中南半岛和印度。到了公元 500 年，印度宗教文献里第一次出现了固体的糖。后来，穆斯林和商人将蔗糖传到了中东和地中海地区，有一句谚语："糖是跟着《古兰经》流传出去的"说的就是这段历史。在历史上的糖尿病世界版图里，印度曾为全球糖尿病第一大国，是不是与印度人最早掌握了甘蔗种植和提炼的技术有关呢？当然，这只是戏言。

1096 年，十字军东征让欧洲人首次尝到了蔗糖的甜味。当时糖在欧洲属于珍稀的奢侈品，只有在欧洲王室、贵族和高级神职人员的餐桌上才能看到天价进口的糖。糖因为珍稀也成了炫耀权力和财富的神秘食料。我们来看一下那个年代糖阶层的一个代表。1595 年德国旅行家保罗·亨茨纳（Paul Hentzner）访问英格兰时盛赞英国的富庶，他是这样描述英国女王伊丽莎白的："她的脸型显长，美丽但略有皱纹，她的眼睛稍小，但漆黑而愉悦，她的鼻子略钩，她的嘴唇狭窄，唯一的缺陷是牙齿黝黑，这似乎是英国人的通病，原因是他们食用了大量的糖。"

英国王室对糖的消费让本来就很穷的葡萄牙王室很是羡慕，葡萄牙的恩里克王子要改变缺糖的现状，他相信出海向东一定能找到一条绕过阿拉伯直达印度的通道，于是葡萄牙制订了从印度引进蔗糖的计划。结果一个意外的幸运发生了，葡萄牙第一次派出的航海船队还没有到达印度就发现了马德拉群岛，这里非常适合种植甘蔗。于是，葡萄牙人从非洲买来奴隶，把马德拉建成了一个新兴的甘蔗种植和加工基地。葡萄牙人很快阔气了起来，这又让西班牙人坐不住了，于是西班牙人让哥伦布也去出海寻宝。结果哥伦布找到了美洲，这里也很适合种植甘蔗，而且这里没有葡萄牙人，之后西班牙也因蔗糖富裕了起来。但好景不长，不久西班牙和葡萄牙发财的秘密被揭破了，于是，世界开始了一场旷日持久的"糖"战。荷兰人率先从葡萄牙人手里抢夺了巴西沿海的甘蔗园，英、法也从西班牙人手里瓜分了加勒比海一带的甘蔗园。列强们的纷纷入场构建了一个糖业三角经济：欧洲的工业品被运到非洲，换取非洲的奴隶，奴隶又被运到美洲去种植甘蔗，然后美洲的糖被运回欧洲转化为金钱，再用钱去买非洲的奴隶。一个流畅的循环，这就是最早的资本崛起，糖是"源代码"。

▎ 糖摄入超标

美洲的甘蔗彻底改变了欧洲人，特别是英国人的饮食结构。糖已经不仅仅是调味品了，它还被作为卡路里的来源和脂肪代用品。1700年，英国人年均食用糖才 4 磅（约 1.8 千克）；到了 1800 年，年均食用糖增加到了 18 磅（约 8 千克）；到了 1900 年，上升到 90 磅（约 40 千克）。后来糖的消耗量一直都在上升。从 20 世纪 70 年代初到 21 世纪最初的几年，美国成年人平均每天摄入的卡路里增长了 13%（包括碳水化合物和额外的糖）。相比 1977 年，1996 年美国成年人平均每天要从食品中人工添加的糖里多摄入 83 卡路里的热量。

今天，说糖已经成为我们日常饮食消费的最重要载体一点也不为过，只要看看超市里的包装食品（面包、香肠、调料、各类酱汁、低脂产品等），有多少真正不含有人工添加的糖？美国每人每年的平均糖消耗量已经接近 40 千克，这与世界卫生组织（WHO）给出的糖摄入最高标准每人每天 25 克相比是怎样的差异？

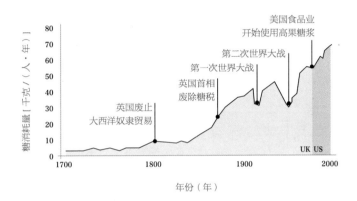

美国和英国的人均糖消耗量，自 1700 年以来一直在持续增长
（图片来源：《新科学家》）

| 糖与脂肪的争论

糖类消耗的上升趋势，与肥胖症、2 型糖尿病及心血管疾病等发病率的上升是同步的。这是我们看到的现象。然而，问题并没有那么简单，没有脂肪的责任吗？一场论战即将开始，这次是科学家之间的"战斗"。

二战后，美国心血管等疾病患者人数飙升，在究其原因时，科学家们分为两派：糖派和脂肪派。糖派认为是摄入过量的糖引起的，脂肪派认为是摄入过量的脂肪引起的。两派相交，很快糖派获胜。当民众们开始准备戒糖的时候，一项对立的研究出笼了。一张膳食脂肪与心脏病死亡率的图表显示出 6 个国家脂肪与心脏病死亡率的相关性 [安塞尔·凯斯（Ancel Keys）于 1953 年在纽约西奈山医院研讨会上首次展示]。凯斯于当年晚些时候发表在题为"动脉粥样硬化：新公共卫生问题"的论文中。[16]

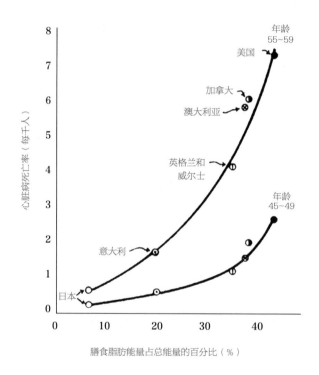

6 个国家膳食脂肪与心脏病死亡率的相关性

没过几年，凯斯展示的图表就遭到希勒波（Hilleboe）的质疑[17]，后来耶鲁沙尔米（Yerushalmy）和希勒波在他们共同撰写的论文

（1957）中提出了 22 个国家的研究数据，以反驳凯斯的结论。耶鲁沙尔米和希勒波通过 22 个国家 55 ～ 59 岁男性的数据（而不是 6 个国家的数据）得出结论："很明显，将所有国家纳入其中会大大减少膳食脂肪酸与心脏病死亡率之间的明显关联。"[18] 然而争论尚未停止，一项"不差钱"的七国研究正在继续。凯斯又牵头发动了一项横跨 7 个国家 16 个队列的世界性研究。在这 16 个队列中，研究涉及了将近 13000 名 40 ～ 59 岁的男性，随访时间分别为 5 年、10 年和 15 年，结果表明饱和脂肪酸与心脏病之间存在很强的相关性。于是，凯斯登上了《时代》杂志的封面，成了那个时代的科学"霸主"。之后发生的故事更加让我们坚信脂肪不是一个"好东西"。

如今又过了几十年，关于脂肪危害的理论没那么吓人了，人们有了更加理性的观点看待脂肪。虽然科学论战没有分出雌雄，但让我们看到了糖和脂肪与慢性病相关的证据。回首这场科学论战，在我眼里更愿意把它看成是对一个古老命题的证明，即"爽口之物终作疾"。糖和脂肪都是构成美味佳肴最重要的东西，糖和脂肪带来的味觉享受都让我们心驰神往，作为糖和脂肪的消费者，我们对二者都要适可而止。

糖的危害

站在健康的角度谈糖的问题似乎多了起来，比如美国加利福尼亚大学内分泌学家罗伯特·拉斯蒂格（Robert Lustig）说：你不会犹豫要不要给你的小孩买一瓶啤酒，你也同样不会犹豫要不要给你的小孩买瓶可乐，但它们的危害其实是一样的。罗伯特·拉斯蒂格等人的看法主要集中在果糖上。果糖是一种单糖，是葡萄糖的同分异构体，它以游离状态大量存在于水果的浆汁和蜂蜜中；果糖还能与葡萄糖结合生成蔗糖，它是天然糖中甜度最高的糖之一。果糖不是新陈代谢所必需的糖类，吃得太多时会转化成脂肪，脂肪在肝脏累积会引起炎症，造成脂肪肝等，脂肪肝还和胰岛素抵抗有关。

　　果糖在能量转化的过程中会产生很多氧自由基[1]，去除氧自由基需要抗氧化剂。然而，你能得到多少抗氧化剂，通常取决于日常饮食的质量。拉斯蒂格说："买不起好一点食物的人们无法得到抗氧化剂。为什么等量的糖对社会阶层较低的人们危害更大？这就是原因之一。"

　　问题还不止于此，果糖不像葡萄糖一样可以被胰岛素调控。胰岛素能使血液中的葡萄糖含量保持稳定，并刺激让人产生饱腹感的瘦素（leptin）分泌。果糖不能对瘦素的分泌产生影响，甚至有一项研究表明，果糖反而会刺激饥饿激素（ghrelin）的分泌，让人产生饥饿感，也就是说，果糖会助长过量饮食。因此，吃水果的技巧就有了一定意义，比如喝一杯鲜榨的橙汁和吃两个半橙子有什么不同？榨一杯橙汁需要用两个半橙子，喝下去不算什么，但吃两个半橙子却可能有点撑，因为水果里的纤维会让你更有饱足感，所以，我们还是吃原生态的东西更好。

　　不只是果糖，已经有数项流行病学研究表明，含糖食物的过度摄入会增加肥胖症、2 型糖尿病和心脏病的患病风险，这也是美国曾有30 个州的立法人员尝试过限制汽水销售的原因，但是，他们都失败

1　氧自由基：具有活跃的化学性质，可引起组织受损，与衰老、癌症和许多原因不明的疾病有关。

了。专业上的警告抵不过商家的操作。反对限糖的人士会说：糖没有错，吃了糖加强运动就可以消耗掉多余的热量。这有点像甩锅，也有点像在关怀，不管像什么，运动真的没有错，生命在于运动，这也是我们自己能把握的。

| 为什么喜欢吃糖

尽管"以人类为实验对象，以一种能够代表日常生活中食物消耗的方式来开展研究，这样得出的证据现在几乎还不存在"[英国医学研究委员会营养学家格莱尼斯·琼斯（Glenys Jones）]，但是，学术知觉告诉我们，无论你多喜欢吃糖，你的身体都不需要太多的糖。不需要的东西为什么我们还总是要去追逐呢？

法国波尔多大学的神经科学家塞尔日·艾哈迈德（Serge Ahmed）从生理学上给出了一个答案，他说："食物带给人愉悦感。什么造就了食物的愉悦感呢？糖。"过去，我们以为人类在 260 万年的进化历程中，绝大多数时间是缺少甜蜜的，就像缺盐一样，因为缺少，我们进化出了对糖和盐的渴望，在糖和盐的摄入上，我们都很容易养成多食的习惯。现在，我们又懂得多了一点，糖的诱惑从生理上来说，是当吃下甜食的时候，大脑里的多巴胺神经元会被激活而带来愉悦的感觉。

为了证明人类追逐甜蜜的历史，研究人员做了许多有趣的实验。比如 2007 年法国波尔多大学的一项研究显示，糖比标准成瘾物更容易上瘾：实验中有 132 只大鼠，它们都可以自由选择两根拉杆中的一根：选择 s 拉杆，得到 20 秒的糖水奖励；选择 c 拉杆，得到 0.25 毫克的标准成瘾物。结果 15 天以后，94% 的老鼠会选择 s

拉杆。这个实验结果让当时很多科学家都无法置信，于是 2008 年普林斯顿大学又重复了这个实验，这次用 43 只大鼠来做实验，15 天后，40 只大鼠选择了糖水拉杆；研究还观察了老鼠的大脑，发现糖和标准成瘾物一样可以刺激大脑分泌多巴胺。

还是李时珍的那句话值得深思："爽口之物终作疾。"现在我们知道了 600 年来人们为糖而战的本质，还知道了健康是在考验我们对待诱惑的态度和行动。

虚弱的脾　被甘甜浸泡的身体

| 糖尿病发生的前提

我们还是要追问下去。同样是吃，同样在焦虑，为什么有人得了糖尿病，有人没得？这次我们该问问自己身体的特点了。

回答这个问题，我们选择了中医文本，因为，中医这门学问几乎能让我们体验到贯穿生命感性的全部内容。我们在讨论这些问题时采用时空穿梭与比较，全都是为了在一个绚丽多彩的背景下来触摸糖尿病的模样。

人是能量的一种聚合体和表现形式，能量就是热。生命的最初（受精卵）是能量的高点，呱呱落地从此一路衰减，一个人的生命史就是一部阳气的衰减史。在阳气的复杂变化中，发生了健康与疾病的许多故事，比如糖尿病。就像生命开始于热的聚合，糖尿病也开始于热的失衡，并表现出甘甜的特征，因为，能量的味道是甜的。

糖尿病的发生除了"热"，还有一个前提，那就是脾气虚。"热蓄于中，脾虚受之"，这是南宋时期一位民间中医杨士瀛在《仁斋直指方论》中说的一句话。宋代的医学文献很多，杨士瀛当时身份不高，他的学术传播也很有限。但他所言"热蓄于中，脾虚受之"这句话用来理解糖尿病的发生再恰当不过了。《黄帝内经》讲清了"内热"的性质，但没有说清"内热"的本质，与吃关联的热也关乎于脾。为什么《素问·宣明五气》说："甘入脾"？为什么《素问·五脏生成》说："脾欲甘"？为什么脾主水谷精微的运化，又为什么"脾主肌肉"？我们对这些中医理论中的经典命题很熟悉，但是要追问这些命题何以成立，或许在理解糖尿病患者体内糖的运化过程中能得到一些启发。

脾与消渴运化图

《灵枢·五味》里说："谷味甘"，理解这一点无须知识，只要把谷物放在嘴里品尝一下，越嚼越甜，到了脾胃里变得更甜，成了葡萄糖。葡萄糖是组成"水谷精微"的主要成分。水谷精微是中医的一个术语，指的是饮食中的能量成分。饮食吃下去以后，通过脾胃的运化作用，变成水谷精微，水谷精微再通过三条通路被机体代谢掉：

生命的最初（受精卵）是能量的高点，呱呱落地从此一路衰减，一个人的生命史就是一部阳气的衰减史。

一是通过脾胃的中焦化气直接进入血脉，二是在肺气的帮助下布散上焦，三是在肾气的帮助下通调水道变为尿液（也有肺气的参与）。饮食的这三个消化、转运、利用、代谢过程中，脾是核心，中医用脾主运化和脾气散精两个概念来表达。脾的运化、散精功能正常，我们可以安享吃喝的乐趣；一旦脾的功能虚弱，我们的身体将浸泡在一个"甘甜"的世界里。

血甘：沿着食物代谢的三条去向探索，首先我们很容易想象到水谷精微布散于血脉中与葡萄糖在血液中是类似的，只不过表述的方式不同。吃下去的食物在消化道被分解以后产生了葡萄糖，葡萄糖进入血液以后就叫血糖，这是现代人的看法。中国古代医家不知道吃下去的粮食可以转化为葡萄糖，但是知道水谷精微是食物里的精华，这些精华到了血脉里，随着经络的运行转化成了气血。气血维持人体生理活动。血糖和水谷精微在机体里都遵循平衡法则，既不能少，也不能多。平衡是健康的基本前提，中医称为"阴平阳秘"。从中医的基础理论分析，打破人体能量运化平衡的主要是"脾失健运"，所以，在临床中我们经常看到脾虚与糖尿病之间的"瓜葛"。

口甘：是一个早期的信号。就像口苦常常反映着肝胆火旺，嘴里自发的甜味反映着脾气的虚弱。这一点早在 2000 年前就有明确的记载。黄帝问岐伯：有一种口甘的病，叫什么名字，是怎么得的？岐伯说：这是五气上逆形成的，名叫"脾瘅"（糖尿病前期）。这句经典已在前文提过，我们换一个角度再理解一遍。这里的"五气"实际上指的是"谷气"，五谷饮食进入口，贮藏于胃，通过脾的运化和布散功能，水谷精微被机体所利用，如果脾的运化和布散功能失常，谷气向上泛溢，人就会觉得嘴里有甜味。

尿甘：糖一旦泛滥，周身上下无所不及。人们很早就知道了有一种尿甘的病，后来西医把它归结为胰腺中胰岛功能的损伤。胰腺的功能包含在中医"脾"的功能系统里。脾虚者，饮食得不到充分的运化，谷气（甘气）下流于肾，这时如果肾的气化功能减弱，就会导致尿甘。尿甘与脾的运化、散精功能有关，也与肾的气化功能有关。

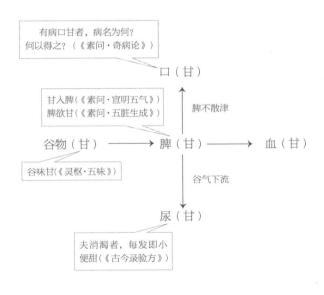

脾与消渴的能量运化图

▍能量的味道是甜的

我们从脾与消渴的能量运化图中看出脾的味道是甘甜的，就像心总是苦的。《灵枢·五味》说："五味各走其所喜……谷味甘，先走脾。"甘走脾，是因为"脾欲甘"（《素问·五脏生成》）。脾喜欢甜，因为脾必须化生出味道甘甜的水谷精微以滋养机体；脾喜欢甜，所以味甘、归于脾经的黄芪成为大自然造化出的治疗消渴的良药，取类比象朴素的逻辑中也表达着类似的意义。《素问·阴阳应象大论》把这类现象称为"甘生脾"。

在中医理论中，"味道"常常被突出地强调着。一味中药有什么作用是用"四气五味"来说明的（不同于西医用化学成分来解释药物的作用），一个脏腑有什么特点也是用五味来描述的。《中医的脚印》说："辛、苦、甘、酸、咸，这是舌尖上的五味，也是人生中的五味，五味承载了一个人的整个世界，好在中医把它分担到了不同的脏腑上：辛归肺，苦归心，甘归脾，酸归肝，咸归肾。似乎古人的味觉十分发达，然而五味分属五脏的道理又在哪里呢？也许我们的祖先早就体验到人生是一场苦旅，所以，苦味归属于心，苦味配属于心，不仅仅在味道上。"其实中医的五味主要不在舌尖，而是一个范畴，五味的五行思辨演绎着更为深刻的医理。除了"五味"学说，中医还有"五体"学说，五体学说中，关乎力量的是"脾主肌肉"。肌肉是力量的显示，力量离不开能量，当脾主不了肌肉时，就会出现疲乏无

肌肉是力量的显示，力量离不开能量，当脾主不了肌肉时，就会出现疲乏无力，也可能是消瘦，还有可能是虚胖。这些都是糖尿病经常表现出的特征，而这些特征都能从脾虚中得到揭示。

力，也可能是消瘦，还有可能是虚胖。这些都是糖尿病经常表现出的特征，而这些特征都能从脾虚中得到揭示。

总之，谷物嚼在嘴里是甜的，品完之后，我们不仅知道了能量的味道是甜的，也知道了脾的脾气。脾气有很多功能，也有很多特点，其中一点是甜的过度就是苦的到来，还有个道理叫物极必反或阳尽及阴。

无奈的基因　克服单纯病因局限

| 糖尿病的遗传

糖尿病还有一个病因，几乎是我们无力把控的，那就是基因（gene）。对基因在糖尿病发病中扮演的角色，研究者看法不一，但都承认二者一定是有关系的。无论是基因的遗传、缺陷还是进化，在某种程度上，基因不仅是导致糖尿病发生的一个因素，也是影响糖尿病病情发展的一个因素。

自20世纪30年代平卡斯（Pincus）等提出糖尿病的遗传问题以来，国内外开展了许多流行病学的调查研究。对1型糖尿病来说，如果父亲患有1型糖尿病，他对子代的遗传概率约为6%；如果母亲患有1型糖尿病，他对子代的遗传概率约为4%；如果父母双方都患有1型糖尿病，他们对子代的遗传概率可高达25%。对2型糖尿病来说，遗传的情形更加明显。如果父母中有一方患有2型糖尿病，其后代的遗传概率约为40%；如果父母双方都患有2型糖尿病，其后代遗传概率可达 60%；单卵性孪生子，如果其中一方是糖尿病，则其另一方的糖尿病发生率高达 45% ～ 96%，明显高于双卵性孪生子的 3% ～ 37%。[19]

糖尿病遗传性的波动可能与研究的方法和调查对象的年龄有关，但是，糖尿病家系的研究显示了糖尿病的发生与遗传背景有关联。家系研究并不支持一种简单的遗传模式。父亲在 20 岁以前患糖尿病，孩子发病的风险高出正常儿童 40 倍；而在 40 岁之后才被诊断为糖尿病的父母，其子代患病危险仅为正常儿童的 1 ～ 3 倍。[9]

易感基因

随着科技的进步，基因角度的糖尿病解释取得了一定的进展。一些研究显示，基因中的一些变异会对胰脏的发育、胰岛素的产生和分泌，以及细胞对胰岛素的敏感程度有一定影响。如 MODY 型糖尿病，已知有四种单基因变异（胰岛素基因突变、胰岛素受体基因突变、葡萄糖激酶基因突变、腺苷脱氨酶基因突变）可引起 2 型糖尿病。但是，也有研究发现，2 型糖尿病具有多基因遗传特征，双亲均为糖尿病的后代并非一定都会发病，绝大多数家系的疾病性状不符合孟德尔遗传定律以及遗传方式上的人群差异现象，这使得人们推测 2 型糖尿病不止由单个基因调控，可能有更多基因的参与[20]。

此外，线粒体基因突变也曾被推测是特定糖尿病发病的原因。如今，人们通过候选基因、定位克隆、全基因组关联研究发现了一系列导致糖尿病的基因或与之关联的易感基因。单基因引发的 MODY 型糖尿病仅占很小的比例，90% 的 2 型糖尿病是由多基因缺陷参与作用的普通型，这些缺陷基因的外显力弱，表现出的是易感性，需要在某些环境因素的作用下才能显现出糖尿病的性质变化，并且引起的 2 型糖尿病异质化很突出。

截至目前，有关糖尿病基因分析的研究已达数百种，在已筛查出的大量候选基因中，尚未发现某种特殊基因能完全解释清楚糖尿病。单从基因出发揭示糖尿病奥秘存在着很大的挑战，可能未来对基因的研究也要为其他因素留一些空间。糖尿病不均衡地流行分布于一些国家和地区，这给人类学提供了一个很好的分析机会。其实，已经有不少文献显示，在具有遗传易感性的个体中，环境因素对 2 型糖尿病的发生起到了重要的作用。2 型糖尿病的遗传性是一个倾向，让遗传显现出来可能是遗传因素和环境因素长期交互的结果。

| 节俭基因

在关于基因与糖尿病的假说中，美国密歇根大学的人类遗传学家詹姆斯·尼尔（James V. Neel）于 1962 年提出的"节俭基因假设"（thrifty-gene hypothesis）有着广泛的影响力。这一假设认为，在久远的采集狩猎时期，食物不能长期保存，供应也具有不确定性（feast-or-famine），那些能够在食物丰富时候将食物大量摄取并储存于体内的人，才能应对饥饿存活下来。为了适应这样恶劣的生存环境，经过长期的基因选择，人类进化出了"节俭基因"，这种基因的特点就是擅长于把食物以能量的形式储藏在体内，缺少这种基因的人会因为食不果腹而惨遭淘汰。但是，没想到人类社会发展得太快，食物突然不短缺了，那些以"节俭基因"为主导的人群就面临着热量代谢的挑战，于是，肥胖、糖尿病的风险增加。

人类经过几次大的文明变迁，食物越来越丰富，食物链和饮食模式也都发生了革命性的改变，站在上帝的视角看生物进化的历史长河，人类从奔跑狩猎的生活状态跳到舒适的小汽车里几乎是瞬间完成的。我们已经吃上了几乎所有好吃的东西，但是身体还没做好消化的准备，于是糖尿病爆发了。尼尔的这个假说解释了基因矛盾与糖尿病发生之间的社会发展学现象，因此被大多数人所接受，并且有些发挥性研究。

1992 年，有学者通过研究提出"节俭表型假设"（thrifty phenotype hypothesis），这个假设从尼尔进化取向的基因适应性假设转向胎儿的微观生存环境，认为胎儿在子宫内的营养不良将导致他们在成人后容易患 2 型糖尿病或其他慢性病[21]。本尼谢（Benyshek）等认为，胎儿体重不足其实是胎儿在子宫中没有获得足够营养后的妥协反应，当其成人后糖尿病发生风险提高[22]。进一步的研究表明，胎儿在子宫内的营养不良，不仅导致胎儿的低体重，也容易导致胎儿胰腺和肝脏发生结构性改变，而这些对于胰岛素的分泌和葡萄糖的耐受性至关重要。而且，葡萄糖耐受不良的妇女怀孕期间的子宫环境，会使得胎儿成年后患糖尿病的风险成倍增加。这就解释了为什么虽然后代不再经历食物短缺，糖尿病仍然会传递给下一代。

如果尼尔的假说完全成立，可能是糖尿病前途的至暗时刻。我们把责任归结给了"节俭基因"，节俭基因的进化用了几百万年，那么，要适应我们这个时代的基因又要进化多少年？反正一千年肯定是不够的，这意味着我们看不到糖尿病流行下降的拐点。基因左右着我们，而我们对它好似无奈。

克服基因决定论

从某种意义讲，人类的发展史就在于克服单纯的基因决定性所带来的局限。基因的表现与外界环境的诱导密切相关，这是基因存在与基因表现的不同。

其实也并非如此，对基因的研究还没有达到决定一切的那一步。

我们希望用基因来解释一些特定族群的糖尿病现象，我们更期待的是用特定的基因来解释特定的个体发生糖尿病的原因，但是，至今我们依然轮回在希望之中。糖尿病已没有边界，基因决定论正在陷入种种困境。即便是"节俭基因"假说成立，它本身也包含了生活方式改造的前提。至少到目前为止，基因只是帮助我们理解了一些现象。从某种意义讲，人类的发展史就在于克服单纯的基因决定性所带来的局限。基因的表现与外界环境的诱导密切相关，这是基因存在与基因表现的不同。如从父母处得到的是基因，但基因的表达仍有后天的因素。

从各路研究者所取得的成就看，虽然他们的学术取向不同，但是有着相互涵涉的交汇和补充。"胎儿的营养不良"作为成人后发生糖尿病的可能原因，揭示了社会等级与疾病风险之关联；糖尿病的不均衡分布（尤其偏爱土著、移民等人群）也在暗示着糖尿病的发生是生物性和社会性之间的相互纠缠；人类学家提出的社会苦难的解释路径，体现了医学人文关怀的本质。这些研究都成了彼此研究的前提，也都交汇出一个共同的认识：糖尿病不是某个单一因素所引起的，它是多种内、外环境因素长期交合的结果。

为什么有些人得了糖尿病？为什么有些人没得糖尿病？为什么得糖尿病的是我？关于糖尿病发生的所有"为什么"，我们只能从今天讨论的途径中去构建你自己的病因学。从多谷而病到情志失配，从基因作用到社会苦难，从社会苦难到个体经历，在对它们分析的过程中，或许你找到了答案，更或许你已经有了应对糖尿病的力量，正如培根所说："知识就是力量"。

第二部分

糖尿病的治疗——经验与创造

了解一个药物、一个治疗方法是怎么来的，便知道了它的治疗本质。在历史的积淀中，总有一些发现吸引着我们的注意力，它们拼接成了一幅糖尿病的治疗画卷。

○●○○

5 西药大家族

　　科学家一直在寻找理想的药物，最好像神药一样，能彻底治愈糖尿病。

打针　后班廷时代的胰岛素治疗

▎什么人需要打胰岛素

　　把糖尿病患者从死亡线上拯救出来最成功的药物就是胰岛素，这是班廷开创的一个糖尿病时代，这个时代的特征表现在胰岛素始终是糖尿病治疗的一张"王牌"。

　　然而，一些患者对打胰岛素心存顾虑，原因之一是基于一个毫无根据的想象——胰岛素与"毒品"一样，一旦打上了就会产生依赖；还有些患者认为注射了胰岛素会造成胰岛 β 细胞的失用性萎缩[1]。其实这都源于对胰岛素的误解。胰岛素是一种蛋白质激素，它是由胰脏内的胰岛

1　失用性萎缩：是由于缺乏正常日常使用而造成的组织或细胞的萎缩。

β 细胞受内源性或外源性物质（如葡萄糖、乳糖、核糖、胰高血糖素等）刺激而分泌的一种生理激素，人体每天都需要它。打胰岛素既不会上瘾，也不会导致胰岛 β 细胞功能的萎缩，只是需要恰到好处地使用。

什么样的人才需要打胰岛素？最常见的是 1 型糖尿病患者。所谓 1 型糖尿病，现代医学认为主要是由于免疫介导的胰岛 β 细胞遭到破坏而导致的糖尿病，其特点是由于胰岛素的绝对缺乏而导致血糖的升高，1 型糖尿病过去称为"胰岛素依赖型糖尿病"。因为这类人自身没有分泌胰岛素的能力，所以必须要依靠外源性胰岛素。除了 1 型糖尿病，胰岛素还可以用于以下情况：在糖尿病期间怀孕，或者怀孕期间血糖升高（妊娠糖尿病）；2 型糖尿病在口服降糖药治疗后，效果不佳时；出现酮症酸中毒及高渗性昏迷等严重并发症时；糖尿病合并严重感染，须进行手术或伴其他急性疾病时。

这是胰岛素使用的一般情况。具体到个体患者，因每个人的情况不一样，在这个问题上可能会有更多的考虑，要做一些细节上的权衡，所以与医生进行充分的讨论是很有必要的。

胰岛素有哪些

如果你必须要打胰岛素，如何选择胰岛素也有一些讲究。这涉及胰岛素分类的一些知识。胰岛素按照来源的不同分为 3 类：动物胰岛素、人胰岛素和胰岛素类似物。

动物胰岛素：是从动物的胰脏中提取的，不同哺乳动物胰岛素分子的氨基酸序列和结构有差异，其中猪胰岛素与人最为接近，所以，用于治疗的动物胰岛素注射制剂主要来自猪。1936 年，长效胰岛素诞生，在胰岛素中加入鱼精蛋白和锌，胰岛素的降糖效果可维持长达20小时。1946年，性质更为稳定的中效胰岛素研制成功，每天注射两次可以基本覆盖全天基础胰岛素需求。不过，这一时期的胰岛素均存在明显的吸收高峰，无法完全模拟生理性胰岛素分泌的曲线，容易导致低血糖发生。由于动物胰岛素与人胰岛素存在1～4个氨基酸的不同，其免疫原性高，容易发生胰岛素过敏反应，反复发生高血糖和低血糖，出现胰岛素抵抗；此外，还容易出现注射部位皮下脂肪萎缩或增生。不过不要紧，科学家又研制出了人胰岛素。

人胰岛素：实际上不是从人身上提取出来的，而是以动物胰岛素为原料，采用生物重组技术，使得氨基酸排列与人体自身的胰岛素相同。20世纪80年代，人们成功获得高纯度的合成人胰岛素，它与动物胰岛素相比，较少发生过敏反应或者胰岛素抵抗，皮下脂肪萎缩现象也得到改善；由于人胰岛素抗体少，所以注射量比动物胰岛素平均减少很多；人胰岛素的稳定性也高于动物胰岛素，常温下可保存更长的时间；更重要的是，人胰岛素的降糖效果明显优于动物胰岛素。尽管人胰岛素有这么多优点，但仍然存在一些缺陷，比如：在使用上的不方便，人胰岛素必须在餐前30分钟注射，才能与进餐后的血糖高峰时间同步，但实际上大部分患者更接受进餐时注射；此外，人胰岛素引起的血糖波动较大，在起效时间、峰值时间、作用持续时间上达不到模拟生理性胰岛素分泌的模式。为了克服这些缺点，科学家又研制出了新的胰岛素注射剂——胰岛素类似物。

胰岛素类似物：科学家在对人胰岛素结构和成分的深入研究中发现，改变胰岛素肽链上某些部位的氨基酸组合，增加六聚体强度，以钴离子替代锌离子，在分子中增加脂肪酸链，加大与白蛋白的结合等，有可能改变其理化和生物学特征。1996 年，美国礼来公司推出了世界首支胰岛素类似物——赖脯胰岛素（优泌乐）。2000 年，法国赛诺菲公司上市首支长效胰岛素类似物——甘精胰岛素（来得时）。从此，第三代胰岛素注射剂——胰岛素类似物不断孕育而生。胰岛素类似物不仅结构上与人胰岛素相似，而且可以模拟出生理性胰岛素分泌，大大提高了胰岛素使用的疗效和安全性。

不同胰岛素的特点和用法

为了更好地模拟生理性胰岛素的分泌，根据起效和作用时间，胰岛素又可分为速效、短效、中效、长效和预混胰岛素。

速效胰岛素：如诺和锐（门冬胰岛素）、优泌乐（赖脯胰岛素）等，在餐前 0 ～ 15 分钟或餐后 15 分钟内注射均能有效控制餐后血糖升高。

短效胰岛素：如诺和灵 R、优泌林 R、甘舒霖 R 等常规人胰岛素，一般在餐前 30 分钟注射，作用高峰在 2 ～ 4 小时，维持时间不足 8 小时。这类短效胰岛素主要降低餐后血糖，适合基础和空腹血糖接近正常值者。

中效胰岛素：如诺和灵 N、优泌林 N、重和林 N 等，这类胰岛素又称低精蛋白锌胰岛素，一般于早餐前 30 分钟注射，注射后 2 ～ 4 小时起效，高峰浓度在 6 ～ 12 小时，这类胰岛素吸收曲线变异性大，低血糖风险高。

长效胰岛素：如来得时（甘精胰岛素）、诺和平（地特胰岛素），一天只需要注射一次，一般在睡前或一天中的固定时间注射，注射后大约 4 小时开始起效，作用维持可达 24 小时以上，但有低血糖风险，要摸索注射剂量。

预混胰岛素：是把不同作用时间的胰岛素混合在一起，以满足基础胰岛素和餐后对胰岛素的需求。如诺和灵 30R，是 30% 短效诺和灵和 70% 的中效诺和灵预先混合而成。预混胰岛素除诺和灵 30R，还有诺和灵 50R、优泌林 30/70、优泌乐 25、诺和锐 30、诺和林 30、重和林 M30 等。预混胰岛素既可控制餐后血糖，又可控制基础血糖水平，一般根据早餐和午餐后的血糖水平决定早餐前的注射剂量，根据晚餐及次日凌晨血糖水平决定晚餐前的注射剂量。

胰岛素的注射部位及剂量

打胰岛素是一件麻烦事，它像吃饭一样天天伴随着你，为了减少打胰岛素的痛苦、保证它的正确使用，了解一些技巧性的知识也是必要的。

关于注射部位：可供胰岛素注射的部位有手臂上部及外侧、腹部、臀部、大腿前部及外侧，这些部位对胰岛素的吸收速度由快到慢依次为腹部、上臂、大腿、臀部，这些部位可以交替使用。注射的深度可以在皮下，也可以在肌层，不过肌肉比皮下吸收得快点，但效果不会有太大的不同。

关于胰岛素剂量：确实是一个非常个性化的问题，不论初始注射还是用药后的调整都没有固定的算法或方案，患者需要的胰岛素剂量与患者的糖尿病类型、体重、年龄、血糖升高的程度、胰岛素抵抗情况、并发症，以及胰岛素的作用时间等因素有关，而且在胰岛素的使用过程中，还要根据血糖的变动情况、口服降糖药的情况，以及饮食、运动等情况做必要的剂量调整。一般是从小剂量开始的，以防止低血糖的发生。胰岛素具有一定的危险性，剂量的把握除了经验，更加重要的是血糖监测，通过监测血糖来确定胰岛素的用量是唯一正确的方法。血糖监测通常每日测 4 次，分别为空腹及三餐后 2 小时血糖，当然，如果血糖稳定了，那监测只是偶尔要做的事。

在技术的推动下，对胰岛素的研究一直是一个活跃的领域，伴随着胰岛素修饰技术的创新，包括口腔、鼻腔、腹腔等更多的给药途径将会开辟新的胰岛素应用前景；继胰岛素注射笔、胰岛素泵、高压无针注射器之后，新的给药工具也会有革命性的突破。尽管如此，胰岛素只是胰岛素，虽然它曾经淹没了双胍类化合物的光芒，但是，二甲双胍还是以"无以伦比"的角色成为治疗 2 型糖尿病的首选药物。

草药中的化学光芒　"神药"二甲双胍

| 一颗抗旱的植物

在植物王国里，有一种植物叫山羊豆[1]。山羊豆最早生长于中东，现在主要生长在欧洲和亚洲。山羊豆适合在酸性和微碱性土壤里生长，它有一个天然特性是抗旱力强。抗旱力意味着植物生津抗燥的能力，也许这个植物注定是为糖尿病而生长的，二甲双胍的传奇就开始于这个曾经名不见经传的山羊豆。

1　山羊豆（Galega officinalis L.）：为豆科山羊豆属的一种多年生草本植物。

很早以前，人们就发现山羊豆有缓解消渴症状的作用。17世纪，英国的植物学家尼古拉斯·康帕伯（Nicholas Culpeper）曾描述过山羊豆的这个作用，但是那个时候的欧洲民间草药师把它用来预防鼠疫、驱虫和治疗蛇咬伤上。中世纪的欧洲，在瘟疫流行的时候，无助的底层百姓希望山羊豆能把他们从死神手中解救出来。人类从植物中寻找避难的方式有着先验的共通性，这方面古代的中国人比较幸运，他们发现了艾草、兰草等避难的植物。在没有化学的年代，人们对植物作用的理解除了经验以外，还掺杂着文化和神话。山羊豆这个名字听起来有些土气，但是到了有浪漫传统的法国人那里又不一样了，法国人给它起了一个非常好听的名字，叫"紫丁香"。紫丁香，花冠翠蓝或桃红，花瓣圆钝，花梗细，种子形状像肾，她的美让山羊豆在夏季具有了观赏功能。然而，往往看似很美的东西更要有所警惕，山羊豆带刺的苞片似乎在警告人们：这是一颗毒草。

古代欧洲人发现，山羊豆可促进母牛产奶，野生的山羊豆是一种动物催奶剂，山羊豆的单词"Galega"在希腊语中是"牛奶刺激剂"的意思。1891年，山羊豆便被作为牧草引入了美国，但不久后牧民发现，吃了山羊豆的牛羊会出现肺水肿、胸腔积液、低血压、麻痹等症状，严重时可致

往往看似很美的东西更要有所警惕，山羊豆带刺的苞片似乎在警告人们：这是一颗毒草。

死亡。从此，山羊豆的牧草价值告终。然而与此同时，它的另一个作用被发现了。

▌山羊豆降糖作用的发现

导致牛羊中毒的是什么呢？1914 年，科学家乔治斯·塔内特（Geoges Tanret）从山羊豆的种子中提取出了山羊豆碱——一种胍类化合物，正是这个胍类化合物具有明显的毒性，但同时也发现了它有降低血糖的作用。当时由于第一次世界大战爆发，乔治斯·塔内特的研究不得不中断。战后，他又重新开始了对山羊豆碱的研究。他不断增加山羊豆碱的剂量，观察到动物出现了类似低血糖的症状。然而，由于动物需要高剂量才能达到降糖作用，且毒副作用大，因此这个胍类化合物起初并没有被看好。当然，还有一个原因，就是这一时期诞生了胰岛素，胰岛素的出现让当时的科学家以为糖尿病很快就要从教科书里消失了，现代糖尿病奠基人乔斯林（Joslin）就曾说过："随着

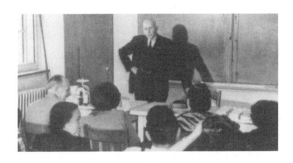

1923 年乔林斯正在培训护士和糖尿病患者的家属
（照片现藏于美国乔斯林糖尿病中心）

饮食治疗和胰岛素的应用，现今糖尿病的治疗得到了明显的改观，在这种情况下，要想评价其他任何一种新的治疗手段的价值都极其困难。"双胍类药物的价值就这样在胰岛素的光芒下黯然失色了。

双胍类药物的起落

20多年过去，胰岛素的作用并没有达到人们的预期，对糖尿病治疗的探索仍在继续。1949年，一名菲律宾医生尤西比奥·加西亚（Eusebio Garcia）探索性地用双胍类物质（氟马明，Flumamine）治疗疟疾的时候，发现患者的血糖降低了。此外，在用胍类药物抗流感的部分患者中也出现了低血糖现象，这又重新唤起了人们对胍类物质的兴趣。其中，法国糖尿病学家让·斯特恩（Jean Sterne）于1956年在Aron实验室负责人贾恩·阿伦（Jan Aron）的支持下，展开了比较严格的系统研究，他发现：二甲双胍降糖作用的前提是胰腺仍然要有一定功能。开始时，研究在血糖正常的动物中进行，低估了二甲双胍真正的安全有效剂量范围。在15名血糖控制不佳的糖尿病患者中，3000mg剂量的二甲双胍能显著降低血糖；而对于7名使用胰岛素治疗、血糖控制良好的糖尿病患者和10名非糖尿病受试者，二甲双胍几乎没有降糖作用。该研究认识到二甲双胍降糖具有选择性，其降糖的有效剂量范围得到了进一步确认。一种新型的口服降糖药即将诞生。

1957年，在斯特恩发表关于二甲双胍的研究论文[1]时，二甲双胍

---

1 斯特恩于1957年在《摩洛哥医学》期刊上发表了其研究的简要说明，该论文现在被公认为二甲双胍作为糖尿病疗法出现的里程碑式论文。

的两个兄弟——苯乙双胍和丁双胍的研究论文也同时发表了。随后在施贵宝（Squibb）的支持下，二甲双胍以"格华止"的商品名在法国上市；而苯乙双胍在美国上市，丁双胍在德国上市。一时间3种降糖药物竞相争艳。然而，一开局由于二甲双胍的降糖作用较弱，与降糖作用强大的苯乙双胍相比，几乎没有什么竞争力，因此二甲双胍的使用仅限于法国；丁双胍也表现平平。苯乙双胍盖过其他两种药物，在20世纪60年代大出风头。但是，风头太猛，祸有伏兮。苯乙双胍在美国上市不久就被发现其导致乳酸酸中毒的风险高。之后一项大型临床研究——美国大学组糖尿病计划（university group diabctcs program, UGDP）开展了，以安慰剂加饮食控制为对照组，评估在2型糖尿病患者中使用甲苯磺丁脲、苯乙双胍或胰岛素对血管终点事件的影响。随访7年后研究发现，甲苯磺丁脲组和苯乙双胍组的死亡例数明显增加。UGDP研究加速了苯乙双胍的退场。20世纪70年代末，苯乙双胍几乎退出了主流的临床治疗。在中国退场的时间要更晚一些。

┃ 二甲双胍的时代

在停用苯乙双胍后不久，研究发现约9%的欧

每个成功药物的背后，都有一个伟大的试验。

——乔斯林

洲人的 *CYP2D6* 基因是突变型，该基因编码的细胞色素 CYP2D6 酶可能会导致未代谢的苯乙双胍积聚，从而引起乳酸酸中毒。从基因组学寻找摆脱困境的方法是一个传统套路，更加严密、系统的循证研究也是一个策略。双胍家族的命运让施贵宝打算在美国上市格华止的想法几乎成为不可能。但是，施贵宝并没有放弃，而是坚持进行高风险的临床研究，于是有了糖尿病历史上著名的"英国前瞻性糖尿病研究"（United Kingdom Prospective Diabetes Study，UKPDS）。

1977 年，牛津大学教授罗伯特·特纳（Robert Turner）等人领衔，开始了史上大型的糖尿病临床研究 UKPDS[1]。该项研究耗时 20 年，直到 1998 年给出的正式报告才让二甲双胍换了人间。在 UKPDS 研究中，大量的临床试验充分肯定了二甲双胍的降血糖作用，而且除减轻高血糖所致的糖毒性外，二甲双胍还具有心血管保护作用。2011年，二甲双胍被纳入 WHO 基本药物示范目录。2012 年，二甲双胍被美国糖尿病协会（American Diabetes Association，ADA）与欧洲糖尿病研究协会（European Association for the Study of Diabetes，EASD）的专家联合推荐为治疗 2 型糖尿病的一线首选药物。

二甲双胍的确给更多的糖尿病患者带来了福音。但是，我们一直以为西医是一门精确的医学，每一个药物的作用都有它的靶点，每个靶点都有它的机理。但是，二甲双胍似乎是个例外。二甲双胍有着广泛的作用。在英国，一项对照研究显示，二甲双胍治疗与降低癌症的发生风险具有相关性。目前，关于二甲双胍的抗肿瘤机制还在研究和

---

1 UKPDS 研究及其随后 10 年随访调查结果发现，二甲双胍主要通过降低血糖，改善胰岛素抵抗（insulin resistance，IR），降低基础与负荷后胰岛素水平，直接或间接地起到心血管保护作用。

讨论中。2009 年，柯里（Currie）对 62809 例糖尿病患者进行回顾性队列研究时发现，二甲双胍组的肿瘤患病率均比其他各组低，提示二甲双胍联合胰岛素治疗比胰岛素单独治疗更能延缓癌症发展。之后，更多的研究发现其还可以降低消化道肿瘤和前列腺肿瘤的风险。二甲双胍对下丘脑中枢的直接调控作用表现为摄食量的减少和体重的减轻，除此之外，二甲双胍还可能影响衰老过程中的某些分子和细胞机制，从而推迟机体老化并延长寿命。二甲双胍还可以改善卵巢血供，改善月经周期及促进排卵等。我们就不在此一一列举二甲双胍的适应证了，二甲双胍如今越来越神，按照某商家的广告："对所有类型的糖尿病有效""长期使用无副作用""安全无毒""无血管损伤的危险"……似乎在说：这就是"神药"。你相信吗？

然而，不管二甲双胍是不是神药，当基恩·斯特恩（Jean Sterne）于 1957 年把二甲双胍命名为格华止（Glucophage，意为"葡萄糖的吞噬者"）的时候，糖尿病治疗史上开启了一个二甲双胍的时代，这个时代有 13000 多名研究者，5600 余篇论文参与了构建。

为什么要降糖　那些口服降糖药

| 降糖的道理

高血糖只是糖尿病诸多临床表现中的一个，但为什么我们把降糖看得如此重要？有两个原因。一是我们还不知道糖尿病的真正病因；二是乔斯林医生早在 20 世纪 40 年代就开创性地说了："高血糖是糖

∞∞∞∞∞

血糖正常或接近正常
能不能防止糖尿病的
并发症？

尿病血管并发症的罪魁祸首，严格控制血糖
有望防止并发症的发生和发展。"如今，我
们的教育理念是，糖尿病本身不可怕，可怕
的是并发症，所以必须降糖！

乔斯林说这句话的时候并没有得到专家
们一致性的赞同，所以引发了一个问题：血
糖正常或接近正常能不能防止糖尿病的并发症？对这个命题的争论
由来已久。这是一个讲科学的年代，一切都要有循证的依据。近40
年来，糖尿病治疗的主流意见基本来自1977年英国前瞻性糖尿病研
究（UKPDS）和1983年美国糖尿病控制与并发症试验（diabetes control
and complications trial，DCCT）这两个里程碑式的研究。强化降血糖与
并发症之间的关系究竟如何？我们来看UKPDS研究的结论：如果
强化治疗组的糖化血红蛋白（HbA1c）[1]低于非强化治疗组0.9%，就
可以带来心肌梗死减少16%、微血管病变减少25%、眼底病变减少
21%、微量白蛋白尿减少33%的效果[23]。再看一下DCCT的结论：
血糖维持正常可以阻止或延缓1型糖尿病微血管并发症发生，使早期
眼病、肾病及神经并发症的发生风险降低76%[24]。所以，降糖是硬
道理，降糖是糖尿病治疗的核心。

尽管我们强调降糖的重要性，但依旧不能绝对保证即使血糖控制
得很好，也未必就不会出现并发症。这是科学的界线所规定的。

1　糖化血红蛋白（HbA1c）：检测该蛋白可了解此前2～3个月患者的平均血糖水平，
对糖尿病控制情况的评价优于一时测得的血糖水平。

▌刺激胰岛素分泌

除了打胰岛素，第一个直奔降糖主题的是磺酰脲类降糖药物，它的作用机制简单粗暴——直接刺激胰岛 β 细胞分泌胰岛素。1942年，法国蒙彼利埃医学院的内科医生 Marcek Janbon 在应用磺胺类药物衍生物 2254RP 治疗伤寒时，发现一些患者出现了低血糖反应；另一位法国科学家奥古斯特·卢巴蒂尔（Auguste Loubatieres）在实验室也发现 2254RP 能使狗的血糖进行性下降。自此，磺酰脲类（SU）治疗糖尿病的序幕拉开。1956 年，德国 Franke 和 Fuchs 两位教授成功合成了第一代磺酰脲类临床药物——甲苯磺丁脲（D860），自此结束了在双胍类降糖药登台之前糖尿病治疗只能依靠胰岛素的状况。半个多世纪过去了，磺酰脲类降糖药的家族成员不断壮大，品质也在不断优化，到目前为止已经发展了三代。第一代磺酰脲类药物主要有甲苯磺丁脲片和氯磺丙脲等，现在都已被淘汰；第二代磺酰脲类药物常用的有格列本脲、格列齐特、格列吡嗪、格列喹酮等；第三代磺酰脲类药物有格列美脲等。

磺酰脲类家族药物适合胰岛素分泌功能减弱的 2 型糖尿病患者，它们在促胰岛素分泌上的作用是不可替代的。这类药物的优点和缺点一样突出，优点是降糖快而且效果明显，缺点是容易引起低血糖。为避免促胰岛素分泌药物带来的低血糖风险，研究者们又发现了非磺酰脲类胰岛素促泌剂，并于 1985 年合成了 AGEE388，这就是格列奈类药物的前身。1998 年，作为非磺酰脲类胰岛素促泌剂，首款格列奈类药物——瑞格列奈在临床上普及应用，之后瑞格列奈的同类药物那格列奈和米格列奈也相继在临床中广泛使用。格列奈类药物是一种类似磺酰脲的降糖药，它通过与胰岛 β 细胞膜上的磺酰脲受体结合，刺激胰岛 β 细胞分泌胰岛素。它的特点是可以刺激胰岛 β 细胞在进餐后更快、更多地分泌胰岛素，从而有效的控制餐后的高血糖，所以这类药一般都在进餐前 15 分钟左右服用。

减缓葡萄糖吸收

为什么在体检时空腹血糖正常，但已经出现了糖尿病的症状，比如口干、饥饿感等；为什么空腹血糖正常，但糖化血红蛋白却有所升高？有流行病学资料显示，糖尿病患者群中单纯餐后血糖升高者的比例几乎占到一半，对糖尿病前期人群来说，餐后血糖升高更是其特点。餐后血糖升高是导致糖化血红蛋白升高的重要原因，也是引起并发症的重要原因。

餐后血糖升高是导致糖化血红蛋白升高的重要原因，也是引起并发症的重要原因。

为了降低餐后血糖，在糖尿病降糖药的谱系里出现了一类葡萄糖苷酶抑制剂家族，它的主要成员是 1973 年诞生的阿卡波糖和 1981 年诞生的伏格列波糖。葡萄糖苷酶抑制剂的作用原理与糖的吸收有关。我们知道，吃进去的碳水化合物是多糖，它只有被分解为单糖（葡萄糖等）才能被人体吸收。而多糖变为单糖要依赖葡萄糖苷酶的水解作用，如果抑制了葡萄糖苷酶的作用，被水解的葡萄糖就少了，血糖也就随之降低。葡萄糖苷酶抑制剂，就是通过抑制肠道对碳水化合物的吸收来控制血糖，尤其适用于空腹血糖正常而餐后血糖升高者，而且在降糖的同时也不会发生低血糖和体重增加。由于东方人群在饮食习惯上摄入碳水化合物较多，此类药物在亚洲人群的应用效果明显优于欧美人群 [25]。

抗胰岛素抵抗

20 世纪 80 年代初，人们在研究降血脂药物时发现一些具有格列酮结构的化合物能增强靶组织对胰岛素的敏感性，这些化合物在胰岛素抵抗人群中具有抗胰岛素抵抗的作用。后来研究者把这类药物称作噻唑烷二酮类（thiazolidinedione，TZD）增敏剂，包括恩格列酮、曲格列酮、罗格列酮、吡格列酮。一些研究显示，格列酮结构的化合物能明显增强骨骼肌的葡萄糖非氧化代谢，抑制肝脏的糖异生，从而提高外周组织对胰岛素的敏感性，改善糖尿病患者因胰岛素抵抗继发的代谢紊乱 [26]。另有研究显示，格列酮结构的化合物还能改善糖耐量异常，具有预防 2 型糖尿病的作用 [27]。

在治疗糖尿病的药物体系中，噻唑烷二酮类药物的表现很富有戏剧性。1997 年，第一个问世的曲格列酮很快因肝衰竭风险退出了临床。其后，罗格列酮以独特的胰岛素增敏机制和优异的控糖疗效，一度成为糖尿病治疗药物中的耀眼"明星"，曾几何时，任何一个学术会议上都能听到对罗格列酮的赞誉，那时候给我的印象是罗格列酮几近成为糖尿病治疗的"神药"。最具有讽刺意味的是当你

此，自己的临床经验和判断很重要。我们处在一个证据的世界里，也处在一个摇摆的世界里，因

在北京刚听完著名糖尿病专家对罗格列酮的赞许，第二天就在新闻里听到罗格列酮在欧洲下架了，原因是存在增加心脏病发生的风险。2010 年罗格列酮被 FDA 规定为限制使用，这一限制直到 2013 年才被解除。噻唑烷二酮类家族的另一个药物——吡格列酮也因怀疑会增加膀胱癌发生风险而备受争议，但是，新近又有一些证据在减少这种担忧。

我们处在一个证据的世界里，也处在一个摇摆的世界里，因此，自己的临床经验和判断很重要。

| 进食才分泌的激素

很长一个时期我们的观念是：胰岛素只与胰腺里的胰岛 β 细胞有关，其实，一定还有更多的血糖调节机制。早在 1932 年，人们就曾发现，口服葡萄糖比静脉注射葡萄糖更能刺激胰岛素的分泌。20 世纪 60 年代，麦金太尔（McIntyre）和埃尔里克（Elrick）等人也观察到了同样的现象。但直到 20 世纪 80 年代，人们才找到发生这一现象的原因：在肠道里还存在一种激素，这种激素只有在进食以后才刺激肠道分泌，因为这种激素是肠道分泌的，所以叫"肠源性激素"，肠源性激素可以促进更多的胰岛素释放，这个现象称为"肠促胰岛素效应"。珀利（Perley）等人进一步研究显示，这种肠促胰岛素效应所产生的胰岛素可以占进食后胰岛素总量的 50% 以上。1986 年，瑙克（Nauck）等人发现，2 型糖尿病患者肠促胰岛素效应减退，这让人们很快想道：肠促胰岛素调节机制的异常是否与 2 型糖尿病有关？接下来的研究又给糖尿病的治疗带来了一个新天地，人们发现了一个非常

"人性化"的血糖调节机制：肠促胰岛素促进胰岛 β 细胞分泌胰岛素是以葡萄糖浓度依赖的方式发生的，即当血糖浓度过高时，肠促胰岛素被启动，促进胰岛素分泌；当血糖浓度过低时，肠促胰岛素降血糖作用停止，使得血糖不至于过低，从而避免出现低血糖。此外，肠促胰岛素不仅通过促进 β 细胞分泌胰岛素降低血糖，它还可以通过抑制胰岛 α 细胞[1]的作用使血糖浓度下降。肠促胰岛素对胰岛 α 细胞的作用也是依赖葡萄糖浓度发挥作用的，即血糖浓度高时它才抑制胰岛 α 细胞分泌胰高血糖素。这一方向的研究很快转化到了临床。

肠促胰岛素治疗糖尿病的原理简单说是这样一个过程：人的肠道里有两种肠促胰岛素，名字很绕口，叫胰高血糖素样肽 1（GLP-1）、葡萄糖依赖性胰岛素释放肽（GIP，又称抑胃肽）。人体自身分泌的肠促胰岛素作用时间很短，一般在 1～2 分钟内就会被体内一个叫"二肽基肽酶 -4"（DPP-4）的物质降解，因此，延长肠促胰岛素效应时间成了问题的关键。人们想到了两种解决方案：一是对 GLP-1 进行结构修饰，使其不易被 DPP-4 快速降解；二是抑制 DPP-4 活性，延长 GLP-1 作用时间。这两条途径都取得了很大的突破。从 2007 年开始，艾塞那肽（百泌达）、利拉鲁肽（诺和力）等多个 GLP-1 受体激动剂药物陆续应用于临床，同时，西格列汀（捷诺维）、沙格列汀（安立泽）、维格列汀（佳维乐）等 DPP-4 抑制剂也先后闪耀登场，从此，糖尿病治疗舞台又多了两个"新秀"——DPP-4 抑制剂和 GLP-1 受体激动剂。

1　胰岛 α 细胞：是胰腺胰岛中分泌胰高血糖素的细胞。胰高血糖素有升高血糖浓度的作用。

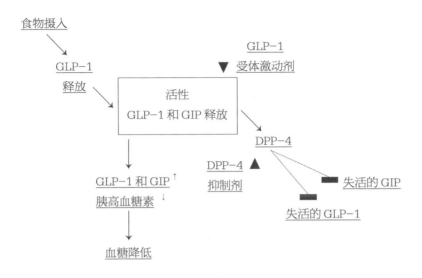

肠促胰岛素治疗糖尿病的原理

更开放的治疗 走出胰腺

| 治疗观念的调整

现在看来，单纯以降血糖为目的的药物都不能称之为"神药"。就疾病而言，本身不存在对神药的定义，不论西医还是中医，人类的疾病绝大多数并不是简单地由生物性决定的。1999 年我曾发表过一篇文章，题目是"谈糖尿病研究的发展与策略"，那时候只是非常谨慎地提出了分子生物学在糖尿病研究上的一些局限。20 年后，科技的发展也可能契合了生命的理念（尽管时有不合）。我们今天对糖尿病的治疗越来越开放，多靶点的网络机制正在形成。

人们总是在反思中寻找一些新的方向和证据。2008年，一项具有颠覆性的糖尿病研究——控制糖尿病患者心血管疾病风险性行动（action to control cardiovascular risk in diabetes，ACCORD）的结果显示：强化降糖治疗不但不能显著降低心血管危险，相反会增加患者的死亡率[28]。这一结果与UKPDS和DCCT的研究结论完全矛盾——之前我们已经普遍接受了强化降糖在糖尿病治疗上的核心作用。然而，除了ACCORD的研究之外，在另外两项对2型糖尿病患者大血管和微血管事件的作用评估研究——糖尿病与血管疾病行动研究（action in diabetes and vascular diabetes，ADVANCE）[29]和美国退伍军人糖尿病研究（veterans affairs diabetes trial，VADT）[30]的结论里，同样没有证明降糖治疗与心血管收益的关系，VADT的研究连降糖治疗对微血管病的获益也未明显观察到。这个结论不禁动摇了人们的降糖信念。

科学回答问题的方式永远是看谁的证据强大，人们在怀疑强化降糖收益的时候，UKPDS研究10年的随访报告再度出笼，证明即使强化治疗组患者的血糖已经升高到对照组水平，但糖尿病相关的所有终点事件依然显著减少，包括心梗发生风险。这个研究结论像是在引导降糖问题向着哲学方向讨论，或许糖尿病患者的降糖跟糖尿病患者的吃饭一样，最终都成了一个哲学问题。

血糖的控制要从群体目标走向个体目标，要充分考虑年龄、体质、遗传、药物反应等与强化降糖之间的获益关系。

讨论糖尿病治疗一向是件困难的事，我们总是期待一个简单的逻辑以便于临床操作，然而我们遇到的问题却是复杂的。以我们的认知度，控制血糖依然是要坚持的治疗方向，但治疗观念上要做一些调整，以缓和激进的降糖治疗可能带来的不确定的利弊益损，血糖的控制要从群体目标走向个体目标，要充分考虑年龄、体质、遗传、药物反应等与强化降糖之间的获益关系，如体质性的低血糖、体重增加以及未知风险，让糖尿病的治疗走向更加开放的道路。

| 从胰到肾

单纯降糖对糖尿病来说一定不是目的，多靶点的整体治疗才是目标。新近的一些药物研究已经在克服围绕胰腺做文章的局限，比如从胰脏拓展到肾脏。有研究发现，血液中的葡萄糖在通过肾脏的时候，有两种钠－葡萄糖耦联转运体（sodium-glucose linked transporter，SGLT）决定着葡萄糖的排泄和重吸收，钠－葡萄糖耦联转运体 －1 负责葡萄糖的排泄，钠－葡萄糖耦联转运体 －2 负责葡萄糖的回收。2 型糖尿病患者肾葡萄糖重吸收功能增强，如果能抑制对葡萄糖的吸收、增加排泄，就可以降低血糖。这就是钠－葡萄糖耦联转运体 －2（SGLT-2）抑制剂的作用机理。

与胰岛素促泌剂和胰岛素增敏剂不同，SGLT-2 抑制剂的降血糖作用不依赖于胰岛素分泌，不受胰岛 β 细胞功能的影响，同时，SGLT-2 抑制剂只是降低肾糖阈而并没有阻断糖的重吸收，因此，发生低血糖的概率较小。伴随着葡萄糖从尿中排出增加，钠从尿中排出也有相应的增加。此外，SGLT-2 抑制剂还具有其他一些作用，如降血压、降低体重、降低心血管事件发生，其药物作用的指向越来越接近糖尿病防控的总体目标。SGLT-2 抑制剂的较好表现被美国糖尿病学会（American Diabetes Association，ADA）与欧洲糖尿病研究学会（European Association for the Study of Diabetes，EASD）联合发布的《2015 年 2 型糖尿病管理指南》列为糖尿病的二线药物选择。目前已用于临床的 SGLT-2 抑制剂有 6 种：坎格列净（Canagliflozin）、达格列净（Dapagliflozin）、恩格列净（Empagliflozin）、依格列净（Ipragliflozin）、鲁格列净（Luseogliflozin）以及托格列净（Tofogliflozin）。SGLT-2 抑制剂是西药"大家族"中的新秀，但愿能长期地"秀"下去。

从胰岛素的诞生到今天，人们在寻找理想的治疗药物上进行了不懈的努力，也收获了不少成果。尽管人们理想中的"神"药依旧尚未找到，但是，不懈努力的脚步、决心和技巧仍在继续。在更开放的糖尿病治疗思想的激发下，抗氧化、肠道菌群、反义寡核苷酸及酶技术等一些新的药物、新的方法呼之欲出。我们相信，对糖尿病的全因分析和综合干预才是治疗糖尿病的"神"药配方。综合干预当然不能忘了另一个栩栩如生的治疗体系——中医药。

6 名医与名方

一名好的医生，像是一个玩牌高手，除了要有高超的临床思辨能力，手里还要有一副"好牌"。打中医牌，好牌不出经典其右，从扁鹊到张锡纯有八张，也称糖尿病的"八大学说"。

内热论 治之以兰

《奇病论》作者心中的"兰"

《黄帝内经》是中医学的第一部百科全书，由于书的汇编体例，对糖尿病的阐述分散杂乱，抽丝剥茧后我们可以看到，关于糖尿病，《黄帝内经》提出的第一个学说就是"内热论"，第一个治疗原则是"治之以兰，除陈气也"。

关于内热的看法，我们在"多谷而病"章节已有细述。什么是"治之以兰，除陈气也"，关键在于对"兰"字的不同看法。我们认为这里的"兰"是指兰石草。《素问·奇病论》里非常清晰地指出，糖尿病是胖人容易得的病，这种人经常吃油腻甘美的食物，油腻的食物不仅容易让人胖，而且容易让人产生内热；甘美的食物还容易让人脾胃堵塞，脾不升清，胃不降浊，谷气上溢，形成消渴。治疗的方法是用兰石草以升清降浊。

兰石草为玄参科植物兰石草的全草，是一味性寒、味甘而苦的中药，具有清热滋阴的作用。中医理论中，寒性药的作用是清热降火；甘和苦是两种味道，各有各的功能，如能同甘共苦，甘、苦结合在一起会有新的作用。比如，雨露滋养，甘苦化阴，说的就是这种作用。我们在本书第一部分已经分析了"内热"是糖尿病的开始，有内热就会蒸炼人体的津液，所以，糖尿病要清热，要滋养津液。兰石草兼备了二者的作用。

我们再来看兰石草的归经。兰石草归肺、胃、大肠经。内热如果再细分，还有很多种，《黄帝内经》已经认识到糖尿病早期的热与肺经、胃经和大肠经的关系，这一点总结在"二阳结谓之消"的论述里，"消"是糖尿病的单字病名，"结"就是热结，"二阳"是指足阳明胃经和手阳明大肠经。大肠经与肺经相表里，肺热也是糖尿病早期表象化的表现；胃经与脾经相表里，胃气的功能是降浊，脾气的功能是升清，热结在胃，就会影响脾胃的升清降浊。胃气不能降浊，浊气日久，就是陈气，内热蒸炼津液也可以产生浊气，所以，"治之以兰，除陈气也"的治疗方法是针对"肥者令人内热，甘者令人中满，故其气上溢"而言的，在这一逻辑下，兰石草性清无浊，是《素问·奇病论》作者心中的"兰"。

| 不同看法

　　然而，《素问·奇病论》作者毕竟只写了一个"兰"字，给后人留下了想象的空间。王冰认为"兰"即兰草。神农曰：兰草味辛，平，利水道，辟不祥，除胸中痰癖也。张介宾、薛雪则认为"兰草性甘味寒""故可除陈积蓄热之气"。也有医家认为"陈气"为痰浊之气，"兰"指的是具有芳香化湿作用的"佩兰"；还有认为"兰"指有活血化瘀作用的"泽兰"，因为持这个看法的人把"陈气"解读为血癖之气。

　　古人"惜字如金"，一个"兰"字，"难"倒了多少后世医家。不过，仔细分析，在糖尿病的治疗上，不论佩兰、泽兰都是常用的中药，因为在糖尿病的治疗过程中，都可能遇到需要芳香化湿或活血化瘀的时候，所以，大家说的都没有错，只是理解上的侧重不同。我们偏重兰石草，还有一个不甚逻辑的原因，就是兰石草为玄参科植物兰石草的全草，玄参科植物在治疗糖尿病方面有一些道不明的联系，比如，玄参科植物玄参在治疗糖尿病上是一味非常好用的中药，是谁首先发现的呢？又是怎么发现的？

　　"内热论"为糖尿病的治疗奠定了一个大法，即"清法"，尤其在糖尿病早期，清内热应对着各种原因引起的内热津伤的表现；清法还包括了由热结和脾胃升降失调所产生的浊气，或湿或痰。与其说"治之以兰"是指一味中药，不如说是针对"内热"和"中

内热论为糖尿病的治疗奠定了一个大法，即清法，尤其在糖尿病早期。黄芩、黄连、栀子、桑叶、蒲公英等一批治疗糖尿病的良药都根植于此。

满"提出的一个治疗法则,这个法则是那个时代对糖尿病治疗的一个
重要成就,对后世的糖尿病治疗产生了深远影响,黄芩、黄连、栀
子、桑叶、蒲公英等一批治疗糖尿病的良药都根植于此。

肾虚论 张仲景如何治疗糖尿病

| 本起肾虚

张仲景(约150—215)被誉为
"医圣",他与同时代的西医"教
皇"盖伦把原本可能归一的"世界
医学"分为中医和西医。张仲景创
立了脉证的疾病分类方法和辨证论
治的中医看病方法,也创立了糖尿
病的经方治疗,特别是其提出的
"肾虚"的糖尿病脉证治疗方法对
后世影响较大。如宋代官修《太平
圣惠方》有"三消论"一卷,将消

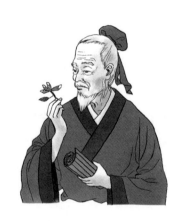

张仲景(约 150—215),东汉
末年医学家,糖尿病辨证论治的
先驱

渴的发病机制总结为"本起肾虚";《济生方》述"消渴之疾,皆起
于肾……遂使肾水枯竭,心火燔炽,三焦猛烈,五脏干燥,由是渴利
生焉。""肾虚论"自张仲景以降,成为糖尿病治疗的一个重要医论。

《黄帝内经》在讲糖尿病时,除了发现"内热"的特征外,还
有一个发现,即"五脏皆柔弱"。为什么糖尿病会成为一个全身性

疾病，就是因为有五脏皆柔弱的脏腑特点。遇到五脏都弱或者五脏都病，临床中如何应对？如何提纲挈领？一个法宝来自"肾阴为诸阴之根""肾阳为诸阳之本"，意思是要从根本之肾入手，也就是说人的先天之本——肾是解决问题的关键。张仲景是否出自这样的中医修养写下了"男子消渴，小便反多，以饮一斗，小便一斗，肾气丸主之"的经典之笔我们不得而知，但是这句话虽然说得简单，但意义深远。

▎ 金匮肾气丸

肾气丸的主治不仅是小便反多，还包括口干、口渴。口干、口渴是糖尿病的常见症状，在治疗口干、口渴时，为什么吃了一剂药，有的人就好了，有的人就没有效果？问题可能出在辨证不够精准。糖尿病的口干、口渴有肺胃之热所致，有脾不升津所致，还有就是我们现在说的肾的气化功能不足所致。比如有些口渴的糖尿病患者，舌并不红，脉也不数，没有热象，符合肾虚的证候表现，这时就要补肾。

金匮肾气丸是由六味地黄丸加上制附子和桂枝，治疗肾虚引起的各类病症。其常见的临床表现有腰痛腿无力，少腹拘急，小便不利，或小便反多，入夜尤甚，阳痿，早泄，怕冷，舌淡而胖，脉弱或沉细，尺脉甚等。金匮肾气丸之所以堪称名方，是因为它精致的组方思想和配伍。肾为水火之脏，内寓元阴元阳，阳虚则阴不化，阴虚则阳不生，阴阳化生之道尽显方意之中。方中附子大热补阳，桂枝辛甘温通，二药合用，温阳化气，为君药。"善补阳者，必于阴中求阳，则阳得阴助而生化无穷"。地黄滋阴补肾生精，山茱萸、山药补肝养脾

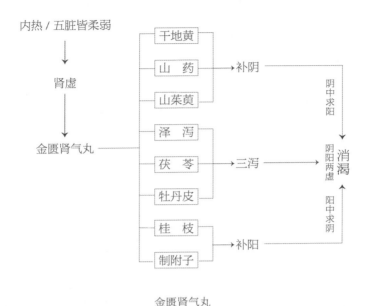

金匮肾气丸

益精，同为臣药。君臣相伍，一阳一阴，相得益彰。泽泻、茯苓、牡丹皮驱邪以清正，共为佐药。本方补阳药量小而味少，非峻猛壮阳，并且有补有泻，很符合糖尿病虚实夹杂的特征，但在实际临床中剂量需要根据虚实权重调整。

◇◇◇◇◇◇◇

张仲景治疗糖尿病开创性地提出了肾虚学说，金匮肾气丸也成了治疗糖尿病的一个名方。

　　糖尿病"三多一少"之"多食"与肾有关系吗？可能大家认为没有关系，那是脾胃的事。其实也有，糖尿病患者的饥饿感，有些表现为"心如悬若饥状"，这与肾有关，如果通过经脉辨证，从肾治疗，效果就不一样（后文述）。张仲景治疗糖尿病开创性地提

114

出了肾虚学说，金匮肾气丸也成了治疗糖尿病的一个名方。此外，张仲景治疗糖尿病的经方还有以下几首。

▏糖尿病早期：白虎加人参汤

《金匮要略》有一章节专门讲消渴，即《消渴小便不利淋病脉证并治第十三》，其中有段话这样说："渴欲饮水，口干舌燥者，白虎加人参汤主之。"

白虎加人参汤是一个经方，只有五味药，即知母、石膏、甘草、粳米、人参。知母可以清热泻火、滋阴润燥，石膏用来清泻肺胃之火、除烦生津，这两味药配在一起，很适合消渴出现大渴大饮的情况。从药味的用量上可以看出，石膏是君药，用到了1斤，可见此方是个大寒的方子，所以，用甘草和粳米来固护胃气，同时兼以和胃。人参在这里用得非常巧妙，消渴早期看似为实证，然暗有虚之内因，益气生津必不可少。

白虎加人参汤对应的证候是渴欲饮水、口干舌燥，那对应的脉是什么呢？"趺阳脉浮而数，浮即为气，数即消谷而大坚，气盛则溲数，溲数即坚，坚数相搏，即为消渴。"（《金匮要略·消渴小便不利淋病脉证并治第十三》）趺阳脉在足背部，胃经解溪穴下方的动脉搏动处，现在人都不摸这个部位了，如果说我们今天的脉诊功夫有所退化的话，与趺阳脉以及人迎脉的遗忘有很大关系。趺阳脉在足阳明胃经上，主要体现的是胃气的变化。结合张仲景在本篇上下文的意思，趺阳脉，浮即为虚，数即为热。趺阳脉浮而数，为胃热内盛、胃气虚亢之征。足阳明胃经与手阳明大肠经为同名经，而大肠经与肺经相表里，气脉

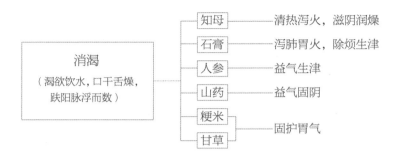

白虎加人参汤

相同。所以，可以看出，张仲景白虎加人参汤的脉证有《黄帝内经》的影子，是"二阳结谓之消"学说的发展和运用。

《伤寒论》里多次提到"白虎加人参汤"的运用。如"无大热，口燥渴，心烦，背微恶寒者""热结在里，表里俱热，时时恶风，大渴，舌上干燥而烦，欲饮水数升者""渴欲饮水，无表证者""大汗出后，大烦渴不解，脉洪大者"等，均可用此方治之。白虎加人参汤在糖尿病上的运用有两个要点，一是有渴有热，二是脉数，二者皆是由阳明热结引起的。还有一些糖尿病之口渴，其主要原因在脾和肾，后面还会讲到。

今天的糖尿病与过去的情形发生了一些变化，但是白虎加人参汤的脉证思路依旧有指导意义，特别是对于糖尿病早期的治疗。举个我的医案。

一位 38 岁的男性患者，来诊时并不知道自己患有糖尿病，因口干大渴就诊。患者体胖，伴有面部疮疖，舌红，苔略黄，脉数。诊断后予以处方（知母 15 克、生石膏 30 克、人参 9 克、山药 15 克、甘草 6 克），并嘱咐其查一下血糖。这个方子用了 4 天，患者口渴得到了改善，报告空腹血糖为 8.1mmol/L。复诊后，原处方加生黄芪 30 克、黄连 10 克，并配合二甲双胍（0.5 克 / 次，每日 3 次）。10 天后复诊，口渴症状消失，去石膏，加山萸萸 15 克，热虽减但阴尚需滋养。调整后的方子吃了 1 个月，血糖正常，诸症尽消。

值得一提的是，给患者开的二甲双胍，患者私下放弃没有服用，看来经方用好了堪比西药。

┃ 糖尿病便秘：麻子仁丸

热和火，异名而同性，或因病变的不同，或因病程的不同，在体内会不时地传变。热或火上传可能会口干、口渴，下传可能会便秘、尿黄、尿数。"二阳结谓之消"的"结"一指热结，二指便秘。糖尿病引起的便秘有好几种，这种与阳明经相关的便秘就属"脾约病"范畴。《伤寒论·辨阳明病脉证并治》云："问曰：病有太阳阳明，有正阳阳明，有少阳阳明，何谓也？答曰：太阳阳明者，脾约是也。""跌阳脉浮而涩，浮则胃气强，涩则小便数，浮涩相搏，大便

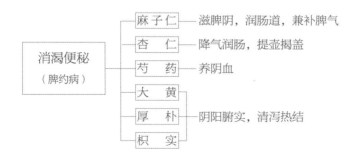

麻子仁丸

则难，其脾为约，麻子仁丸主之。"

麻子仁丸有六味药：麻子仁、杏仁、芍药、大黄、厚朴、枳实。原方的用法是将这六味药按剂量研成粉末，混匀，炼蜜做成梧桐子大小的药丸，每次服用 10 丸，每天 3 次。糖尿病患者不适合炼蜜之药，现在临床是在麻子仁丸原方基础上加味来治疗糖尿病引起的便秘。一般情况下，麻子仁 15 克、芍药 10 克、枳实 10 克、大黄 10 克、厚朴 9 克、杏仁 10 克，加生黄芪 20 克、虎杖 15 克、紫草 10 克。为什么加黄芪？应对着"脾约"之名。"脾约"的特点为胃强，胃强则脾弱，约束津液不得四布，但流膀胱，致小便数而大便干，故称"脾约"。而糖尿病亦为本虚标实，故加黄芪实其虚。脾约病在阳明，阳明燥热，糖尿病并发的阳明燥热便秘，以虎杖、紫草清而通之。便秘的治疗剂量很重要，剂量大了会泻下太过，小了会无效，剂量考验着对"热结"的精准把握。

▎ 糖尿病水肿：五苓散

五苓散是利水渗湿剂，临床上常用于急性肾炎、慢性肾炎、肝硬化腹水、心源性水肿、尿潴留等引起的水肿，也可以用于糖尿病并发水肿的治疗。张仲景在《金匮要略·消渴小便不利淋病脉证并治第十三》里说："渴欲饮水，水入则吐者，名曰水逆，五苓散主之。"又说，"小便不利，微热消渴者，五苓散主之"。

五苓散只有五味药，但配伍精当。泽泻甘、淡，性寒，归肾和膀胱经，既利水渗湿，又泻热化浊，一般用 15 克，为君药，在治疗糖尿病肾病中，根据病情也可用到 30 克甚至更多。猪苓（去皮）、茯苓

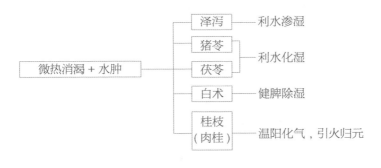

五苓散

为臣药，助泽泻利水渗湿。"微热消渴者，五苓散主之"，这里的微热可以是太阳表邪未解之热，也可能是原生的里热内邪，泽泻的利、清、渗均能一网祛之。"渴欲饮水"，说明机体缺水；"水入则吐者"，表达的是体内已水满为患，称为"逆水证"，也称"膀胱蓄水证"。水是往下走的，下不去了就是逆，可以逆到人体任何部位，所以五苓散的治水范围比较广。膀胱蓄水，意味着膀胱和肾的气化功能失司，下焦气化功能失司，就可能出现上焦的渴和全身的水肿。气化有赖于阳气的蒸腾，所以，本方佐以桂枝，温阳化气以利水消肿。张仲景原方用桂枝有解表散邪之意，在糖尿病并发水肿的治疗时用肉桂，肉桂既有引火归原、温阳化气的作用，也有一定的调节血糖的作用。肉桂一般用6克，根据具体的寒热征象，以及泽泻的用量，其剂量可以更小或更大。如果热象非常显著，就要去肉桂，加车前子、苦参等。白术也是本方的佐药，水肿与脾的水湿代谢

水是往下走的，下不去了就是逆，可以逆到人体任何部位，所以五苓散的治水范围比较广。

功能也有关系，所以佐白术以健脾运化水湿。总之，五苓散是一个很好用的经方，可以通过化裁治疗各种糖尿病引起的水肿。

阴虚论 孙思邈及其用药特点

药王孙思邈

小便不利，水停中也，水停则不化津液，故消渴也。发表利水，止渴生津之剂，惟五苓散能之。

——《医宗金鉴》

讲到孙思邈，不禁要多说几句，因为他是一位真正的中医集大成者，在他的身上，我们可以看到几乎全部的中医思想和智慧。尽管前有扁鹊、张仲景、华佗，后有金元四大家、张景岳、李时珍，等等，在群星璀璨的星空中，《大医精诚》[1]的光辉把中医济世救民的实践变成了一个宣言。

疗法可以没有"学"，有"技"就行。中医学之所以能称之为一门医学，前提是有哲学，不同的医学奉行着不同的哲学。孙思邈以医为体，以道为用，融合儒、佛二学，为后世展现了一部恢宏的中医画卷。《千金要方》和《千金翼方》尽显中医对生命的认识和对疾病的治疗，当然还有许多流传至今的养生方法。这些方法他自己用，也给别人用，他用自己的人生践行了他所诠释的医学和文化对健康的意义。

西魏大统七年（541），孙思邈出生于一个贫寒家庭，如他自己所

---

1 《大医精诚》：出自唐代名医孙思邈所著《千金要方》第一卷，是中医学典籍之论述医德的一篇极重要的文献，为习医者所必读。

说："幼遭风冷，屡造医门，汤药之资，罄尽家产"。这样一个从小贫疾交加，为了看病耗尽钱财的人，最后活到了101岁，其中的原委有二。第一，别人治不好我的病，我可以自己学医自己治；第二，治病离不开治人。所以，在孙思邈的行医实践中还奉行着一些信条。

先发大慈恻隐之心，誓愿普救含灵之苦。

——《千金要方·大医精诚》

生子皆良，长寿忠孝，仁义聪慧，无疾，斯盖文王胎教也。

——《千金要方·妇人方上》

若知进不知退，知得不知丧，嗜欲煎其内，权位牵于外。其于过分内热之损，胡可胜言……以香沾之，身数沐浴，务令洁净，则安道胜也。

——《千金翼方·退居》

性自为善，不习无不利也。性既自善，内外百病皆悉不生，祸乱灾害亦无由作，此养性之大经也。

——《千金要方·养性序》

淡然无为，神气自满。

——《千金翼方·养性禁忌》

胎息守五脏。

朝旦未起，早漱津令满口，乃吞之，啄齿二七遍。

——《千金要方·养性》

孙思邈在糖尿病的认识和治疗上有许多原创，相当一部分至今仍是我们防治糖尿病的准绳，当然也有一些内容有其缺陷已经成为历史。孙思邈在《千金要方》和《千金翼方》中设立了《消渴》专篇讲述糖尿病。《千金要方·消渴》中记载了 53 首方剂，《千金翼方·消渴》中记载了 23 首方剂，除去重复的，孙思邈治疗糖尿病的方剂多达 64 首，涉及药物 142 味，其中有 135 味直到今天仍在使用。此外，孙思邈还记载了治疗消渴的 20 余首针灸处方，以及 6 首消渴医论。从这些丰富的治疗方法中，我们可以清晰地看出孙思邈治疗糖尿病的主要脉络和用药特点。

｜ 思邈六味方

在糖尿病的病因上，孙思邈强调了三点。第一是经常服用辛温燥烈之品，这一点在《千金要方》中的李文博案中已有说明（详见前文）。第二也是前人所认识到的，长期饮食肥甘厚味，孙思邈在强调以酒为代表的饮食危害时是这么说的："凡积久饮酒，未有不成消渴，则大寒凝海而酒不冻，明其酒性酷热物无以加，脯炙盐咸，酒客耽嗜，不离其口，三觞之后。制不由己，饮啖无度，咀嚼鲊酱不择酸咸，积年长夜，酣兴不解，遂使三焦猛热，五脏干燥，木石犹且焦枯，在人何能不渴。"（《千金要方·消渴第一》）。第三，孙思邈认为年轻时纵欲过度，老了容易得消渴。孙思邈最后得出的病机是"夫内消之为病，当由热中所致"。这种说法继承了《黄帝内经》的"二阳结谓之消"，以及张仲景的"白虎加人参汤"的思路，但在治疗上更加突出滋阴降火、生津清热的作用，将滋阴和生津摆在了前面。

我们来看图，这个图基本概括了孙思邈在治疗糖尿病上的用药规律和特点。

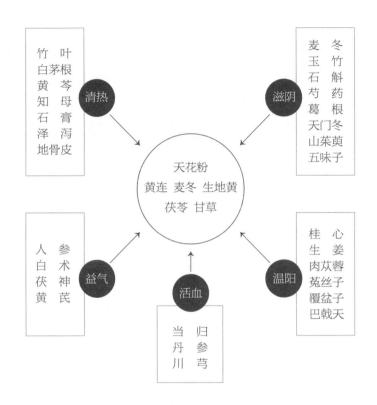

孙思邈治疗糖尿病的用药规律和特点

孙思邈用得最多的药是瓜蒌根（天花粉）。《本草纲目》谓："栝楼根，味甘、微苦、酸，酸能生津，故能止渴润枯，微苦降火，甘不伤胃，昔人只言其苦寒，似未深察。"在孙思邈 60 多首治疗糖尿病的方子当中，有一首原文称作"治大渴秘方"的"栝楼粉"方，只有一味药——"栝楼根"，即天花粉。它的制备和服用方法是这样的："深掘一大栝楼根，浓削去皮至白处止，寸切，水浸一日一

123

夜，易水经五日，取出烂捣碎研之，以绢袋滤，如出粉法干之，水服方寸匕，日三四。亦可作粉粥奶酪中食之，不限多少，瘥止。"今人对这种制备方法或许没有耐心，那也可以直接煎煮饮用。

在孙思邈治疗糖尿病的诸多记述中，我们可以看到滋阴生津法使用最为频繁，其次是清热泻火，还有一些方剂配伍了补气或温肾之法，个别使用了活血之法。许多年前，我们在整理《千金要方》治疗糖尿病的用药特点时发现，当把最常用的 6 味药挑出来放在一起时，恰好组成了一首完美的方剂：天花粉、黄连、麦冬、生地黄、茯苓、甘草，后来我们给孙思邈的这组药起了一个名字，叫"思邈六味方"，功能滋阴生津、清热降浊（糖的过多沉积也是一种浊）。如果把黄连和茯苓换成葛根和五味子，就是现在的中成药"玉泉丸"。这个方子我们在糖尿病早期和糖尿病前期的患者身上使用，都有一定的疗效。

现在给患者只开六味药的方子不多了，在大处方的影响下，用几味药的方子可能会让患者疑惑能否治疗像糖尿病这样的"大病"？但是只要经过准确的辨证，我更相信少而精的经方力量。我很喜欢欣赏别人的处方，特别是有点书法味道的处方加上精当的配伍，那简直就是一件作品，既可以看出开处方的人对疾病的理解，也可以看出其对生命的理解。遗憾的是，现在电子处方越来越多了，我们可以学习的机会也越来越少了。

当然，处方最终的样子是由病情决定的。"思邈六味方"的加味化裁可以扩大它的主治范围。总结起来，孙思邈治疗糖尿病所用的药物有滋阴、清热、益气、温阳、活血五大类，实际上对应着五种证型，孙思邈的习惯用药是：滋阴，常用麦冬、玉竹、石斛、芍药、葛根、天门冬、山茱萸、五味子等；清热，常用黄芩、竹叶、白茅根、知母、石膏、泽泻、地骨皮等；益气，常用人参、白术、茯神、黄芪等；温阳，常用桂心、生姜、肉苁蓉、菟丝子、覆盆子、巴戟天等；活血，常用丹参、当归、川芎等。这里要指出一点，孙思邈在糖尿病的治疗上强调滋阴和清热，但很多方子却用了桂心，有两点用意，一是考虑到阴阳关系，二是佐制方中之苦寒。

三黄丸

《千金翼方·消渴》里有一个病案值得一提，即"巴郡太守奏三黄丸"。这个医案用的方子只有黄芩、黄连、大黄三味药，但组方很有意思，根据四季的不同来确定每味药的剂量。

春三月：黄连（四两）、黄芩（四两）、大黄（三两）。

夏三月：黄连（七两）、黄芩（六两）、大黄（一两）。

秋三月：黄芩（六两）、黄连（三两）、大黄（二两）。

冬三月：大黄（五两）、黄芩（三两）、黄连（二两）。

方子的制剂用法是：上三味药，随季节调整用量，研粉混匀，炼蜜成丸如大豆，每日服 3 次，每次 5 丸。如果无效，加到每次 7 丸，服用 1 个月病愈。《千金翼方·消渴》里记载的这个方法很神奇，说"久服走逐奔马，常试有验"，即吃了这副药可以身轻气爽，奔走如马，我们权当这是一个比喻，但"常试有验"名不虚传。从"巴郡太守奏三黄丸"记载的主治来看：男子五劳七伤，消渴，不生肌肉，妇人带下，手足寒热者。这个方子更像一个补益方，这叫以泻为补，"大黄可以救命，人参可以杀人"说的也是类似的意思。"三黄丸"传承到今天，有了很方便的制剂，三黄片、黄连素片等都可以用于治疗相应的糖尿病病症，三黄丸的主药是黄芩，我们在对糖尿病的治疗上，论及清热燥湿，首选黄连，其次黄芩，即便是对其他消渴之火，黄芩也是常用的药味。我对黄芩的青睐是怎么形成的已经忘了，但有一次造访药王孙思邈的故里——铜川，才知道那里的地理标志药材就是黄芩，巧合总是让原本枯燥的书本知识变得有点儿意思。

▏提出饮食疗法

孙思邈在糖尿病防治上的贡献是历史性的，也是全面的。他很早就认识到了糖尿病的一些并发症，比如他指出："消渴之人，愈与未愈，常须思虑有大痈，何者？消渴之人，必于大骨节间发痈疽而卒，所以戒之在大痈也，当预备痈药以防之。"最重要的是，在1000多年前，他就提出了饮食疗法的建议。他提出糖尿病病人有几点要注意，第一是饮食，第二是房事，第三是咸的食物和面食。能在这三方面自律、谨慎的人，即使不吃药也没关系，如果不能做到，即使吃了最好的药也救不了自己，所以要深思谨慎。关于饮食与药物的关系，孙思邈也有精辟的论述："食能排邪而安脏腑，悦神爽志，以资血气""安身之本，必资于食，救疾之速，必凭于药存。不知食宜者，不足以存生。"（《千金要方》）而且，孙思邈用对饮食疗法的态度来衡量一名医生的良莠，他说："若能用食平病、释情、遣疾者，方可为良工"。作为一名医生，"当须先洞晓病源，知其所犯，以食治之，食疗不愈，然后命药"。然而遗憾的是，这些灿烂的思想如今已沦为一些医生临床时不屑的配角，其后果是我们要为药物的滥用付出眼下看不见的健康代价。透过孙思邈的食疗观念，至少我认为食即是药（中药）、药即是食，中医用酸、甜、苦、辣、咸来描述中药的作用，其预先的规定是把中药和食物放在了同一个范畴，中药只不过是一种特别的食物。

当然，孙思邈的贡献不仅在于医药的使用方面，他还对为医者有着深刻的洞察与理解，除了《大医精诚》暂且不表，他还讲了一些非常重要的话，如"若针而不灸，灸而不针，皆非良医。针灸不药，药不针灸，尤非良医也。……知针知药，固是良医。"上面我们说孙思邈眼里的良医离不开"食"，这句话又讲良医离不开"针灸"，为什么？为什么古代中医都强调趋向自然的治疗方法？这是天人合一生命立场的体现。关于针灸治疗糖尿病的故事，我们放在后文细述。

脾虚论 从胡适医案说起

陆仲安治消名方

我对糖尿病的兴趣启蒙于我的父亲。40年前，我看到父亲给病人开方子，生黄芪用到了80

这些灿烂的思想如今已沦为一些医生临床时不屑的配角，其后果是我们要为药物的滥用付出眼下看不见的健康代价。

克，着实让我诧异，但病人好了！例子一多，父亲在我心目中也牛了起来。后来我又发现了一位更牛的人，让我对"黄芪"这味药偏爱至今。

故事从一个充满悬疑的医案说起。1920年秋冬之际，胡适患病，下肢浮肿酸痛，口渴，多饮，多尿，是典型的糖尿病肾病证候。作为新文化运动的旗手，胡适只相信西医。不幸的是，他得病的时候班廷还正在实验室里分离胰岛素，所以，他在西医院治疗了一个月，病情也未见好转。于是，先有李石曾向胡适推荐中医治疗，被胡适婉言谢绝。在病情日重、危及生命的情况下，马幼渔再次劝说胡适接受中医治疗，并推荐了陆仲安[1]先生。这次胡适接受了中医。经陆先生的一番诊治，胡适很快奇迹般地好了。这让中医反对派情何以堪，后来，这个医案演变成了一个公案，中、西医两大阵营站在不同立场论战这个事件。不过无论怎么论战，治疗结果是一个事实，以胡适为《秋室研经图》的题跋为证。《秋室研经图》是翻译家林琴南为感谢陆仲安治愈家人的病症，特意为他作的一幅画，后来胡适看到后写下了这样一段话：

林琴南先生的文学见解，我是不能完全赞同的。但我对于陆仲安先生的佩服与感谢，却完全与林先生一样。我自去年秋间得病，我的朋友学西医的，或说是心脏病，或说是肾脏炎，他们用的药，虽也有点功效，总不能完全治好。后来幸得马幼渔先生介绍我找陆仲安先生

---

1 陆仲安（1882—1949），近代名医，先在北京，后移居上海。曾为张静江、孙中山、胡适等名人看病，因善用黄芪而有"陆黄芪"的雅称。

诊看。陆先生也曾用过黄芪十两、党参六两，许多人看了，摇头吐舌，但我的病现在竟好了。去年幼渔的令弟隅卿患水鼓，肿至肚腹以上，西医已束手无法，后来头面都肿，两眼几乎不能睁开，他家里才请陆先生去看。陆先生以参、芪为主，逐渐增至参、芪各十两，别的各味分量也不轻，不多日，肿渐消灭，便溺里的蛋白质也没有了。不上百天，隅卿的病也好了，人也胖了。隅卿和我的病，颇引起西医的注意，现在已有人想把黄芪化验出来，看他的成分究竟是些什么，何以有这样大的功效？如果化验的结果，能使世界的医学者渐渐了解中国医学药的真价值，这岂不是陆先生的大贡献吗？我看了林先生这幅《秋室研经图》，心里想象将来的无数《实验室研经图》，绘着许多医学者在化学实验室里，穿着漆布的围裙，拿着玻璃的管子，在那里做化学的分析，锅子里煮的中国药，桌子上翻开着《本草》《千金方》《外台秘要》一类的古医书，我盼望陆先生和我都能看见这一日。

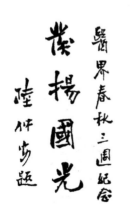

陆仲安题字

胡适得病和一般人不一样，他只相信西医，但病又是中医治好的，于是他为我们描绘了一幅中、西医结合的经典画面。中、西医之间的纷争不只是一个医学问题，我们的重点也不是谈这个公案，而是陆先生治疗糖尿病的方法。胡适这个医案让当时的许多人难以置信，俞凤宾（中华医学会和全国医师联合会创

建者之一）几经辗转抄到了陆仲安给胡适开的原方，为了便于交流，俞
先生以开明的态度把方子刊登在《中西医药杂志》上（1920年11月18
日初诊方药），并附编者注：胡君之病，在京中延西医诊治，不见效，
某西医告以同样之病，曾服中药而愈，乃延中医陆君处方，数月愈。

陆仲安给胡适开的处方：

生芪四两，云苓三钱，泽泻三钱，木瓜三钱，西党三两，酒芩三
钱，法夏三钱，杭芍三钱，炒于术六钱，山萸肉六钱，川牛膝三钱，
三七三钱，甘草二钱，生姜三钱。

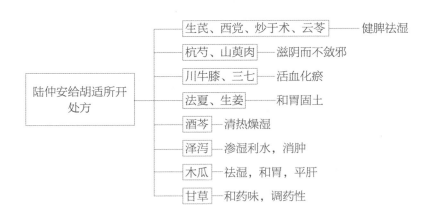

陆仲安给胡适所开处方

我没有查到陆先生对这个处方的方解，仅以个人的理解造次
一二。陆先生总体上采取了以土治水的方法，在用药上的体现就是生
黄芪4两（民国时期1两约30克），100多克的黄芪用在一副药里，算
得上是个大手笔。培土健脾的中药那么多，为什么黄芪成了陆先生的
特色呢？这是我要说的重点。

黄芪与脾虚

黄芪用于糖尿病的治疗由来已久，它的运用或明或暗地一直在体现着培土思想，了解了黄芪的药性，也就了解了"培土"的重要性。最早体现这一思想的是张仲景的"白虎加人参汤"，再一次体现的是孙思邈的"黄汤"，黄汤组成有黄、桂心、芍药、当归、甘草、生姜（各二两），黄芩、干地黄、麦冬（各一两），加大枣（不详）。有学者分析，"黄"即指黄芪，不过明代以前黄芪治疗糖尿病只是一个"配角"。到了明代，黄芪的地位大大提升了。

有一个传说，曾有一位僧人，他用一种植物给当地的百姓治疗消渴，效果很好。结果有个郎中很好奇，于是他暗地跟踪这个僧人，发现僧人采的植物是黄芪，后来经过一番琢磨，他明白了一个道理，黄芪这味药最大的特点是培土固本补脾气，黄芪能治疗消渴，那么，消渴的原因抑或与脾虚有关？这种以疗效反推病因的逻辑，中医就叫"以药测证"，这种认识方法虽然有点朴素，但是很接地气，中医的一些理论就是这么来的。传说是民间总结现象或者道理的一种方式；一个方法，到了医学家那里就可能成为知识或学说。我们来看一看明代大医们是怎么说黄芪的。

明朝御医戴元礼在《证治要诀·三消》中说："诸消不宜用燥烈峻补之剂，惟当滋养，除消脾外，心肾二消，宜用黄芪饮。"他又在《证治要诀·渴》中说："诸病久损，肾虚而渴，宜八味丸、黄芪饮、四物汤加人参、木瓜各半钱。"黄芪饮里有两味中药，黄芪和甘草，黄芪用量6两。八味丸是六味丸加附子、肉桂，如果再加黄芪、甘草、人参、木瓜，这很容易又把我们拉回到陆仲安先生的那个

（消渴）乃脾胃之根蒂也。以甘温之药为之主，以苦寒为之使，以酸为之臣，佐以辛。

治糖名方上，这种双向的回归就叫印证。当然，名家之所以成为名家，是因为他们除了印证，还有创新。

明朝《医学纲目》作者楼英在《消瘅门》开篇讲："渴而多饮，为上消；消谷善饥，为中消；渴而便数有膏，为下消"。在该篇中段，他介绍了消渴的治疗方药方法，最后有一段是这么讲的："（消渴）乃脾胃之根蒂也。以甘温之药为之主，以苦寒为之使，以酸为之臣，佐以辛。心苦缓，急食酸以收之。心火旺，则肺金受邪，金虚则以酸补之，次以甘温及甘寒之剂，于脾胃中泻心火之亢盛，是治其本也。"可见楼英已把脾胃作为了消渴的根本，甘温之药非黄芪莫属。

明朝一代名医李梴，少年习儒，青年时因病学医，晚年感慨初学医者没有好的门路，于是总览医书，"论其要，括其词，发其隐而类编之"，著成《医学入门》8卷。《潜德录》评价李梴的这部著作："其论以不欺为本，养性为功，行仁为要，博极群书为究竟。"李梴在《医学入门·消渴》中写道："治渴，初宜养肺降心，久则滋肾养脾。盖本在肾，标在肺，肾暖则气上升而肺润，肾冷则气不升而肺焦，故肾气丸为消渴良方也。然心肾皆通乎脾，养脾则津液自生，参苓白术散是也。"李梴讲"养脾则津液自生"是在强调脾的重要性。到了清末民初著名医家张锡纯那里，"养脾能生津"又有了新的表达，他索性提出"黄芪滋阴"之说。他说："黄芪不但能补气，用之得当，又能滋阴。"张锡纯曾治疗一位患有"身热劳咳"的老妇，先用六味地黄丸、左归饮之类滋肾阴药剂，不效，遂改用生黄芪六钱、知母八钱，服数剂后显效。这些理论似乎在说：黄芪——气阴皆通乎于脾。

回到参苓白术散，方有白扁豆、白术、茯苓、甘草、桔梗、莲子、人参、砂仁、山药、薏苡仁十味中药，加减变化用途很广，除了治疗慢性腹泻外，还可以治疗功能性消化不良、老年慢性支气管炎、肾病综合征、慢性鼻窦炎等，如果加上黄芪，就是治疗糖尿病腹泻的经典方药。

我们从临床角度讲了那么多"黄芪—糖尿病—脾"之间的关系，如果再追问一句，连接脾与糖尿病的逻辑是什么呢？沿着中医的思辨再向原始的境地走一步，我们能想到的是脾和能量同属一个味道，能量在机体里的运化途径构成了消渴的发生原理（参看"脾与消渴运化图"）。

痰湿论　肥人多痰湿

▎费伯雄的《医醇》

如果有一个病，它广泛地涉及了中医药知识体系的方方面面，那么，这个病就是糖尿病。所以，学习和认识糖尿病的过程，不失为一个加深对中医药知识理解的途径。

前面我们讲了糖尿病与内热、阴虚、肾虚、脾虚的关系，虚多实少，然而，糖尿病是一个虚实夹杂的疾病，它"实"在哪儿呢？现在我们说说糖尿病与痰湿的关系。痰和湿，是中医讲的两种致病因素，同根同类同性，时而合二为一，时而各自为"政"。

2 型糖尿病患者中肥胖者很多。关于肥胖，中医有一条格言叫"肥人多痰"。明确提出糖尿病与痰有关的医家是清代的费伯雄。他用毕生的心血写了一部书——《医醇》（24 卷），意思是医贵"醇正和缓"，发先秦良医医和、医缓之风。不料，咸丰年间的一场战火把《医醇》文稿连同藏版烧为灰烬。此等打击对一个作者是何等的残酷！但是，费伯雄后来撑着老态艰难的身躯，凭着回忆为我们留下了《医醇賸义》（4 卷，撰于 1863 年），所以，这部书不得不看。

费伯雄对糖尿病的认识，受到宋元"三消分治"的一些影响，把消渴分为上消、中消、下消来治疗。传统的"三消分治"一度是糖尿病治疗的主流，数位医学大家都有所论述。我们先来补上这一课，看看在宋金元时期有关消渴的"三消分治"。

┃ 金元四大家的"三消"治疗

"三消"的概念是在《太平圣惠方》中提出来的："夫三痟者，一名痟渴，二名痟中，三名痟肾。"其认为病本在肾，病机为元气衰虚，热毒积聚于心肺，腥膻并伤于胃腑，脾中受热，五脏干枯，四体羸，斯皆五脏精液枯竭，经络血涩，荣卫不行，热气留滞，遂成斯疾也。饮水多而小便少者为痟渴，常用中药天花粉（栝楼根）、黄连、苦参、知母、麦冬、生地黄；食多而饮水少，小便少而赤黄者为痟中，常用中药天花粉、黄连、石膏、知母、麦冬、泽泻；饮水随饮便下，小便味甘而白浊，腰腿消瘦者为痟肾，常用中药天花粉、熟地黄、五味子、枸杞子、麦冬、桑螵蛸。此外，治疗痟肾的处方还有熟干地黄丸、苁蓉丸、肾沥汤、黄连黄芪丸、茱萸黄芪丸、熟地黄散、白茯苓丸、黄芪散、菟丝子散、人参鹿茸丸等十余首方剂（《鸡峰普济方》）。

刘完素在《三消论》中也分三消："若饮水多而小便多者，名曰消渴。若饮食多而不甚饥，小便数而渐瘦者，名曰消中。若渴而饮水不绝，腿消瘦而小便有脂液者，名曰肾消。"刘完素对"渴"的认识广泛而全面，他说：有言心肺气厥而渴者，有言肝痹而渴者，有言脾热而渴者，有言肾热而渴者，有言胃与大肠热结而渴者，有言肠痹而渴者，有言小肠瘅热而渴者，有言病疟而渴者，有言肥甘石药而渴者，有言醉饱入房而渴者，有言远行劳倦遇大热而渴者，有言伤寒胃干而渴者，有言病热而渴者，有言病风而渴者。刘完素一口气说了"渴"的14种情况，看似繁杂，归结为一句话："三消者，其燥热一也。"治疗上常用的中药有黄芩、黄连、石膏、知母、生地黄、芍药、地骨皮等。

张从正的"三消论"是"三消皆从火断"，意思是三消都从火论治。《儒门事亲》云："故火在上者，善渴；火在中者，消谷善饥；火在上中者，善渴多饮而数溲；火在中下者，不渴而溲白液；火偏上中下者，饮多而数溲，此其别也。"治疗方法是先以三黄丸攻下，再以桂苓甘露散、白虎汤、生藕节或生地黄汁相间而服。桂苓甘露散的组成：茯苓（去皮）、泽泻各30克，甘草（炙）、石膏、寒水石各60克，白术、官桂（去皮）、猪苓各15克，滑石120克。上药研末，每服9克，温汤调下，生姜汤尤良。

李东垣继承了三消"皆燥热为病"的思想，分类方法有所不同。他在《兰室秘藏·消渴论》中说："高消者，舌上赤裂，大渴引饮，白虎加人参汤治之；中消者，善食而瘦，自汗，大便硬，小便数，调胃承气三黄丸治之；下消者，烦躁引饮，耳叶焦干，小便如膏，六味地黄丸治之。"此外，李东垣是脾土为本的倡导者，他的"内伤脾胃百病生"的学术思想也影响着他对糖尿病的治疗，他在《消渴论》七方里突出了升麻、柴胡、人参的作用，也可以看见藿香、木香、兰香、白豆蔻等芳香化湿的用药特点，这似乎是在发展"治之以兰"的消渴治则。

"阳常有余，阴常不足"的倡导者朱丹溪，自然是以阴虚为本来认识糖尿病的，《丹溪心法·消渴》这样说："上消者，肺也，多饮水而少食，大小便如常；中消者，胃也，多饮水而小便赤黄；下消者，肾也，小便浊淋如膏之状，面黑而瘦。"糖尿病阴虚燥热，治法要生津、降火，用药为知母、天花粉、五味子、黄连、葛根、生地黄、茯神、麦门冬等。朱丹溪的这些论述未出孙思邈其右，但有一个小偏方倒很实用：黄连末、天花粉末、牛乳、藕汁、生地黄汁，用后二味药汁为膏，调和前三味药，适当佐以姜汁，徐徐留舌上，以白水少许送下。

我们浓缩金元四大家对糖尿病的治疗，一是了解他们在思想上的异同，二是对比费伯雄的新主张，最终是为了开阔思路。在糖尿病的治疗领域，从来就没有一劳永逸的方法。

▎痰湿的治疗

费伯雄在三消分类和病位认识上与传统观点一致，但在病机分析和治疗上不同。他认为，上消在肺，盖火盛则痰燥，其消烁之力，皆痰为之助虐也，所以治法当于大队清润中佐以渗湿化痰，方用逢原饮：天门冬 4.5 克、麦冬 4.5 克、南沙参 12 克、北沙参 9 克、胡黄连 5 克、石斛 9 克、玉竹 9 克、蛤粉 12 克、贝母 6 克、茯苓 9 克、广陈皮 3 克、半夏 4.5 克、梨汁（半杯冲服）。中消在胃，痰入胃中与火相乘，食入即腐，易于消烁，治宜清阳明之热、润燥化痰，以除烦养胃汤主之：鲜石斛 15 克、石膏 12 克、天花粉 9 克、南沙参 12 克、麦冬 6 克、玉竹 12 克、山药 9 克、茯苓 9 克、广陈皮 3 克、半夏 4.5 克、甘蔗（三两，煎汤代水）。下消在肾，肾阴久亏，独阳无根，不安其宅，于是饮一溲一，夹有浊淋，腿股枯瘦，治宜急培养真阴、少参以清利，乌龙汤主之：龟甲 24 克、生地黄 18 克、天门冬 6 克、南沙参 12 克、蛤粉 12 克、女贞子 6 克、黑豆 9 克、山药 9 克、茯苓 6 克、泽泻（盐水炒）4.5 克、车前子 6 克、藕（三两，煎汤代水）。

我们剥开"逢原饮""除烦养胃汤"方药的包裹，可以看到化痰名方"二陈汤"的影子，也就不难理解为什么一些大夫在治疗糖尿病时常常套用"二陈汤"的原因。

痰与湿类同，都是津液、精血的异化，常常相互转化，湿聚成痰，痰散为湿。痰湿在糖尿病的发病过程中，特别是在中后期表现明显，也呈现出不同的证候，常见者有痰湿中阻、痰热（火）内扰、痰湿水犯、痰瘀互结等，其证治大致可概括如图。

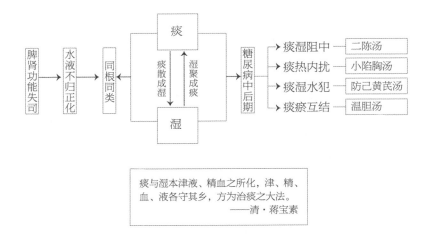

痰与湿本津液、精血之所化，津、精、血、液各守其乡，方为治痰之大法。
——清·蒋宝素

糖尿病痰湿图解

　　痰湿与津液运化有关，津液运化与气有关。《石室秘录》中把"肥胖—痰湿—气虚"的关系说得比较明确："肥人多痰，乃气虚也。虚则气不运行，故痰生之。"痰、湿的生成主要责之于脾气虚。脾虚是内因，饮食失调、劳逸失度是外因。脾失健运，不能把水谷变成精微物质，也不能运化水湿，加之升清降浊功能失常，使浊邪内存，痰湿内蕴。《诸病源候论》有"脾胃虚弱，不能克消水浆，故有痰饮也"。《景岳全书》云："夫人之多痰，皆由中虚使然，果使脾强胃健，如少壮者流，则水谷随食随化，皆成气血，焉得留而为痰？"张景岳认为痰还要责之于肾，《景岳全书》说："盖痰即水也，其本在肾，其标在脾。""五脏之病，但能生痰，故痰之化，无不在脾；痰之本，无不在肾。"我们综合一下，还是离不开先、后天之本。

血瘀论 瘀血去则不渴

| 祝谌予的治瘀名方

一个新的学说被提出来往往与当时大的学术背景关系很大。糖尿病从瘀论治成为一张"主牌"被打出来的时间很晚，大概是 20 世纪 70 年代的事。20 世纪下半叶，血液流变学（hemorheology）兴起，它是研究血液及其有形成分的流动性与细胞形变规律的一门学说。后来有学者用这门学说来探讨"血瘀"的本质，推动了"活血化瘀"学说的兴起，并且发展很快。活血化瘀方面的研究确实取得了不少成果，在一些慢性病的治疗上发挥了重要的作用，比如糖尿病。

关于糖尿病与"血瘀"的关系，古人认识得并不系统，但已经发现了其中的某些现象。《灵枢·五变》就有"血脉不行，转而为热，热则消肌肤，故为消渴"的记载。《血证论》说得更为具体："瘀血在里则口渴，所以然者，血与气本不相离，内有瘀血，故气不得通，不能载水津上升，是以为渴，名曰血渴，瘀血去则不渴矣。"在"三消论"盛行的宋金元时代，也有医著提到血瘀的问题，如《太平圣惠方》说"三消"的形成机制："斯皆五脏精液枯竭，经络血涩，荣卫不行，热气留滞，遂成斯疾也。""经络血涩，荣卫不行"就是血瘀。

把血瘀与糖尿病的关系讲解和运用得最简明清晰的人是祝谌予先生，他的基本观点是不论燥热、阴虚、气虚等，最后都会导致瘀血。他有一个代表性的调气活血方由五味药组成：广木香、当归、益母草、赤芍、川芎。另外，他还继承了施今墨的对药经验，如玄参配苍术、丹参配葛根、生黄芪配山药、生黄芪配生地黄等用来加减变化。祝谌予曾留学日本，兼备中、西医两套功底，他在糖尿病治疗的评价上也很早就采纳了西医指标，如玄参配苍术和丹参配葛根对血糖的改善，生黄芪配山药和生黄芪配生地黄对尿糖、蛋白尿的改善等。

▎ 所谓窠囊及治疗

我们以前说糖尿病的治疗，滋阴是一张牌，这很契合朱丹溪说的"阳常有余，阴常不足"。如果这句话要更符合糖尿病早期的话，那么，我们套用这句话，说"气常不足，血常有瘀"更是糖尿病中晚期常见的情形。其实，这句话还没有说完全，《血证论》说："血积既久，亦能化为痰水。"我们在临床上碰见比较棘手的问题就是"痰瘀互结"。古人把痰瘀互结的病理现象称为"窠囊"，《局方发挥》说窠囊的形成机制是："夫气之初病也，其端甚微，或饮食不谨，或外冒风雨，或内感七情，或食味过厚，偏助阳气，积成膈热……火炎上以致津液不行，清浊相干，气为之病。自气成积，自积成痰，又行痰挟瘀血，遂成窠囊"。它的临床表现有胸痹、痛证、痞证、便秘、腹泻、痢证、癥瘕、哮喘等，涵盖了糖尿病的多个并发症。窠囊病程长，迁延难愈，也恰似糖尿病的特点。古人在谈及窠囊的治疗时，也给出了代表方剂：二陈汤（茯苓、陈皮、半夏、甘草），桂枝茯苓丸（桂枝、赤芍、茯苓、牡丹皮、桃仁），滚痰丸（大黄、黄芩、礞石、沉香）。

┃ 一味苍术躁痰瘀

关于窠囊的治疗，最值得一提的是苍术的运用。宋代的医家许叔微说："（窠囊）莫若燥脾以胜湿，崇土以填科臼，则疾当去矣。于是悉屏诸药，一味服苍术，三月而疾除。"（《普济本事方》）没有比用燥脾胜湿治疗窠囊更好的办法了！仅一味苍术即可三月而愈。类似的话朱丹溪也说过："用苍术治痰饮成窠囊，行痰极有效，痰挟血遂成窠囊。"（《丹溪治法心要》）清代医家林佩琴在《类证治裁》中也重复了"苍术治痰饮成窠囊，行痰极效"。在近当代一些医家的用药中也能看到苍术的妙用，比如上面我们提到的祝谌予先生。《本草正义》中说，苍术气味雄厚，能彻上彻下，燥湿而宣化痰饮。有人还研究了苍术与血糖的关系，说它能降血糖，也有说它先升后降的。我没直接观察过苍术与血糖的关系，但是我也经常用苍术，也想表达点什么，想来想去我觉得"一味苍术躁痰瘀"大致上贴切。如果担心苍术味辛性温燥，恐伤其阴津的话，那就佐以山栀子、玄参、知母或黄柏，当然这些都是在糖尿病领域的运用。

气郁论　百病生于郁

┃ 肝的疏泄

气郁论，其实在本书"情志失配"里已有所讨论，这里从临床角度补充一些内容。

我们总是对那些能看得见、摸得着的东西更感兴趣，但中医的五脏，从来就不是一个具体的东西，固定在某个地方。中医的每个"脏"都有着它鲜活灵动的存在方式和功能表现，它的灵动和功能是随着天人合一以及五行的浩转流变展现的。所以，中医看病不是一个点，也不是一条线，而是一个面，或者一个网络。我们已经知道脾虚是糖尿病发病和治疗的关键之一，我们还知道脾土与肝木又是如何的难舍难分，《医贯》说"脾之用于动是木气"，肝属木，"木气"指的是肝气。

其实，糖尿病与肝的关系在历代医家的头脑里都在不时地闪烁着。比如《灵枢·本脏》说："肝脆则善病消瘅易伤。"《儒门事亲》说："消渴一症，如若不减嗜卧，或不节喜怒，病虽一时治愈，终必复作。"到了清代，肝在糖尿病治疗上的地位得到了大大提升。黄元御说："消渴者，足厥阴肝之病也。"（《思圣心源》）他甚至又说："消渴之病，独责肝木，而不责肺金。"（《素灵微蕴》）郑钦安在《医理真传·三消起于何因》中说："消证生于厥阴，风木主气，盖以厥阴下水而上火，风火相煽，故生消渴诸症。"沈金鳌在《杂病源流犀烛·三消源流》中说："消渴上中下虽似不同，其病原总属厥阴，厥阴者，风木之脏也……有郁于本脏者，则肝得邪而实，因而乘其所胜，阳明受

中医的每个『脏』都有着它鲜活灵动的存在方式和功能表现，它的灵动和功能是随着天人合一以及五行的浩转流变展现的。

之。"清代医家以其临床体会提出了糖尿病从肝论治的新主张，丰富了糖尿病的治疗体系。

回想一下我们学过的中医基础理论，温习一下肝的基本功能，就知道总有一款糖尿病，或总有几种糖尿病情形，在治疗上离不开肝木的作用。注意，这里的"肝"不是西医讲的肝脏，更不是肝功能生化检查报告。中医"肝"的概念起源于"大禹治水"的思想遗产，即万事以通为用，精神、经络、气血、脏腑，等等，关乎人体的一切都要畅通。中医说"肝主疏泄"，《说文解字》将"疏"解释为通，将"泄"解释为水，水之能泄就是通，东汉高诱在《淮南子注》中索性说"泄犹通也"。肝主疏泄，意味着人体气机的通畅，主要表现在如下方面。

消渴一症，如若不减嗜卧，或不节喜怒，病虽一时治愈，终必复作。

——《儒门事亲》

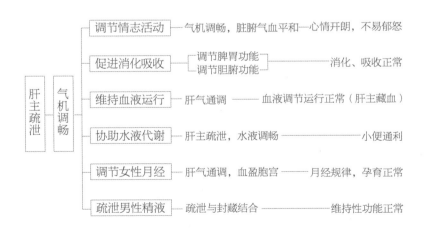

肝主疏泄的表现

143

| 肝的补泻

糖尿病是全身性疾病，肝的异常影响的是情绪、消化吸收、水液代谢、气血运行、女子月事、男子房事等，这些表现无论哪一种都可能与糖尿病并发症相关。肝失疏泄在临床上的表现很多，常见的有肝火炽盛、肝火侮金、肝胃郁热、肝脾不调、肝肾阴虚等，所以清肝、疏肝、柔肝、养肝等治法都可在糖尿病的治疗中运用。关于肝的问题，我们回到对肝的基本认知上来。什么是肝的基本认知，"天食人以气，地食人以味"，从这个意义上说，中医是一门充满"味道"（不是味觉）的学问。《素问·脏气法时论》给我指明了两条解决肝的问题的方法，一是"肝苦急"，解决办法是"甘以缓之"；二是"肝欲散"，解决办法是"食辛以散之"，或者用"酸泻之"。甘、辛、酸是治疗肝病在味道上的选择，不论药还是食。前文祝谌予的治糖名方第一味药是广木香，可以看出祝先生的辛散用意。"肝为将军之官，其志怒，其气急，急则自伤，反为所苦。"这是张景岳对肝的领会。李中梓说："违其性则苦，遂其性则欲，本脏所恶，即名为泻，本脏所喜，即名为补。"这是从脏腑特点上来实施补泻。肝性似柳，随风飘曳，所以，辛散即为补；肝性辛散，恶其收涩，所以，《素问·脏气法时论》说酸之为泻。那么，何以酸之为补？量适为补，量多为泻，这是阴阳转化的法则，一些治疗糖尿病的方子里用肉桂、五味子、山茱萸、细辛、乌梅、白芍、木瓜，等等，其精法妙理皆出于对这些肝之特性的实践领会。

中医治疗糖尿病有时非常简单，一些看似一般的方剂，如逍遥丸、柴胡疏肝散、四逆散、龙胆泻肝汤、一贯煎等通过加减运用，就能起到一定的疗效。其中的奥妙在于辛散和收敛这一对矛盾的解决。对于糖尿病来说，下焦的收散如同中焦的升降，它们之间的平衡关乎着血糖、血脂、血压、血尿酸等的稳定。

阳虚论 最后的结局

阳气的衰落

把阳虚这张牌放在最后讲，应对着糖尿病晚期常出现的光景，更是生命的光景。人的一生，从两精相搏（受精卵）开始，就是一部阳气的衰落史。

我们讲了阴虚、肾虚、脾虚，又讲到阳虚，这些都是糖尿病本虚标实特点在细节上的不同表现。

在阳虚与糖尿病的故事里，讲得最形象的是唐代的王焘。他认为机体的气化像是以火烧水，腰部的肾阳像是一个火炉，上部的肺像是个盖板，下面火力不够，水就不能蒸腾，没有蒸腾的水气，上面的盖板就会干燥不润，干燥就容易起火（热）。上面热下面寒，就叫上热下寒。他还说，水气就是食气（水谷精微），食气只有在有阳气的情况下，才能润泽上焦的燥热和平衡下焦的阳亢，才能避免干渴的出现；肾阳虚冷，谷气不能蒸化，下流为小便，这就是小便味甘的原因。他在《外台秘要》中还指出，消渴的病情与季节有一定关系，一般始于七八月，盛于十一二月，衰于二三月。王焘在1000多年前说的这个现象，与一些糖尿病患者的血糖呈季节性波动何其相近！如果用阳气在一年四季的消长规律来解释糖尿病可能出现的季节规律是再自然不过的事了。中医的天人合一，不仅仅是宏观的概念，更有微观的感知。

顺着王焘的这个比喻，一些医家更加明确地表达了他们关于消渴与阳气的认识。明代赵献可《医贯·消渴论》阐述："盖因命门火衰，不能蒸腐水谷，水谷之气不能熏蒸上润于肺，如釜底无薪，锅盖干燥，故渴。至乎肺亦无所禀，不能四布水津，并行五经，其所饮之水未经火化，直入膀胱，正谓饮一升溺一升……故用附子、肉桂之辛热，壮其少火，灶底加薪，枯笼蒸溽，槁木得雨，生意唯新。"另有医家张介宾在《景岳全书》中说："阳虚之消，谓宜补火，则人不信，不如釜底加薪。氤氲彻顶，槁木得雨，生意归巅，此无他，皆阳气之使然。"还有一些医家类似的描述不再赘述，医家说的话业已很白了，也没有必要解释，总之，补阳气的这张牌在明清时期得到了强调。

▎到底清热还是补阳

为什么金元时期刘完素开创的"寒凉派"会被质疑呢，甚至是被颠覆？我知道明代名医孙一奎是怎么质疑的。孙一奎是《赤水玄珠》的作者，他同族的一个兄弟得了消渴，请了一位大夫，他开始按滋阴降火的方法治疗，结果病情不但没好转，反而"致遍身如

人的一生，从两精相搏（受精卵）开始，就是一部阳气的衰落史。

癫，精神曩削，脉皆细数"，于是，改法易药，用温阳的方法，治以"肾气丸加桂心、五味子、鹿角胶、益智仁"，结果消渴愈无恙，稳定了许多年。后来口渴又复发了，又请了一个大夫治疗，这个大夫又以滋阴降火法治疗，这次还没等改法易药，患者就水肿而亡了。孙一奎记载的这个故事告诉我们两个道理：一是"寒凉派"对后世影响太大，首诊大夫一上手都是一派寒凉；二是有病要先请自家医生看，尤其要请像孙一奎这样的医生。孙一奎认为病变多有始同而终异之现象，故治法不可执一而无权变。他受《难经》命门学说影响，重视相火作用，指出对内伤发热、虚损、血证等病症不要滥用苦寒，畏投甘温之偏弊。他十分重视三焦元气的保护和治疗，既反对滥用寒凉，又指出了过用辛热的危害，认为不但纯阴苦寒之剂可致脾胃虚弱、元气损耗，而且若过用也会辛香散气，使真气耗散，或疏导太过，也可耗损元气。多么强的思辨头脑！孙一奎道出了临床的真实情形。

清代陈修园可以从四君子汤合干姜治疗产后消渴的病例中体会到白术与干姜的妙用。我也从阳气的感性原则中体会到，人的健康史就是一部阳气的衰减史，或许还影响着一个人的"学术史"。比如早年在与家父的交流中，清热、降火之类的话题很多，看得出他偏于寒凉；后来心阳、肾阳的话题多了，经常能听到他讲郑钦安如何如何；到了晚年，家父的床头总是放着一本翻烂了的《脾胃论》，这种变化让我知道医界又多了一个扶阳派。家父的变化一直都在影响我，然而我知道做一个扶阳派可以，但做一个"扶阳主义"者就不可取了，因为物极必反。

| 家父的一则回阳案例

补阳气有时候在走投无路时可以出奇制胜。列举家父的一则案例。

1978 年 3 月 11 日，一位侯姓 46 岁的男性，突然胸痛扑倒被紧急送到了医院，当时的医院记录：体温 38℃，脉搏 42 次/分，血压 70/40mmHg；急性病容，全身冷汗，瞳孔略大，对光反射存在，第一心率低钝几近听不见。心电图提示窦性心律，下壁心肌供血不足，急性期损伤，合并二度房室传导阻滞。西医诊断为急性心肌梗死合并心源性休克。医生随即进行了西医抢救治疗，6 天后病人恢复效果不显，于 18 日遂邀请中医会诊。家父诊见：胸闷、心痛、憋气、心悸、烦躁、气短、面色苍白晦滞、精神衰怠、汗多、纳食极微、夜寐不宁、舌质淡胖、边尖红，苔薄白略腻，脉沉涩、结代。首方：桂枝 4.5 克、薤白 9 克、旋覆花梗 9 克、瓜蒌 9 克、降香 9 克、郁金 6 克、赤芍 6 克、白芍 6 克、茶树根（因缺，易青茶代）6 克、半夏 6 克、陈皮 6 克、枳实 3 克、炙甘草 3 克，水煎两次，混合随意频服。19 日复诊，病人胸闷、心痛症状稍有改善，心悸、憋气、白昼汗多等依旧，脉涩、结代。二诊处方：附子 4.5 克、红参 6 克、黄芪 15 克、寸冬（麦冬）9 克、山茱萸 9 克、生地黄 9 克、丹参 9 克、五味子 6 克、牡蛎 24 克、炙甘草 4.5 克。20 日复诊，胸闷、心痛、憋气症状基本消失，汗出减少，烦躁，夜寐差，脉细涩、间有结代。处方：桂枝 3 克、红参 4.5 克、黄芪 15 克、白术 9 克、茯苓 9 克、当归 6 克、降香 9 克、丹参 9 克、生地黄 9 克、陈皮 6 克、酸枣仁 15 克、合欢皮 18 克、炙甘草 3 克、干姜 3 片、大枣 3 枚。21 日复诊，病情平稳见好，前方继服 3 剂。25 日复诊，日能进食 4 两，诸症继续转好，脉稳、无结代。上方去酸枣仁、合欢皮，桂枝易肉桂 2.5 克，加木香 3 克、郁金 9 克，送进 10 剂，诸恙告愈。

以上是治疗方法和结果，为什么这样治？这里还是誊挪一段家父 40 多年前自己的总结。

诚如上述，本例治疗中，西医之综合措施，对于改善心肌供血、防止梗死面积扩大起到积极作用。而中医则重视体质，方法灵活。如首诊根据'急则治标'的原则，投服通阳宣痹法，使邪实标证有所改善。二诊时发现邪未尽而正欲脱，便急进阴阳补法以回阳救脱。继则从恢复心的功能入手，北京中医药大学（原北京中医学院）任应秋先生谓心的功能，'首先是主阳气，其次是主血脉'，故运用温阳益气以增强体质，扩张冠状动脉，加强血液流动，佐以活血化瘀，与温阳相辅相成。为避免由此导致的壅滞之弊病，方中选用木香、陈皮，弗使补而呆滞，俾其补而灵动，良有益也。

糖尿病出现心阳不振、脾肾阳虚的情况不在少数。气虚日久就会发展为阳虚，阴虚日久也会发展为阳虚，阳虚一般是最后的结局，但有些糖尿病患者还没等到最后就已经阳虚，比如在后面章节中所看到的相关病例。

　　在本节结束之前，或许还留下了一个较初级的问题：历史上有那么多治疗糖尿病的学说、观点、看法、方法，好似一个万花筒，甚至有些方法相互矛盾，这是否意味着认识上的混乱？我们到底应该听哪一位论者的看法？你想简单了，都得听，没有办法，这是糖尿病的复杂性所决定的。不同的患者有不同的情形。正确如同真理，总是有限定、有范围的，古人的这些论述正是对糖尿病复杂本质的细节把握，所以，我们用八张牌来比喻它们之间的关系与配合，说的是每一次治疗如同一场牌局，胜负都在于玩法。那么，对于想玩这幅扑克的新手该如何入局呢？下一节介绍的内容或为方法之一。

7 从经典到传承

　　糖尿病的治疗虽然复杂，但可以从一条基本原理、一首基本处方开始。

辨病与辨证　气阴两虚

| 什么启动了消渴的病机

　　中医的疾病系统是按照道法自然的原则建立的，糖尿病被分类为"消渴"。从扁鹊到张锡纯，古人经历了盲人摸象般的探索，最终为我们留下了一幅充满玄变的糖尿病治疗"画卷"，画卷中有八条风景小道，曲径通幽，越走越迷人。

　　其实，玩好上面的"八张牌"，已经足以应对各种情形的糖尿病了，但是，似乎还有一些困难，那是因为打牌要有规则，这副牌的规则全部隐藏在中医的思想和知识体系里。所以，要打好这副牌有两个前提，一是要具备一定的中医知识，二是要用中医的方法论和世界观思考糖尿病。不过，没有中医功底也没关系，也不用担心那些庞杂气阴两虚串起了从脾瘅（糖尿病前期）到消渴（糖尿病）的整个病机基础。

的规则，糖尿病本身就是一门课，通过它，患者可以领悟生命，医者可以领会中医。所以，糖尿病就像一所大学，我们从"辨病"起步。辨病是人们认识机体"故障"的方式之一（还有其他方式），它可以把具体问题抽象化，把复杂问题简单化。

在上一章节中，我们把 2000 年的经验浓缩为 2 万字，如果进一步的浓缩，会得出什么结论？或者更准确点说，什么是糖尿病最基本的病机规律？如果要用 4 个字表达的话，那就是"气阴两虚"。气阴两虚串起了从脾瘅（糖尿病前期）到消渴（糖尿病）的整个病机基础。我们用一个简单的图来示意。

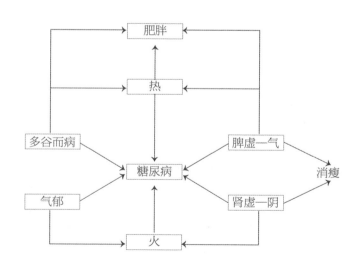

从脾瘅到消渴病机示意图

《黄帝内经》指出，五脏都弱的人容易得糖尿病，这是糖尿病患者的脏腑特点，脏腑特点决定了中医的体质类型。五脏皆病治从本，"本"有两个，先天者为肾，后天者为脾。脾和肾的阴阳、寒热、虚实情形很多，脾气虚、肾阴虚是更为基础的表现。回顾前文对糖尿病起源的一些分析，这幅示意图所表达的意思是：多食、气郁、气阴两虚启动了糖尿病，并按照这条主线向前演化。

基础病机

首先，我们从症状上说明气阴两虚的基础性。症状是身体"故障"的表现，同一个症状可能由于不同的原因导致，比如口渴。内热可以口渴，肺热可以口渴，胃热可以口渴，肺阴虚可以口渴……引起口渴的原因很多，刘完素在《三消论》中讲了 14 种口渴的原因。在这些口渴的因果关系中，因中之因是气阴两虚。多谷而病的前提是脾气虚，内热伤阴的前提是肾水之源本不盛足。所以，在治疗中，清热可以治疗口渴，益气加清热或者益气养阴加清热更可以治疗口渴。我们在"脾与消渴运化图"中讲了脾气虚与多饮、多尿以及血糖的关系，在"思邈六味方"里看到阴虚的重要性，再往细节中分析，肾与饥饿感也有关系。气阴两虚不仅揭示了糖尿病的主证，也是糖尿病其他证候的演化基础。

临床中，如果患者表现出了症状，那么，不论辨病还是辨证，我们都有了下手的依据。但是如果患者没有症状，该怎么办？无症可辨的现象在糖尿病早期常常会出现。有病就一定有证，无症并不意味着无病。有一病必有一主方，这是徐灵胎告诉我们的。所以，《素

问·至真要大论》说的"谨守病机，各司其属，有
者求之，无者求之"用在这里十分应景。"有者求
之，无者求之"，求的是病机，对于大多数糖尿病
患者来说，这个病机就是气阴两虚。在对糖尿病的
病机讨论上，气阴两虚有两个意思，一是它描述了
糖尿病病机最一般的特点；二是气阴两虚对应着大
多数的糖尿病情形，这样讲起来似乎严密一些。更
为严密的表达要属著名中西医结合糖尿病专家林兰
教授的一项研究，她已经用科研的方法统计出气
阴两虚型糖尿病占到了糖尿病的 75.2%。从病机来
讲，如果特点在一个阶段可以成为重点，那气阴两
虚的这两个意思可以统一起来。

▎糖尿病的五个阶段

辨病和辨证结合，是目前比较时髦的一种治病
模式，西医的辨病和中医的辨证在这个环节上有了
一些结合的空间，比如辨病方便我们进行疗效的评
价、药物联用以及预后判断。但是，如果仅停留在
西医层面上来理解辨病中的"病"，对中医疾病概
念下的辨证实际帮助不是很大。所以，这个"病"
还要从中医的角度来理解，赋予它确切的内容。这
样，以气阴两虚展开的糖尿病讨论及辨证治疗是一
个有逻辑内涵的途径。

以证为凭，以精为准，以适为度，以效为信。

——程莘农

　　以气阴两虚展开的糖尿病临床思辨是以"证"为对象的，证是在开处方之前要搞清楚的问题，不仅是糖尿病，其他病症皆如此。程莘农院士在临床中常说四句话："以证为凭，以精为准，以适为度，以效为信"，可以作为看病的座右铭，病看得好不好，都是这四句话的实践轮回。

　　糖尿病的自然史从中医学的认识去分析，大致经历了这样一个过程——多谷而病、情志失配、五脏皆柔弱，三者长期联合作用在一起，导致身体产生一个基本变化，即气阴两虚。气阴两虚开始时表现为燥热伤津、口干等热盛津伤类症状，在损伤不严重的情况下也可能表现为无症状。这个阶段如果失于治疗，就可能出现痰湿。张景岳说："五脏之病，但能生痰，故痰之化，无不在脾；痰之本，无不在肾。"接下来可能出现一个更为普遍的特征，即以血瘀为特征的病程，"气为血之帅"这个概念从病机上理解就是气虚日久可以导致血瘀，从治疗上理解就是活血不益气等于治标不治本。血瘀的形成，有风、寒、湿、燥、火各种具体的原因，但离不开气虚。气和阴之间是阴阳关系，互相转化。中医整体论思想在糖尿病治疗上的体现之一，就是活血化瘀要与益气养阴相结合。著名糖尿病专家、国医大师南征提出的"滋阴清热、益气养阴、活血化瘀"三法合一的治疗思想更是基于对糖尿病的特征性把握，体现了糖尿病的复杂性和整体性的统一。

　　在糖尿病的中后期，还有一种情形，那就是"血中伏热"。这个热可能是早期的余热，也可能是新发内热蛰伏于血脉中，夹杂着瘀血或痰湿，出现寒热错杂的表现。糖尿病发展到最后阶段的特点是阳气的衰败。其实，气虚的发展就是阳虚，它们之间没有明显的界线，阳虚和阴虚也是一个互为因果的关系，所以糖尿病最终可能导致阴阳俱虚，当然这是在没有干预情况下的一个自然过程。

要精确描述糖尿病的自然过程是一件非常困难的事，它是一个全身性疾病，涉及的病症很多，比如中后期还可能出现风类证候，因为血瘀和阴虚等都可以导致内风的出现。所以，我们在这里对糖尿病5个阶段（或特点）的描述只是一个轮廓。

如果上面的总结是以时间轴来描述的话，下面我们再从空间概念上梳理一下糖尿病的辨证纲要：病位上，脏腑辨证以脾（气）肾（阴）为纲；病性上，糖尿病是一个虚实夹杂、本虚而标实的疾病；病势上，经历了一个由二脏同病到五脏俱病的过程。此外，从证候看，糖尿病常常表现出阴虚燥热、痰湿中阻、瘀血阻络、血中伏热、阴阳俱虚的证候特点。以上总结是为了给出一个一般性的意见，主要针对初学者而言。糖尿病已经越来越多地出现在我们周围，了解糖尿病可能成为每一个医生都无法回避的责任。

处方模型　经验方

┃ 看上张锡纯

一种复杂的疾病，能找到一个基本的病机，然后用一个主方去治疗，这是一个多么美好的愿望。大凡美好的东西，都是过程没有终点，而且愿望越高过程越长，此外，相信这个愿望还要有一个前提，那就是要相信徐灵胎的一句话：有一病必有一主方。那么，糖尿病的主方是什么呢？ 20多年前，我们也尝试着开启这条探索之路。

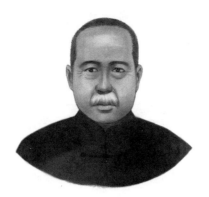

张锡纯

　　我们在探寻糖尿病主方的道路上几经周折，后来被张锡纯[1]的"滋膵饮"所吸引。这个方子由生黄芪15克、生地黄30克、生怀山药30克、山茱萸15克、生猪胰子（切碎）9克组成，原方用法是将猪胰子等分两份，前四味煎汤，送服猪胰子4.5克，再续煎浓缩，再送服剩余的4.5克。我记得我们当时停留在这个方子上不是基于医学知识上的判断，而是一些常识性的思考，说来也很简单。首先这个方子简单，有经方的味道；其次，张锡纯是近代中国医学史上最重要的医家之一，也是中西医汇通开创性的人物，他的思想和方法在时间性和空间

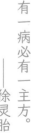

有一病必有一主方。
——徐灵胎

1　张锡纯（1860—1933），我国近现代医学临床家、医学教育家。1916年在沈阳创办中国第一间中医医院——力达中医院，1930年创办国医函授学校，其代表作《医学衷中参西录》开创中西医汇通之先河。

性上有所包容；当然，最重要的一个理由是他说他用这个方子治疗消渴屡试屡效，所以才敢"笔之于书，以公诸医界"。如果不相信张锡纯，那还应该相信谁呢？他有一段话是这么说的：

　　盖膵为脾之副脏，在中医书中，名为"散膏"，即扁鹊《难经》所谓脾有"散膏"半斤也（膵尾衔接于脾门，其全体之动脉又自脾脉分支而来，故与脾有密切之关系）。有时膵脏发酵，多酿甜味，由水道下陷，其人小便遂含有糖质。迫至膵病累及于脾，致脾气不能散精达肺（《内经》谓，脾气散精，上达于肺）则津液少，不能通调水道（《内经》谓，肺通调水道，下归膀胱）则小便无节，是以渴而多饮多溲也。尝阅《申报》一片胡××者，因病消渴，延中医治疗，服药竟愈。所用方中以黄芪为主药，为其能助脾气上升，还其散精达肺之旧也。《金匮》有肾气丸善治消渴。其方以干地黄（即生地黄）为主，取其能助肾中之真阴上潮以润肺，又能协同山萸肉以封固肾关也。又向因治消渴，曾拟有玉液汤，方中以生怀山药为主，屡试有效。近阅医报且有单服山药以治消渴而愈者，以其能补脾固肾，以止小便频数；而所含之蛋白质，又能滋补膵脏，使其"散膏"充足；且又色白入肺，能润肺生水，即以止渴也。又俗传治消渴方，单服生猪胰子可愈。盖猪胰子即猪之膵，是人之膵病，而可补以物之膵也。此亦犹鸡内金，诸家本草皆谓其能治消渴之理也。鸡内金与猪胰子，同为化食之物也。愚因集诸药合为一方，以治消渴屡次见效。因敢笔之于书，以公诸医界。

　　虽然我们的视线停留在了"滋膵饮"上，但并没有停止对它的分析。这段话落点在脾、肾和猪胰子。我们先说猪胰子，用猪胰子是民间所谓"吃啥补啥""以脏补脏"的古老认识，这个说法有道理吗？借此多说两句。"以脏补脏"并不只是中国人才有的想法，它是古代全世界人都会有的一个直觉经验。1883 年瑞士外科医师埃米尔·科歇尔（Emil Kocher）曾描述过甲状腺切除手术后的患者萎靡不振，科歇尔将绵羊的甲状腺给患者吃，结果患者萎靡不振的症状消除了，由此科歇尔发现了甲状腺素。1909 年，科歇尔由于发现可以用绵羊甲状腺治疗该病而获诺贝尔奖。胰岛素是胰脏里的东西，直接或间接地获取胰岛素就可能治疗糖尿病，于是 20 世纪初期，国外有不少医生把狗或牛的新鲜胰腺磨碎，用溶液浸泡，过滤掉杂质，将提取的液体给糖尿病患者用，结果都失败了，后来有人这样解释：胰腺内有胰岛素，同时有胰蛋白酶，胰蛋白酶消化蛋白质，胰岛素也是一种蛋白质，在提取过程中由于胰岛素和胰蛋白酶混在一起，胰岛素被胰蛋白酶破坏掉了。其实，胰蛋白酶在胰腺中没有降解，还没有消化蛋白质的能力，不管是将动物的胰脏切碎、水煮，或者更原始一点直接食用，都没有成功治疗糖尿病的可靠证据。所以，"以脏补脏"无论是否成立，张锡纯方子中起作用的一定不是猪胰子。那么，前四味药可能是起效的关键，这是我们后来验证了的。

人体以热和能量的方式向前进化，糖尿病的历史也折射着生命的演化，而其中葡萄糖无疑是一个主角。

渴痹康 II

一位医生的经验一般是在另一个经验的启发下获得的。凭借我们对糖尿病疾病规律的理解，以及过往的临床经验，我们团队在"滋脒饮"基础上化裁出了"渴痹康 II"这个方子，方子只有6味中药：生黄芪、山茱萸、生地黄、水蛭、丹参、牡丹皮。其中，君药为生黄芪、山茱萸；臣药为生地黄、丹参、水蛭；佐药为牡丹皮。该方的处方原则重在益气滋阴，兼以活血通络、清热凉血，主要用于糖尿病并发微血管及神经病变的治疗。

这个方子不仅在临床上使用，我们还做了一些实验研究，用了当时（20世纪90年代）比较先进的方法来观察这个方子的疗效。第一步，先制作糖尿病大鼠的模型，将"渴痹康 II"制成散剂，按200克糖尿病大鼠每日进食30克计算，每天每千克给药12克的剂量（此剂量为成人的6～7倍），加工成含8%中药的饲料，拌食给药，连续服用两个半月。其间测定了体重、24小时饮水量、24小时尿量、血糖、痛阈、神经传导速度，以及毛发、活动等一般情况。整个研究是在与空白组大鼠和模型组大鼠对照下进行的。实验结果显示，用药7周后所观察的指标得到了明显的改善，与模型组比较相比有显著性差异。第二步，从多元醇代谢及神经缺血途径，从血管内皮因子及神经组织 NO、第二信使等方面探讨了"渴痹康 II"的作用机制。围绕这个研究，我们发表了多篇论文，这些都为"渴痹康 II"的作用提供了依据。在我们后来的临床中，"渴痹康 II"被广泛地用在以气阴两虚、血瘀为特点的中后期糖尿病中。"渴痹康 II"的一般剂量配比为：

生黄芪 35 克，山茱萸 15 克，生地黄 12 克，丹参 12 克，水蛭 3 克，牡丹皮 10 克。

▍2个经验方

中医治疗糖尿病，有没有一个处方规律或模型（经验方）？只要病机清楚就应该有，只不过它要有一定的针对性，或带有病程的阶段性。如果说"渴痹康Ⅱ"是以益气、滋阴、活血为原则构成糖尿病中后期的一个处方模型的话，那么往前推，对糖尿病早期，我们也经常使用一个经验方作为基础辨证的模型，它更多地包含了糖尿病早期燥热的病机特点。这个方子依然是"滋膵饮"的化裁。

方剂的组成：生黄芪 30 克，茯苓 15 克，山茱萸 15 克，生地黄 12 克，知母 12 克，牡丹皮 10 克，赤芍 10 克，黄连 10 克。

这个方子并不复杂，一眼就可以看出它的方义。在功效上除了突出益气、滋阴、清热作用外，也兼顾了化湿、活血、凉血的功效。我们知道，在同一类功效下面有不同的中药，在同一个组方原则下面也会有不同的中药配合，怎么用虽然是个经验问题，但要说清楚。

我的用药习惯大部分传承于我的父亲。20 世纪 80 年代初，我曾看到父亲给病人开完方子后嘱咐患者吃些黄连素片，我问其原因，父亲说："清热燥湿。"后来我也学着用，也有了一些案例。2011 年独立医学人文记者戴戴采访我后，在《健康时报》发表了一篇《父亲用黄连素治糖尿病》的文章，引起不少关注，也引起我对黄连的进一步考究。我检索

方剂中的中药作用是否需要西医药理的证明？

了几乎所有黄连与糖尿病相关的文献，中医方面自不用说，现代医学方面也有不少研究显示了黄连对胰岛素抵抗的改善等作用。对赤芍这味药，我也非常喜爱。2005年，在研究生做糖尿病课题的时候，课题的设计已完成，我又额外地加了点"私货"，将一瓶浓缩好了的赤芍溶液交给学生观察，为了避免主观影响，我特意嘱咐"顺便观察一下，可能不会有什么效果"，但后来学生意外地说降血糖的效果挺好。这个结论对我来说其实是想看到的，但是它可能带来了另一个问题，即方剂中的中药作用是否需要西医药理的证明？如果需要，我们完全可以列举大量现代药理学报道和相关知识来解读中药调节血糖的机理（通过药理学实验证明至少有几十种中药有降糖作用），但是这种解释在中医的文本里不一定合理，中药的作用是在一定条件下（比如在方剂中的角色）被确定下来的，所以，我们还是强调中医的组方逻辑。

不可否认，的确有一些中药突破了自己的疆域跑到西医药理的实验田里结出了果实，比如知母、丹皮、黄芪、黄连、赤芍等。如果首先在中医的组方原则下，又发现那些药味本身就有调节血糖的作用，那么，这算不算一种中西医结合呢？对这个问题的回答就因人而异了，不管算不算，自然界一定存在为糖尿病而生的中药，不论从哪个视角讲，它都能给糖尿病病人带来益处，这是我们愿意这样理解和探寻的。

在实际临床中，我们遇到的问题远非是一个模型能够解决的，难一点的我们放在后面讲，先来说说简单的。比如，随着治未病意识的提高，在临界状态的糖尿病患者群中的一部分人，他们能清晰地意识到糖尿病要提早干预，于是来看病了。但是，他们并没有明显的症状，医生给他们开药，他们或说："大夫，我不想吃药，有没有不吃药的方法？"这还真是有办法可循。1996年，我们采用针灸干预糖尿病就是在这种情形下起步的。现在我们还是先说完"药"的问题。

不想吃药物，可以吃食物，中药和食物在中医的世界里是同一个范畴，都有"四气五味"，都是按照每味药的寒、热、温、凉和酸、甜、苦、辣、咸来平衡人体的阴阳失调的；中药的炮制如同食物的烹饪，洗、渍、泡、煨、炒、煮，沿着伊尹开创的"治大病如烹小鲜"的道路，我们才有了"药食同源"的概念。我为大家提供一个药食同源的调理方：生黄芪、西洋参、山茱萸、黄精、桑叶、蒲公英、栀子。这个方子不是治疗处方，但可以作为特定人群（比如糖尿病前期）的养生保健方，它的功效是调气养阴、清热降火，也就是说，它适用于气阴两虚、有内热或内火的人。

对药的运用　相得益彰

｜ 对药的意义

一味中药所显示的药力除了要看在哪里用，还要看和谁在一起用。"在哪里用"是找用武之地，"和谁在一起用"是找帮手，这就是"对药"的意义。单味中药的性味是固定的，但病情是变化的，对药的搭配可以让治疗更加灵活有效。如我们前面所说，糖尿病

对药凸显了中医博大深邃的生命理念和治疗艺术。

163

出现痰瘀以后经常用苍术，这是宋代的许叔微、元代的朱丹溪、清代的林佩琴以及当代的祝谌予等医家共同的经验，即所谓"一味苍术燥痰瘀"。但是，苍术容易生燥，而糖尿病本身也容易燥化，所以，苍术这味药用在治疗糖尿病的时候经常与凉润一些的药搭配使用，如栀子、玄参、赤芍、黄柏、苦参等。这样既可以发挥苍术燥脾益气以除痰祛湿化瘀的作用，又可以避免其燥性太过的副作用。当然，这只是对药的一种运用方式。

対药中的一攻一助，一升一降，一散一守，一温一寒，一润一燥，一补一泻，或相辅相成，或相使相佐，或相反相成。

中药里不仅包含着药理，还闪烁着思想，尤其是对药凸显了中医博大深邃的生命理念和治疗艺术。对药中的一攻一助，一升一降，一散一守，一温一寒，一润一燥，一补一泻，或相辅相成，或相使相佐，或相反相成。对药的搭配思想充满着应对复杂病情的对立统一策略，这种策略恰好符合了糖尿病虚实夹杂的病性，以及寒热错杂的实际病情。所以，在辨证处方的原则下，对药的运用很重要，也很有效。下面是糖尿病治疗中常常使用的一些对药。

| 对药举隅

黄芪在糖尿病治疗中的搭配较多。黄芪配知母，黄芪益气升阳，配清凉滋阴的知母，使益气升阳不失滋阴降浊；黄芪配山茱萸，温阳不伤阴，滋阴不抑阳；黄芪配赤芍，益气活血，兼以赤芍之凉平衡黄芪之温；黄芪配代赭石，黄芪升补，代赭石苦降，可用于糖尿病之虚咳不降，也用于胃气虚而不降；黄芪配紫苏子，黄芪升，紫苏子降，一升一降，调节肺、大肠升降出入异常的咳喘、便秘等；黄芪配鸡内金，黄芪升补，鸡内金既可健脾，亦可降胃气，这对建立中焦升降的运化平衡很有帮助，中焦气机直接关乎血糖的平衡；黄芪配防己，补正不恋邪，祛风除湿利水，糖尿病水湿内停者常用。

黄连也是治疗糖尿病常用的中药。黄连配半夏，寒温相佐，燥湿化痰，辛开苦降，除痞散结；黄连配黄芩，清热泻火，燥湿和中；黄连配吴茱萸，一寒一热，平肝和胃；黄连配升麻，一清一散，透泻上焦和中焦热火。在清热降火方面，除了黄连的配伍，还有桑叶配蒲公英清解糖尿病之热毒；黄芩配栀子清热泻火、折肝阳以散郁。

葫芦巴作为糖尿病常用药，在需要温阳的情况下经常搭配运用。葫芦巴配巴戟天，温而不热，补阳安神，另巴戟天性温而体润，又能祛头面邪气，糖尿病眼病等亦可用；葫芦巴配薤白，通阳，化瘀，散结；葫芦巴配制附子，大温大热，用于糖尿病阳气虚甚；葫芦巴配肉桂，引火归原，温阳化气。此外，巴戟天配熟地黄，阴中求阳，补阳不折润。

在糖尿病并发瘀血的对药上，地龙风行善钻，与赤芍相配，不仅可以凉血活血，而且搜风通络之功不可小觑；赤芍配玄参，强强相助，活血凉血相得益彰，是治疗高血糖、高血脂、高尿酸的有力助攻组合；赤芍配郁金，活血，清肝，散结；鸡血藤配豨莶草，寒热相济，活血通络舒筋；牛膝配桔梗，一升一降，宣通气阴；水蛭配丹参，活血，破瘀，散结；鬼箭羽配僵蚕，活血凉血，化痰散结，此两组对药均是利用虫药的灵动之性通散气血之痹阻，糖尿病周围神经病变、肾病等均以常配；丹参配葛根，是比较经典的糖尿病对药，对调节血糖有一定作用。此外，豨莶草配威灵仙、牡丹皮配泽泻、牡丹皮配郁金等在活血化瘀方面也是不错的对药。

　　糖尿病常有痰湿为患，在除湿化痰方面，除了上面讲的苍术等搭配外，茯苓配薏苡仁，健脾化湿，相辅相成；苦参配泽泻，清热利湿；远志配石菖蒲，化痰开郁，定志安神；石菖蒲配竹沥，一温一凉，化痰利湿开窍；半夏配陈皮，燥化痰湿，行气散痞。

　　在疏肝柔肝上，白芍配柴胡，养阴疏肝；白芍配生地黄，滋阴养阴，肝肾同求；白芍配桂枝，通阳化阴；白芍配枳实，柔肝散郁；川楝子配延胡索，一寒一温，疏肝泻热，理气止痛；牡丹皮配白蒺藜，一寒一温，平肝开郁。此外，柴胡配香附、柴胡配牡丹皮、青皮配木香等在疏肝理气方中亦为常配。

　　在糖尿病并发便秘方面，虎杖是一味常用药。虎杖配紫草，清热凉血通便；虎杖配肉苁蓉，一寒一热，平衡肠道阴阳，润通大便。在腹泻方面，赤石脂配诃子肉，涩肠敛肺，用于便溏；砂仁配莲子，健脾止泻等。

　　我们这里所列举的对药，只是供大家学习参考，糖尿病治疗中对药运用是广泛而灵活的。高学敏在其《中药学》中，对"对药"给了个说明："人们习惯把两药合用能起到协同作用，增强药效，或消除毒副作用，抑其所短，专取所长，或产生与原药各不相同的新作用等经验配伍统称为'药对'或'对药'。"的确，对药只是一个用药习惯，习惯就不是原则，所以，我们学习"对药"更主要的是学习对药之思想。对药之思想也是临床辨治思想的一个体现，用好了可以成为方剂主治的"点睛"之笔。

并发症治要 对证下药

| 纲举目张

糖尿病并发症是一个约定叫法，它是指在糖尿病基础上继发产生出来的疾病，分为慢性并发症和急性并发症，这里我们主要讲慢性并发症。慢性并发症是糖尿病致残、致死的主要原因，主要包括：大血管病，如脑血管、心血管和下肢血管的病变等；微血管病，如肾脏病变和眼底病变；神经病变，包括感觉神经、运动神经、自主神经病变等。从这段描述我们可以看出糖尿病并发的不是一系列"症"，而是一系列"病"。是病就应该有病因病理，一般认为糖尿病慢性并发病与长期高血糖、高血脂、高血压，以及衰老等原因有关，多元醇旁路、糖基化终末产物（AGEs）、蛋白激酶 C 等可能是慢性并发症的共同基础。

西医讲"病"，中医讲"证"。病和证这两个概念不太相干，所以，有了两种看病方法，前者叫辨病治疗，后者叫辨证治疗。有人相信这两种治疗方法可以结合在一起，这叫作辨病与辨证的结合，把病视为纲，把证视为目，纲举目张以治疗糖尿病并发病。如果再琢磨一下这个"病"是指西医的病还是中医的病，可能对治疗来说会有一些额外的意义。

如果我们把"病"看作是西医的病，辨病就是辨清楚西医的病名，辨病和辨证结合就是指在西医的病名下按中医的证型分类去治疗，这是一个可以接受的理念，尽管有人不赞同，我们也可以把它降格为一个策略，至少它符合中医学"同病异治"的治疗原则。然而，从另一个角度看，同病异治的逻辑又与标准化的原则向背，我们的理想是找到那个唯一正确的治疗方法，这样我们的临床诊疗标准、指南、路径才有依据，所以，同病要同治，大家的临床动作要统一规范。谁又能保证同病同治是唯一正确的呢？个性化治疗又该被置于什么位置？不论如何讨论这个问

∞∞∞∞∞

谁又能保证同病同治是唯一正确的，个性化治疗又该被置于什么位置？

题，迄今为止，辨病与辨证的结合仍是中西医能够结合的为数不多的一个方面。

　　如果我们把这个"病"看作是中医的病名，把辨病放在中医的范畴里来讲，就不会有太多的世界观上的冲突。西医对大多数病都有一个病因病理方面的说法（尽管有些并不十分说得清），中医也应该有（尽管中医对疾病的概念还十分模糊），但这正是要努力的地方。比如糖尿病以及并发病在疾病的概念下有什么相对稳定或广泛的特点呢？前面我们讨论过糖尿病的病机特点，论述了气阴两虚的普遍性，并且已经把这一普遍特点论证到疾病的全过程，但是作为并发病它的普遍性不仅仅表现在气阴两虚，还表现出血瘀的特点，换句话说，随着糖尿病病程的发展，血瘀成了糖尿病并发病的一个相对普遍的病机特点。因此，益气、养阴、活血也成了治疗并发病最广泛的治法。

　　对应着益气、养阴、活血法，我们又被拉回到"滋膵饮"化裁的那个经验方：生黄芪 35 克、山茱萸 15 克、生地黄 12 克、丹参 12 克、水蛭 3 克，牡丹皮 10 克。这个方子算是我临床运用和体会较多的一个方子，如果按照上面讲的看病逻辑，它经常作为糖尿病并发病的基础方来加减化裁使用。如何加减化裁？要根据不同并发

病所表现出的一些兼证或兼证的相兼，比如风寒火燥、痰湿水逆、寒热阴阳等证候的具体表现对证化裁。糖尿病到了并发病阶段，一般都是一个复杂的状况，即使我们前文描述的糖尿病那5个阶段，也是牺牲了许多细节的一个粗线条的轮廓。因此，我们还要从并发病出发补充一些体会。

▎糖尿病合并心脏病变

糖尿病合并心脏病变最常见的是冠状动脉粥样硬化性心脏病（简称冠心病），糖尿病性冠心病与一般冠心病十分相似，可以无明显症状，一般常见的症状是心慌、心律失常、胸闷、胸部疼痛等。当病情发展发生心肌梗死，出现胸骨下部严重的压榨样疼痛，或放射至左侧腋窝、肩臂等，甚至有濒死感，还可能伴有呼吸短促、晕厥、血压下降、恶心、出汗等，中医称之为"胸痹"或"真心痛"。糖尿病性冠心病一般以气阴两虚、心血瘀阻为特点。

化裁方：生黄芪30克，生地黄15克，牡丹皮15克，赤芍15克，郁金15克，丹参15克，川芎12克，红花10克，甘草6克。

功效：益气养阴，活血通络。

随证加减：本方重用黄芪益气温阳，并以生地黄滋阴，牡丹皮、赤芍活血凉血、散结宽胸，其凉性兼佐制黄芪之温。糖尿病并发冠心病要权衡寒热、痰浊、阴阳之象，常见有以下权变之证。有痰或兼热者，加苍术、瓜蒌，燥痰化痰；或远志配石菖蒲，化痰开郁，安神定志；或石菖蒲配竹沥，一温一凉，化痰利窍；或半夏配陈皮，燥化痰湿，行气散痞。有心脾肾阳虚者，去牡丹皮、赤芍，选加葫芦巴、巴戟天、薤白、制附子、肉桂、干姜等。有阴阳二虚者，去牡丹皮、赤芍，选加人参、山药、炙甘草、当归、附子、肉桂、干姜等。有水气凌心者，去生地黄、赤芍，加桑白皮、五加皮、茯苓皮、防己、桂枝等。此外，阴虚盛者，可选加五味子、山茱萸、白芍、麦冬等；气阴两虚甚至大汗淋漓者，可重用黄芪、龙骨、牡蛎、防风等；瘀血闭阻甚至疼痛剧者，可重用丹参、牡丹皮、郁金，选加细辛、降香、枳壳、延胡索、乳香、没药等。

▎糖尿病合并脑血管病变

糖尿病合并脑血管病变最常见的是中风，中风分为中经络和中脏腑两大类。中经络类似于缺血性脑卒中引起的脑梗死，中脏腑类似于一般说的脑实质出血。糖尿病患者中脏腑的发生率与非糖尿病患者相近，而中经络的发生率却是非糖尿病患者的 4 倍。而且，糖尿病患者中风有两个特点：一是致残率更高；二是更容易发生再次卒中。糖尿病中风在临床表现上，早期可能无明显症状，或仅感一侧肢体无力、麻木，轻症者头痛、头晕，常发生在清晨；发病后可能出现半身不遂、语言障碍、认知或精神障碍，与脑血管病的一些症状相同。糖尿病中风的病机多以气阴两虚、脉阻风扰为特点。

化裁方：生黄芪 20 克，生地黄 15 克，丹参 12 克，当归尾 12 克，赤芍 15 克，桃仁 15 克，地龙 12 克，水蛭 3 克，鸡血藤 12 克，豨莶草 12 克。

功效：益气通络，和血祛风。

随证加减：所谓中风，核心是风。

糖尿病中风，本存气阴两虚。阴虚在血，血虚而风起，血瘀而风扇。经言，血和风自灭，故宜益气通络、和血祛风。此外，糖尿病中风要分析虚实之权重，标实多表现在风、火、痰、瘀之变化，常见以下兼证。痰瘀阻络者，选加苍术、瓜蒌、石菖蒲、半夏、陈皮、茯苓等。痰热腑实者，选加胆南星、竹沥、天竺黄、紫草、虎杖、大黄等。肝阳上亢者，选加生杭芍、黄精、怀牛膝、生赭石、桑寄生、车前草、夏枯草等。肝郁火旺者，选加山栀子、黄芩、龙胆草、桑叶、菊花等。阳气不振者，选加葫芦巴、肉桂、蜈蚣、杜仲、干姜、黑附子等。

| 糖尿病足

足部位于人体的最下端，距离心脏的位置最远。糖尿病随着气阴两虚、血瘀脉阻的加重，可能会引起糖尿病足。糖尿病足的表现特点：下肢疼痛及皮肤溃疡；间歇性跛行，即患者行走时，突然下肢疼痛难忍，一瘸一拐，或者干脆不能行走，这是下肢缺血的早期表现；足部发凉，足背动脉搏动减弱或消失；抬高下肢时足部皮肤苍白，下肢下垂时则呈紫红色；休息痛，是下肢血管病变进一步发展的标志，不但行走时下肢供血不足引起疼痛，而且休息时下肢也因缺血而疼痛，严重时可使患者彻夜难眠；坏疽，如病情进一步恶化，则脚上创口久不能愈，皮开肉裂，脚趾脱落，严重的坏疽会因为截肢而致残。糖尿病足是比较难治的病症，一般要益气养血、活血凉血、清热解毒等方法并用。

化裁方：生黄芪80克，丹参15克，生地黄15克，虎杖15克，赤、白芍各10克，红花10克，水蛭5克，连翘12克，金银花

15 克，瓦松 15 克，苦参 8 克，甘草 10 克。

功效：益气养血，通脉解毒。

随证加减：糖尿病足早、中、晚期表现不同，重点要权衡气血、湿热、痰瘀以及阴阳的盛衰。如气血虚甚，生黄芪用量还可增加，此外，还可加当归、怀牛膝、升麻等。如湿热毒甚，可加大方中清热祛湿药的剂量，还可加玄参、泽泻、蒲公英等。如痰瘀毒甚，可加大活血化瘀药的剂量，还可加地龙、川牛膝、苍术等。如阳虚脉痹，去连翘、金银花、瓦松、苦参、虎杖，生地黄换为熟地黄，加葫芦巴、桂枝、制附子、干姜、肉苁蓉等。

糖尿病视网膜病变

糖尿病视网膜病变是糖尿病最常见的微血管并发症之一，是在糖尿病控制不好的情况下，眼底微小血管变得脆弱，容易出血、渗出或闭塞等，即所谓的非增生性视网膜病变。随着视网膜的血供越来越差，为了弥补供血不足，就会生出新的小血管，但是，这些新生血管很容易破裂，导致出血，生成瘢痕组织，最后视网膜可能脱落而致失明，这就是增生性视网膜病，是一种严重的糖尿病并发病。视网膜病变在早期可能没有什么感觉，随着病情的发展，会出现视物变形、视力下降；若觉得眼前有黑影飘动，则可能有出血；视野缺损则提示有视网膜脱离。最后，该病可能发展为无视力，仅存感光，甚至完全失明。中药在防治眼底出血以及促进出血点的吸收方面有一定作用，主要的治法是益气养阴、清肝散血。

化裁方：生黄芪 60 克，菊花 20 克，生地黄 15 克，丹参 15

克，赤、白芍各 15 克，茺蔚子 15 克，虎杖 15 克，小蓟 15 克，白蒺藜 12 克，郁金 10 克，血竭（研末冲服）3 克，甘草 10 克。

功效：益气养阴，清肝散血。

随证加减：肝开窍于目，目病多郁，加之气阴虚久兼瘀则易发此疾。若肝郁热盛者，可酌加决明子、大黄、牡丹皮、柴胡、薄荷等；若兼有痰湿者，酌加牡蛎、山慈菇、苍术、泽泻等；若兼有阳虚者，酌加巴戟天、葫芦巴、香附、肉桂等；若肝肾虚甚者，酌加山茱萸、枸杞子、熟地黄、肉苁蓉等。此外，对于出血，根据出血时间还要做一些细节上的辨证，早期出血可加大牡丹皮、赤芍、虎杖的用量，还可酌加玄参，重在凉血活血；后期可加大益气活血的药味和剂量，重在散血活血。

糖尿病肾病

如果尿中出现蛋白，这提示你的肾脏可能受到了损伤。肾脏里面有很多毛细血管，它们就像是很多细小的过滤器，血液中的废物在这里被滤过，形成尿液，而有用的成分继续回收到人体的血液循环中。糖尿病日久可能损伤肾的微血管，从而导致物质代谢的异常，这就是糖尿病肾病。糖尿病肾病早期常无明显症状，随着病情发展可以出现泡沫尿、高血压、肢体浮肿等表现。中医学认为，糖尿病肾病是由于肾的气化不利所致，它的出现是以湿、痰、水三者的递进发展和瘀浊混合为患的过程，其中水肿是一个典型表现，治法上以益气养阴、温阳化浊为主。

化裁方：生黄芪 80 克，山茱萸 15 克，葫芦巴 15 克，丹参 15

克，鬼箭羽 15 克，僵蚕 10 克，薏苡仁 15 克，泽泻 15 克，苍术 12 克，肉桂 6 克。

功效：益气养阴，温阳化浊。

随证加减：糖尿病肾病的病机重点在"气化"，病邪上突出"浊"，这里的浊本质还是痰、湿、瘀所为，只不过因糖尿病肾病尿的表现特征赋予了浊的意味。我们对这个肾病方子做点儿说明。方中，生黄芪、山茱萸、葫芦巴、肉桂均性温而体润，在温阳气化上有着一能多功的作用；薏苡仁、泽泻、苍术突出祛湿的作用，因为湿为水肿之源；丹参、鬼箭羽合用以化瘀浊；僵蚕此处是利用其搜风之性以透阳气。糖尿病肾病在不同期、不同人中还有一些具体的证候特点。如湿热甚者，去葫芦巴、肉桂，酌加苦参、大黄、黄柏、车前草、牛膝等；阴虚阳亢者，去葫芦巴、肉桂，酌加代赭石、生龟板、生地黄、玄参、牡丹皮等；瘀血甚者，可酌加水蛭、地龙、血竭、忍冬藤、益母草、怀牛膝等；水气凌心者，酌加白术、猪苓、茯苓皮、葶苈子、防己、制附子等；肾气不固者，酌加金樱子、覆盆子、枸杞子、桑螵蛸、续断等。

糖尿病周围神经病变

糖尿病周围神经病变，是糖尿病最常见的慢性并发症之一，这个并发症发病隐匿，发展过程一般较长，近一半的人没有明显的临床表现，下肢麻木常常是早期的典型表现。糖尿病周围神经病变引起的麻木一般从远端开始，呈对称性逐渐向上发展；患者行走时会有脚着袜套样感觉或踩棉花等异常感觉；由于感觉麻木，患者对温度、疼痛不敏感，因此脚烫伤、垫伤后常不被察觉。除了麻木，糖尿病周围神经病变还可以引起疼痛，这种疼痛可以表现为钝痛、刺痛、灼热样痛等，往往夜间加重。此外，周围神经病变还可能出现多汗、腹胀、便秘、腹泻、恶心、食欲不振、阳痿、排尿障碍等自主神经紊乱症状。我们这里主要讨论对麻木、疼痛的治疗。中医一般把麻木责之为"不荣"，疼痛责之为"不通"。糖尿病周围神经病变出现的麻木、疼痛，通常是在气阴两虚基础上导致的气血不荣和经脉不通，其本虚在的血，标实在热、寒、湿、瘀等。

化裁方：生黄芪 40 克，山茱萸 15 克，生地黄 15 克，白芍 15 克，丹参 15 克，牡丹皮 12 克，水蛭 3 克，桑枝 25 克，海桐皮 15 克，地龙 12 克，甘草 10 克。

功效：益气养阴，蠲痹通络。

随证加减：糖尿病周围神经病变以气虚血瘀型较多见，从方义上讲，上面的化裁方重点在益气活血。此外，糖尿病周围神经病变的损害范围很广，表现出的证候特点也不一样，如阴虚瘀热者，去海桐皮，酌加黄连、忍冬藤、赤芍、玄参等；阳虚寒盛者，去生地黄、牡丹皮，酌加黑附子、肉桂、乌药、香附、续断等；风盛湿重者，加乌梢蛇、土元、防风、苍术、威灵仙等；阴阳俱虚者，去牡丹皮，生地黄换为熟地黄，酌加巴戟天、肉苁蓉、怀牛膝、淫羊藿、葫芦巴等。

▎脂肪肝

2 型糖尿病伴有脂肪肝的患者很多。糖尿病脂肪肝的产生与胰岛素分泌异常，血液中脂肪酸含量升高，以及肝脏内脂质代谢紊乱等有关。脂肪肝一旦形成，便与糖尿病相互影响，特别是对血糖的影响比较明显。临床中，我们经常发现，当口服降糖药物效果不好时，配合一些治疗脂肪肝的方药，在脂肪肝改善后，血糖水平也随之明显降低。

化裁方：生黄芪 30 克，生山楂 15 克，赤、白芍各 15 克，泽泻 15 克，薏苡仁 15 克，苦参 12 克，茵陈 12 克，牡丹皮 12 克，柴胡 10 克，枳实 10 克，鸡内金 10 克、甘草 6 克。

功效：益气活血，疏肝健脾化浊。

本方一般适用于无明显寒热表现的轻、中度脂肪肝。

我们总结一些经验是为了减少对知识的简单依赖，因为真实的临床是一个无比生动的世界，即使我们有了辨病和辨证结合的道路，也不敢说治疗的真理就已经出现了，除非我们相信只有科学可以解决我们遭遇到的所有问题，然而，眼下的临床道路我们依然脱离不了思辨和艺术的味道。

技术与艺术 治疗是临床思维之创造

｜ 法无定法

我们只能有限地规范临床路径，任何唯一的治疗标准终将失败，至少在糖尿病上如此。

中医与西医的情形有许多不同，比如中医治人，西医治病；中医靠悟，西医靠学；中医看人，西医看庙；中医求特色，西医求统一；中医求变，西医求定。这些都展现了中、西医在看病上的根本不同。我们划定中、西医的界线是为了更好地理解各自的看病方法和看病特点。

中医临床有句名言叫"法无定法，圆机活法"。这句话耳熟能详。之前一个真实生动的小故事让我真正理解了它，如今在我眼里它的意思就是创造。

又是一个炎热的暑期，在陕西虢镇的一个小医院里，一位老中医给一位老农民开了一剂方药，这位病人患有糖尿病。病看完了，但病人没走，他瞪着一双无奈的眼睛说没有钱拿药。此刻，所有的理法方药都变得毫无意义。这时，只见那位老中医思量了一会问："你家房上有没有瓦松？"病人说："有。"于是那位老中医让病人回去采一些瓦松，洗净熬水喝。我刚开始听到这番话没什么感觉，直到那位病人几天后来说不渴了的时候，我的好奇心一下活跃起来，瓦松也能治消渴？我翻遍手头的医书也没有找到能平息好奇的记载。这位老中医就是我的父亲，那个年代基层中医看病都很"土"，但保存着"古之医者，所用之药皆自备"（《医学源流论》）的好习惯，家父常常自己采药、自己炮制，采药的医生和不采药的医生肯定有所不同。我问父亲为什么给病人用瓦松，父亲指着床下一堆采集的草药说："看见没有，这堆草药里只有瓦松还绿着。"我豁然开朗，在炎热的夏天，能长时间保持生机的植物一定有顽强的生津能力，病人口干、口渴缺的就是津液。这种朴素的联想有一个专业的术语叫"取类比象"，有人把他称作象思维。这种看病近乎艺术，来源于生活，又高于生活。30多年后，我的一个博士生做课题，内容涉及卫生经济学，对我来说，这个故事也成了我了解卫生经济学的启蒙。

在历代医家的临床经验里，有许多医案怎么看都像是一出出舞台剧，既充满医理又有戏剧性。比如《名医类案》里有一出是这么"演"的。一个孕妇艰难地产下一子，突然出现了一个奇怪的症状，舌头吐在嘴巴外面收不回去了，这可咋办，产妇既难看又难受。周医生来了，他也未见过此等病情，不过凭借着他的中医素养，他说："舌为心之苗，此症必与心相干。"问曰："何干之有？"答曰："难产之时，子与母恐难二全，母心急如焚，心火上冲，加之生产用力过猛，舌纵出而不收。"于是，周医生制作了朱砂粉，把它涂在了患者的舌头上，又让两个女子搀扶着，令患者摆出产子之状。这时，墙外一个大盆从高处突然落地，听到一声巨响，患者闻声而舌收。朱砂，甘而微寒，归心经，有清心、镇惊、安神之功效，这是药理；巨声作响，恐则气下，肾属水，心属火，水能克火，这是中医临床心理学。

中医看病，不仅解决身体问题，而且也平衡与病症相关的心理冲突。五脏六腑分担了生命情感的所有情绪，这为病症的治疗提供了广阔的思辨空间，在医生眼里的病和患者心里的痛之间，用中医的方法论去挖掘病症深处的原因施以治疗，需要技术与艺术的结合。

▎捕捉弱症状

在实际临床中，很少遇见教科书描述的典型的患者，很多时候需要医生对隐匿线索的捕捉和思辨。

曾有一位男性房地产老板来看病，49岁，主诉是失眠，已经很多年了，他非常痛苦，而且患有 10 年的 2 型糖尿病，血糖不稳定，一直在打胰岛素（此前就诊医院调整的剂量为早 6 单位、午 7 单位、晚 7 单位、睡前 8 单位），同时服用拜糖平，每次 1 片，每日 3 次。患者还伴有便秘、乏力、面色㿠白、胃脘部胀满，舌暗红，苔薄白，脉细弦，有甲状腺功能减退史，别无其他不适，血压、血脂正常。这个患者的文化素养很好，他非常清晰地讲述了之前的治疗经过，似乎治疗失眠的辨证方药都用过了。如果时间允许，仔细听患者的陈述是临床思辨的重要借鉴，我以为用过的方法没有效，那剩下的或许还可以再试，于是我抓住摸脉时患者手腕有点凉的感觉（这虽然是个弱症状），以药测证，从益气养阴、温阳安神入手治疗。首诊处方如下。

中药：生黄芪 50 克、白术 15 克、山茱萸 15 克、熟地黄 12 克、肉苁蓉 30 克、葫芦巴 15 克、肉桂 6 克、茯神 15 克、远志 10 克、石菖蒲 10 克、枳实 10 克、丹参 12 克、葛根 15 克、干姜 10 克、甘草 6 克。14 剂，水煎服。

针灸：取穴印堂、神门、足三里、三阴交、太冲、中脘、关元、脾俞、肾俞。印堂、神门、足三里、三阴交、太冲，针刺留针 30 分钟；艾灸中脘、关元；脾俞、肾俞，得气不留针。每周治疗 2 次。

患者 2011 年 2 月 24 日初诊，经 13 天治疗，血糖平稳，便秘明显改善，睡眠稍有好转。前方去白术、熟地黄、枳实、干姜，加巴戟天 15 克、龙骨（先煎）25 克、牡蛎（先煎）25 克，14 剂。针刺加神庭、百会。胰岛素逐步减量，继续治疗。3 周后，患者睡眠等显著改善，胰岛素用量从每天 28 单位减到 11 单位（早 2 单位，午饭、晚饭、睡前各 3 单位）。继续治疗，方药调整为生黄芪 30 克、山茱萸 15 克、生地黄 15 克、玄参 12 克、茯神 15 克、苍术 10 克、葫芦巴 15 克、巴戟天 12 克、远志 10 克、石菖蒲 10 克、丹参 12 克、葛根 15 克、甘草 6 克。2011 年 4 月 28 日治疗结束（其间略有微调），诸症皆消，胰岛素用量降至午、晚各 2 单位，拜糖平如前继服。随访 1 年，病情稳定，失眠等无复发。

本案例说明有时候主症不一定能引导出一个准确的辨证，患者的治疗史与疾病史同样重要，对弱症状（不是主要症状）的发现和分析有时显得更有意义，比如当疗效不好需要更方之时。

｜ 没有相同的两个病人

我们常常以为并发症都是疾病发展到后来才出现的，其实不然，有时候并发症很早就出现了，辨证的过程也是早期发现糖尿病的过程。

2010 年，一位乔姓患者来就诊，女，36 岁，就诊时的诊断清楚，为外阴瘙痒，已经看了很多医生，用了多种内服、外用的方法，效果不稳定，时好时坏。经初步四诊后，这个患者除了身体略胖一点外，也未发现其他不适症状或体征。但是，长期的瘙痒就一定有"证"的问题。中医看病充满着经验直觉，因为这个患者稍胖，在没有更多信息的情况下，凭借自然的直觉我想到了糖尿病，于是问她血糖如何，她说每年体检都正常。我建议她去做个糖耐量试验。3 天后报告显示，餐后 2 小时血糖 10.8mmol/L，于是治疗有了方法。处方：生黄芪 30 克、土茯苓 15 克、山茱萸 15 克、生地黄 15 克、赤芍 15 克、桑叶 12 克、蒲公英 12 克、苦参 12 克、黄柏 12 克、黄连 10 克、甘草 6 克。14 剂，水煎内服，每日 2 次。外用：白鲜皮 50 克、苦参 50 克、地肤子 30 克、蛇床子 30 克，水煎外洗，每日 2 次。该法治疗一月余，症状尽消，随访半年无复发。

有没有吃什么药都不管用的时候？或许你说没有，只要药用对了或者医生足够有水平就会有效，那我只能说：你看病太少。当然，更多的人会说：肯定有！为什么会有？因为我们现成的方法覆盖不了所有的患者。莱布尼茨（Leibniz）说了"世上没有两片完全相同的树叶"，放在临床上变成"世上没有两个完全相同的病人"也完全成立。2013 年我就遇见了一个非常夸张的患者，他说他 2 年时间吃下了几百斤的药，但是病依旧没有好。遇见这样的患者，还要考虑"吃什么药都不管用"的另外一种可能，那就是精神心理上的问题，因为精神心理可以引起很多看似严重的症状。

2013 年 5 月，有位患者陈某，男，47 岁；主诉是口干，加重 1 个月，胸闷，右脚跟麻，还伴有肩背痛（位置不固定）、脖子僵硬 2 年有余；就诊时血糖 6mmol/L，血压 130/85mmHg，甘油三酯 3.7，其他检查正常；舌淡红，苔薄，脉弦数。患者 2 年来一直在内科、骨伤科等就诊，中药、针灸、推拿治疗未间断，但疗效不佳。经过初步四诊，最有价值的辨证信息是脉弦数，于是我问及情绪方面的问题，患者说现在心态很好，不着急、不生气、不愁吃、不愁穿，俨然一派幸福生活。但是，"现在"一词说明有个相反的"曾经"，在听完那个"曾经"的故事后，我分析他的症状与焦虑有关，于是诊断为糖尿病前期，气阴两虚，肝失疏泄。以柴胡疏肝散加味治疗半个月后患者复诊，效果不显。患者说他吃的中药加起来已经几百斤了都没治好。我认真听取了他的意见，无效就更方。更什么方呢？已经用了 2 年的时间吃了几百斤药了，想来想去想到既然旁人都没有帮助到他，那只能靠他自己了。向外求而不得，还有一条路，就是求自己。于是，我让他每天早、晚选择一个舒适的坐位，早上意守膻中穴，下午意守右脚隐白穴，每天坚持练习，每次至少 30 分钟。后来，患者反映效果很好。原来不起眼的导引也可以派上大用场。

治病完全是因人而异的，中医说的"三因治宜"（因时、因地、因人）不仅仅指的是用药，还包括操作手段和工具。这个案例还提示有些患者虽然症状一大堆（胸闷，右脚跟麻，肩背痛，脖子僵硬等），其背后的病机可能非常简单，即肝失疏泄，所以也用不上那些名目繁多的药物。

总结病案，对医生来说是通过文本来提高自己，对旁人来说是启发临床思路的途径，仅此而已。因为临床看病没有一成不变的法则，更没有一劳永逸的方药、固定不变的文本，治疗永远是临床艺术的创作，尤其是对疑难病症。刘渡舟先生在为《临床辨治艺术》撰写的序中曾引用一句话："医学实践，从它最广泛的意义来说，应包括医学与病人的全部关系，它是一门艺术。"的确，医学之于医生，如同航空学之于飞行员，表现高超的永远都是艺术。

第三部分

当针灸遇见糖尿病——寻找被遗忘的方法

除了那些不断丰富的知识、学术思潮，针灸治疗糖尿病的思想似乎没有太大的进步，或许还丢掉了一些传统，比如"治神"。

8 针灸能否治疗糖尿病

足少阴和足太阴两条经脉连接着先、后天之根本，也连接着调节胰岛素抵抗的道路。

患者之问 一个难回答的问题

黄帝的发心

针灸能否治疗糖尿病一直是一个模糊的概念，在不同圈子中也会有激烈的争论。很早以前，我曾与北京协和医院糖尿病中心主任向红丁教授有几次不期而遇的讨论，我记得他当时的看法是：别说针灸，中医都治不了糖尿病。后来他的态度有所转变，他在我的博士研究生论文答辩会上说："中医有优势，中西医结合治疗糖尿病可以互补。"我不知道他是真的改变了看法，还是因为后来私交好了碍于面子。

别说是西医大夫，即便是中医大夫也有一些人对针灸能否治疗糖尿病依然抱有谨慎的态度，但这至少给讨论留下了空间。而那些斩钉截铁持否定态度的人的理由是什么呢？是用了没有效果呢，还是对针灸的固有偏见？我们太习惯沉溺于科学主义之中了，太习惯以科学的化身宣布真理了，却忘记了探索健康的道路不仅仅存在于西方医学之中，也存在于经络腧穴的理法之中。其实，西医和中医就治病而言不存在对立，就像我们很难区分咖啡与茶的好坏一样，我能找到的比喻是：中医如茶，西医如咖啡，它们各自散发着自己的芳香。

如果用"经络""腧穴""气血"来构建生命的存在，那么，针灸就像是个"探针"，探出了迷人的生命原理和治病技巧。这也是人文始祖黄帝立"九针"的发心。黄帝对岐伯说：我把百姓当成自己的儿女，抚育他们，收取他们的赋税，我怜悯他们生活不能自足，还不断地生病。我不想使用药物，也不想用砭石，就用微针来疏通经脉，调理气血，治愈疾病，而且要制定出法则，传于后世。我们在轩辕黄帝的发心鼓舞下继续开展对糖尿病问题的讨论。

┃ 诊室的回忆

理论上的辩论听起来很激烈，但意义很苍白，让我真正感到"针灸能否治疗糖尿病"确切地成为一个问题的是患者的一次发问。1996 年的一个冬天，在程莘农院士的诊室里，一个面瘫患者

如果用『经络』『腧穴』『气血』来构建生命的存在，那么，针灸就像是个『探针』，探出了迷人的生命原理和治病技巧。

经过一周多的针灸治疗，嘴歪症状很快得到了恢复，疗效让他十分高兴，于是，他认真问了一句："针灸能不能治糖尿病？我还有糖尿病。"坦率地说，那个时候我没有针灸治疗糖尿病的任何经验，以前用的都是中药或西药。本来对患者的问题可以堂而皇之地回答一下，但是这次显得有几分尴尬，一时间不知如何回答。说不能治，实有不忍；说能治，又不知如何治，而且马上就要治。以前遇到这个问题都是理论上的探讨，现在要动手操作时一下子成了个真实的问题。我犹豫了半天回答了四个字："应该可以。"回答完，我看了一眼程院士，想听听他的意见。程院士说："要看情况。"后面又是一番与患者模棱两可的对话。这次对话没有结果，但非常有意义，就是这一次无意开展的对话，开启了我们后来十余年针灸干预糖尿病的研究。那是一段难忘的历程，收获的不仅仅是专业上的心得，还有许多人生感悟。

每每谈起程莘农院士，总有一种深深的怀念，这种怀念带有一种对中医的信念和力量。想起程院士每天清晨 6 点上门诊，不管寒来暑往、风雨雪夜，持续了近 30 年。我们可以想象，在蒙黑的黎明，路上没有人，或许还带着点儿寒意，一位拄着拐杖的老人一步一瘸去上班的场景……这个背影就足够我们体会一辈子了。国医大师程莘农院士在我眼里是中医人生的楷模，一位理想的导师，亦师亦父亦友。"他的学术遗产如同精神遗产一样一直在激励着我们。历史会让我们忘掉一些人，历史也会让我们更加怀念一些人。"这是我在中国中医科学院"纪念程莘农院士诞辰 100 周年"会上发言的最后一句话。回忆的力量不仅在于情感，还关乎灵感，本书的许多灵感都来自于回忆之中。

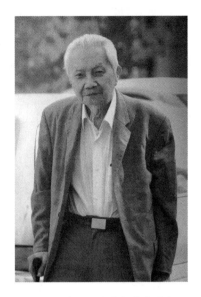

2006 年上班路上的程莘农院士

其实，那个患者的发问也是越来越多的人关心的问题。随着糖尿病教育的普及，特别是糖尿病预防、治未病理念的不断深入，有糖尿病家族史的人或者处于糖尿病早期的人，他们现实地感受到糖尿病并发症的危害，他们也会问类似的问题，他们没有明显的不适感，吃药让他们感到非常勉强。在我们后来接诊的患者当中，时不时还会有人提问针灸能不能治疗糖尿病？或者问有没有不吃药治疗糖尿病的方法？这些问题，在患者那里是一种期盼，在医生这里是一种茫然，或者不以为然。我遇到的现实问题以及固有的糖尿病兴趣促使我做一些深入的讨论。

针灸能否治疗糖尿病？如何对这一问题展开讨论呢？程院士的第一句话是："首先搞清古人是怎么治的。"于是，我又一次开启了图书馆的生活模式，除了上午门诊，几乎所有的时间都泡在图书馆，乐此不疲。中国中医科学院的图书馆给了我许多学术滋养和想象空间，那个时候我喜欢这个地方，以至于愿意帮助阅览室的工作人员一起从事打扫卫生、整理书刊、擦玻璃、挂窗帘之类的勤杂劳动。我几乎查阅了中国中医科学院 1996 年以前所有针灸与糖尿病相关的文献。我想从中挖掘出古人的经验，但是最后发现，古人用针灸治疗糖尿病的文献记载并不丰富，与中药相比单调了许多。但是，古人所确立的基本思路和原则，至今是我们临床的指引，经典的魅力依旧散发着光辉。

历史经验　古代针灸家的治法

┃ 第一个案例

古人用针灸的方法治疗糖尿病经历了 2000 多年，这是一个漫长的探索过程，记载了一些方法、说法和经验。有一些方法和说法在今天看来已经不再恰当，于是有一些人以傲慢的眼光去否定古人的所有创造；另有一些人虽然嘴上挂着"传承创新"，但更多的是毫无依据的标新立异。我们对针灸治疗糖尿病历史的回顾，是相信 2000 年的过往一定有我们建立针灸治疗糖尿病的基础原则和依据。

有一个什么样的开始常常决定着什么样的结局。所以，我们的回顾从第一个针灸案例说起。

2000 多年前，齐国有一位达官贵人名叫曹山跗，他患了一种叫"肺消瘅"的病，肺消瘅是糖尿病的一种别称，主要表现在上消为病。曹山跗请了一位齐国的太医来给他看病，这个太医诊察一番后，先是用艾在足少阳胆经的脉口部位做艾灸，然后给患者服了"半夏丸"（已失传）。治疗后患者出现了腹泻，后来齐太医又在少阴经脉上实施了艾灸。这是最早的治疗方法——艾灸足少阳和少阴经脉。虽然《史记》中没有说清楚灸少阴经脉指的是足少阴经脉还是手少阴经脉，但是，至少我们知道，其少阴灸的或是足少阴经脉，或是手少阴经脉，或兼而有之，反正不是其他的经脉。太医算是最好的医生了，他的治疗思想应该能代表当时的治疗水平，尽管如此，这位太医还是没能治好曹山跗的病。于是曹山跗又请了另一位名医淳于意（仓公）。淳于意是一位实在的医生，看病很高明且从不吹嘘，他最拿手的是脉法。当淳于意给曹山跗把完脉后，说："适其共养，此不当医治"，并且准确地指出 5 天后死。曹山跗果然 5 天后如期而亡。淳于意的判断来自于他的分析：曹山跗的病得之于盛怒之下行房事，加之寒热互侵，脉象不平而代，肺、肝两脉络已绝。这个病案说明了一个问题，针灸治疗糖尿病的历史很早，但也留下了一个问题，太医为什么要灸少阴脉和足少阳脉呢？这个问题《史记》里没说清楚，我们只是看出了古人的一点思路。

皇甫谧记载了哪些方法

几百年后，针灸治疗糖尿病才有了明确的部位。那是晋代皇甫谧的功劳。皇甫谧撰写了第一部针灸专著——《针灸甲乙经》。这本书保存了公元 420 年前针灸治疗消渴的经验：消渴者如果感觉身体热，面色红而舌苔黄，就取意舍穴（膀胱经的穴位）；消渴者如果口渴多饮，取承浆穴（任脉与胃经的交会穴）；消瘅如果兼有气喘、咽喉肿痛、口干黏、手足不温、小便黄、大便干等，可取太溪穴（肾经原穴）；消渴身热，足部感觉一时寒一时热，舌缓烦躁，取然骨穴（肾经荥穴）；气阴两虚、胃热之消谷善饥、烦热等，取足三里穴（胃经合穴）；消渴，即取腕骨（小肠经原穴）。皇甫谧讲了 6 个治疗消渴相关病症的穴位，开创了单穴治疗的先河，治疗方法从扁鹊仓公时代的辨足少阳、少阴二经治疗，发展到辨足太阳膀胱经、足少阴肾经、足阳明胃经、手太阳小肠经和任脉五经治疗。从辨治取穴中，可以清晰地看出治疗的主要脉络：然骨为肾经的荥穴；太溪为肾经的原穴；足三里为胃经的合穴；承浆为任脉与胃经的交会穴；意舍为膀胱经的穴位，也是膀胱经的脾土穴，脾在志为意。除了腕骨，治疗的指向都集中在肾与膀胱、脾与胃这两对相表里的经脉上，如果集中一点分析，可以用两条经脉概括，即足少阴肾经和足太阴脾经。

古人总结经验的途径主要是靠临床实践的积累，没有其他太多的工具。皇甫谧的记载反映了那个年代针灸治疗的高度，尽管很初级，也没有提出一个明确命题，但 1000 多年之后的今天，我们反观开始，焦点似乎从未偏离。

消渴可灸

唐代是中国历史上的一个繁荣时期，针灸治疗糖尿病也是在这个时期有了很大发展。单从治疗取穴的数量看，涉及肾俞、关元俞、关元、阴市、曲泉、阴谷、小肠俞、行间、大敦、隐白、涌泉、气海俞、水道、肺俞、中府、关冲、阴陵泉、复溜、劳宫、曲池、商丘、胞肓、胃脘下俞、阳池、中封、太白、大都、趺阳、腰目、肾系、胸膛 31 个。用穴的增多丰富了糖尿病相关病症的治疗。孙思邈不仅在中药治疗糖尿病方面做出了宝贵的贡献，在针灸治疗糖尿病上也有一些新的发现和总结。比如，在背部第 8 胸椎棘突下旁开 1.5 寸之处，有一个治疗消渴的穴位——胃脘下俞，就出自孙思邈的《千金要方》。现在有人称它为"胰俞"，这是受到现代解剖学的影响。其实，传统中医没有"胰"的概念，胰的作用涵盖在脾胃（土）的功能系统中。所以，胃脘下俞更符合中医治疗糖尿病的逻辑。

　　孙思邈治疗消渴，主要用的是灸法。比如，消渴小便数，灸两手小指头及两足小趾头，并灸项椎；另有一个治疗消渴小便频数的处方，灸曲泉、阴谷、阴陵泉、复溜，并说这个方法"断小便最佳"。对严重的消渴口干（注意是"消渴口干，不可忍"者），有一个简单的方法，就是灸小肠俞百壮。小肠俞是足太阳膀胱经的穴位，位于骶正中嵴旁开 1.5 寸，平第 1 骶后孔，这个穴位有散小肠腑热的作用特点，所散之热循膀胱经升降。再比如，消渴咳逆，灸手厥阴，随年壮；消渴口苦渴，食不下，取劳宫；消渴寒热而渴，取曲池；消渴饮饮，取隐白；消渴嗌干善渴，取行间、太冲；消渴烦中渴，取商丘等。在《千金要方》中，治消渴的处方里有灸"百壮""五十壮"等描述，这些都是在强调灸量要够。艾灸起效很大程度上取决于灸的壮数和持续的时间，把"灸"字拆开了就是一个长久的"久"加一个"火"字，它的意思《医宗金鉴》说得最清楚："凡灸诸病，火足气到，始能求愈。"

　　医家对灸法的认识一般都是温阳，所以一直有"热证不宜灸"之说，但在孙思邈的方法里大量的热证用了大量的热灸。对艾灸的误解源于张仲景曾说过，以伤寒三阳证为代表的外感实证和以"微数之脉"为代表的阴虚内热证不宜灸。张仲景被称为"医圣"，他的话也多被奉为中医的圭臬，但张仲景少有艾灸实践，对他的"热证不宜灸"的观念我们仅视为一种谨慎的态度（极少数体质特异者不宜）。"热证不宜灸"是对艾灸作用的误解。《本草纲目》说："此草（艾草）可乂疾，久而弥善，故字从乂，而名艾。""乂（yì）疾"的意思就是治病，包括热证、寒证。

在孙思邈诸多艾灸治疗糖尿病的方法中，最值得一提的是灸膻中。他说："消渴咽喉干，灸胸膛五十壮。"他还说："胸痹心痛，灸膻中百壮。"胸膛是膻中穴的别称，是气的会聚之处，也是治疗糖尿病及其并发症的重要穴位（后文有续）。

关于针灸治疗糖尿病，经过孙思邈的整理，《针灸甲乙经》的辨五经扩大到了循八经，取穴的重点依然落在了肾与膀胱、脾与胃这两对经脉上，同时对肝、小肠等经穴的作用也有所体现。唐代针灸治疗糖尿病的相对繁荣还表现在孙思邈提出的一些思想，如治其宜早，他说："初得消渴者，可依方灸刺之佳。"他还有另外一句话："凡消渴病经百日以上，不得灸刺。"这两句话第一句说得非常正确，反倒对后世几乎没什么影响；第二句说错了，反倒对后世影响极大。在后世的文献中，医家

胸痹心痛，灸膻中百壮。胸膛是膻中穴的别称，是气的会聚之处，也是治疗糖尿病及其并发症的重要穴位。

引用此话者不在少数。我们在开展针灸治疗糖尿病的培训中，遇到不少人顾虑针刺的安全性问题，理由就是孙思邈说了"凡消渴病经百日以上，不得灸刺"。然而我们结合原话上下文的"灸刺则于疮上，漏脓水不歇，遂致痈疽，羸瘦而死，亦忌有所误伤，但作针许大疮，所引之水，皆于疮中变成脓水而出。若水出不止必死，慎之慎之。"孙思邈所言"百日"实指日久，那个年代的针具粗糙，消毒意识、方法均有欠缺，因此易引发感染，此为孙氏对消渴并发脓疮者实施针灸之告诫，并非指消渴百日以上不能灸刺。时移境迁，今天的针具、灸具、消毒用具已完全使针灸成为一种安全的治疗方法。

▍综合治疗

南宋时期出了一位针灸名医窦材，此人很有个性，他否定了许多之前的医家，也不屑于张仲景、王叔和、孙思邈等名家，认为他们"各以己见自承一家之技，治小疾则可，治大病不效矣"。他说自己"苦志五十余年，悟得救人秘法"，并以"三世扁鹊"自命，写了一部《扁鹊心书》，传授其"扶阳"主张即以治病保命之"三法"，即"灼艾第一，丹药第二，附子第三"。对于消渴，他反对用苦寒清热的方法。他认为消渴有两种情况：一是心肺气虚，又遇生冷或色欲过度，重伤于肾，肾为津液之源；二是脾肺气虚，非内热也，脾为津液之本。所以，一本一源导致了津液不得上荣而形成消渴。在治疗上，窦材主张扶阳以化津液，苦寒伤肾元，误人者甚多；即便用了降火的方法取得了疗效，效果也是临时有效，或热虽退而渴不止，日久变成虚劳而死矣。窦材的具体治疗方法很简单：艾灸气海、关元，各三百壮，每日服延寿丹十丸。另外，窦材灸气海和关元很讲究，春天灸气海、秋天灸关元，可以预防消渴的发生。《扁鹊心书》里给出了"延寿丹"的用法为：硫黄、明雄黄、辰砂、赤石脂、紫石英、阳起石（火，醋淬三次），每味各二两，研细，醋丸梧子大，每服十粒。窦材虽是一代名医，《扁鹊心书》也有一定影响，但是这里"延寿丹"的运用，在证型、服用时间等方面依然要分析一下，这些丹石之品为道家丹术所推崇，并不广泛适用于消渴（相比之下，《世补斋医书》里的另一个同名的"延寿丹"，一眼看上去倒是相对适切：何首乌、豨莶草、菟丝子、杜仲、牛膝、女贞子、霜桑叶、忍冬藤、生地黄、桑椹膏、黑芝麻膏、金樱子膏、墨旱莲膏）。不管窦材的方法如何，肾为津液之源，脾为津液之本，他对脾、肾在消渴中的作用分析是中的的，扶阳以治消也是一类方法。

宋代另一位针灸名家王执中，他在《千金要方》《千金翼方》《太平圣惠方》等典籍基础上结合自己的临床经验编写了一部重要的针灸著作——《针灸资生经》。他在这本书中明确地提出了消渴与脾、肾的关系："消渴消中，皆脾衰而肾败，土不能胜水，肾液不上溯，乃成此疾。"在治疗消渴的选穴上，既有商丘、隐白、意舍、然谷等前人之经验，又有自己的一些总结。比如，消渴饮水无度，用水沟穴；消渴舌干、小便黄，用兑端穴；肾虚消渴，汗不出，腰脊不得俯仰，腹胀胁痛，取意舍、中膂俞等。他还批判了重中药、轻针灸的思想，重申了"若针而不灸，灸而不针，非良医也；针灸而不药，药而不针灸，亦非良医也"的主张，并且身体力行证实针药合用治疗糖尿病的效果。比如，他曾治疗一个肾虚消渴患者，除了针灸以外，还让患者服用"八味丸"（即六味丸加附子、肉桂），但是效果不明显，后来去掉附子即效。另有一位他的同舍，也是一个肾虚消渴患者，王执中针灸治疗后以"八味丸"加减（去附子，加五味子），即效。王执中做过官，在为官期间他的同僚得了消渴，他用针灸结合"千金枸杞汤"治疗，也是即效。千金枸杞汤的组成：枸杞枝叶（一斤），黄连、栝楼根、甘草、石膏（各三两）。用法：上五味，以水一斗，煮取三升，分五服，日三夜二。针药并用是提高疗效的实在主张，评价临床效果的唯一标准是患者的获益程度，为此，医派、学派、科派等之间的偏见都应摒弃，王执中的方法放大了说，就是综合治疗。

▎脾胃俱败

一些患糖尿病或处于糖尿病前期的人，多会出现一个现象，即饭后容易犯困、想睡觉，元代名医王国瑞把这种现象称作"脾困"，治疗的方法是艾灸中脘穴。我们还会遇见一些人，他们吃得多反而消瘦，王国瑞把这个现象称作"食晦"，治疗也是用灸法——灸脾俞穴。这可以看出王国瑞以脾论治消渴的思路。同时代的杜思敬，从肝论治消渴的一种并发症。如《针经摘英集》记载：面赤，大燥口干，消渴，胸中疼痛不可忍者，先针刺双侧足厥阴经的期门穴，再针刺任脉的关元穴。他认为，消渴引起的胸痹是肝乘脾所为，所以要针肝之募穴。

元明时期，针灸大家辈出，他们对消渴的认识大同小异，对消渴的治疗有一些新的东西。如徐凤认为消渴乃土燥承渴，不能克化之故，故重用与脾、胃、肾相关的腧穴，他新增的治疗穴位有公孙、照海、列缺。杨继洲是一位集大成者，所以他的著作就叫《针灸大成》。这部书中又一次明确了脾和肾在治疗糖尿病上的辨经地位。《针灸大成·治症总要》问曰："（消渴）此症从何而得？"答曰："皆为肾水枯竭，水火不济，脾胃俱败。"并且说明了它的预后，"久而不治，变成背疽，难治矣"。杨继洲用经外奇穴治疗消渴，所用腧穴为海泉、金津、玉液，方法为三棱针点刺出血。另外，人中、廉泉、气海、肾俞也是杨继洲的治消用穴。

┃ 止于清代

对古代针灸治法这段历史的探寻之路止于清代，因为接下来的那一小段历史（民国时期）乏善可陈，再后来的我们要换一种叙述的方式，以我所及而言之。

我们先说完清代，这一时期除了廖润鸿的三消分治，并没有太多的创新。廖润鸿在《针灸集成》里首次记载了三焦俞、内关、神门、腰俞、太渊治疗消渴。他认为，三焦不和、五脏津液焦渴、水火不能交济是导致消渴之原因，并分三消来治疗。其治法：消渴饮水（上消），取人中、兑端、隐白、承浆、然谷、神门、内关、三焦俞；食渴（中消），取中脘、三焦俞、胃俞、太渊、列缺；肾虚消渴（下消），取然谷、肾俞、腰俞、肺俞、中膂俞。清代比起元明时期的针灸似乎萧条一些，且在道光继位第二年达到低谷，1822 年道光颁布禁针诏，一反太医院设立针灸专科的常例，以及历代君主等权贵受惠于针灸之明证，下令："针灸一法，由来已久，然以针刺火灸，究非奉君之所宜，太医院针灸一科，着永远停止"。但这只是一段插曲，针灸历史的光芒愈来愈闪亮。

清代以前，针灸治疗糖尿病总体上经历了一个逐渐发展的过程，历代医家都贡献了一些自己的经验，但是尚没有形成一个治疗体系。古人针灸治疗糖尿病的方法大多是对症治疗，或一症一穴，或一症多穴，或多症多穴。此外，从历史文献看，对证候分析的针灸治疗很少，包括病案在内，古人记载的针灸处方分析等比较笼统、简单，缺失了一些信息，所以后人很难细致还原那些针灸大家的治疗全貌。但是，尽管如此，我们依然可以清晰地看出古人针灸治疗消渴的基本思路，即《针灸资生经》中提到的"皆脾衰而肾败，土不能胜水，肾液不上溯，乃成此疾"，以及《针灸大成》中总结的消渴"皆为肾水枯竭，水火不济，脾胃俱败"之故。这一点不论是从古人在治疗消渴的用穴权重上还是对治疗的分析上，都表现得十分明显。这一明显是从针灸治疗"肺消瘅"开始的，还是后来医家不谋而合的经验共识呢？不论哪一种情况，这是历经 2000 余年留下来的经典，也是我们继承和发扬的基础。

现代机制　道理在哪里

针灸有哪些作用

　　我们对清代以前针灸治疗消渴的主要内容已经

消渴皆为肾水枯竭，水火不济，脾胃俱败之故。
——《针灸大成》

有了一个细致回顾，清代后期至民国间，看不到新的内容，几乎是一个空白阶段。20 世纪 50 年代出现了针灸治疗糖尿病的个案报道，60 年代有了一些群例观察，80 年代以来，针灸对糖尿病治疗的研究进入了一个发展时期，取得的结果显示了针灸是可以治疗糖尿病的。

针灸为什么可以治疗糖尿病，历史经验已经给出了答案，我们本无须再加以赘述。然而，我们时不时有些心虚，不然怎么会想着要用西医的原理证明中医的疗效呢？哦，这不是心虚，这叫中医现代化。一不留神又触及了一个"要命"的命题，我们还是回到糖尿病上来。有人问：穴位、经络都看不见，脾、肾二经是个什么东西也不知道，那么针灸为什么能治疗糖尿病？我知道这是要让我按照"规定"的逻辑来讲针灸的治疗道理。在讲之前我先表达一个看法：穴位虽然看不见，但可以揣见，揣不见是因为心手不一。

在现代医学背景下，一些研究者探讨了针灸治疗糖尿病的生物学机制，包括国内和国外，研究者的探讨是广泛的，从目前的报道看，主要涉及以下方面：针灸可以增强胰岛功能、调节血糖、降低体重指数、减少食物摄入，以及调节脂质代谢和相关激素水平，此外，还有与降糖药物的协同作用。这些内容 [1] 对理解针灸的作用或许有些帮助。

穴位虽然看不见，但可以揣见，揣不见是因为心手不一。

1　以下研究内容见本书"参考文献 [31]"中的引用文献。

| 调节胰岛功能

胰岛的功能关系到血糖的稳定，针灸在下面几项研究中显示出对胰岛功能的一些影响。

调节胰岛素浓度：有临床试验指出，与安慰剂组相比，经皮电刺激双侧足三里及三阴交穴，患者的血糖、血浆胰岛素水平、内稳态模型评估（HOMA）指数明显降低。电针相关穴位可以降低糖尿病大鼠的血糖及尿糖，这可能与电针调节血清胰岛素浓度相关。

增强胰岛素敏感性：电针可通过增强胰岛素敏感性以恢复糖耐量受损状态，并改善空腹高血糖。电针可提高胰岛素对血糖的敏感性，这个作用可以被切除双侧的坐骨神经及股神经所阻断，提示其机制可能与机体传入神经有关。反复电针刺激可以改善饮食导致的胰岛素抵抗，可能是通过激活骨骼肌上腺苷酸活化蛋白激酶（AMPK）信号通路起作用。用 15Hz 电针双侧足三里，胰岛素活性增强的主要部位位于对胰岛素敏感的靶器官及骨骼肌，此外，电针还可以通过增强胆碱能神经活动及增加一氧化氮合成酶活性的作用来改善胰岛素抵抗。

改善胰岛素信号通路：去乙酰化酶 1（SIRT 1）可调节糖和脂质的代谢，研究提示其和胰岛素敏感性相关。过氧化物酶体增殖物激活受体 γ（PPARγ）、辅助激活因子-1α（PGC-1α）是 SIRT 1 的主要基底之一，靶向在 SIRT 1 / PGC-1α 和线粒体的疗法可能是抑制胰岛素抵抗的一个新途径。电针改善糖尿病鼠的胰岛素抵抗和肥胖，至少一部分机制是通过刺激 SIRT 1 / PGC-1α 来改善胰岛素信号通路的。电针可增强糖尿病大鼠外源性胰岛素降血糖的作用，机制与激活胆碱能神经、改善胰岛素信号相关，而不是游离脂肪酸浓度的改变。

调节血糖

尽管针刺降糖不是针灸治疗糖尿病最优势的方面，但一些研究依然表明针刺对血糖具有一定的调节作用。

电针耳穴和体穴可以即刻降低空腹血糖，30 分钟的针刺比 15 分钟针刺效果要好，4 天连续针刺比 3 天连续针刺效果要好。电针刺激腹部的特定穴位在糖尿病模型鼠上可产生持续的降糖作用，与非特定穴位相比，降糖作用更好，这提示在针刺降糖作用中穴位的特异性。针刺可以有效降低血糖基线水平，其机制可能与胰岛素无关。电针下肢穴位促使血糖下降及乳酸代谢物增高，使得乳酸与葡萄糖比降低，这也提示着细胞无氧葡萄糖代谢增加。此外，有研究指出，低强度电磁波刺激穴位可引起机体自主活动的增加并降低血糖水平。神经机制也是电针降低血糖的重要机制。电针足三里的降糖作用可以被阿托品阻滞，提示降糖机制可能与胆碱能神经调节有关。电针刺激中脘穴可刺激糖尿病大鼠的内源性脑内啡肽的产生，从而降低血糖。一些多囊卵巢综合征患者接受了 5 周的电针治疗，糖化血红蛋白和脂质组织雄激素有下降，其作用可能一部分是通过调节迷走神经活动和脂肪组织交感神经的活动完成的。此外，有研究指出，电针的降糖作用可能与细胞黏附分子有关。

> 低强度电磁波刺激穴位可引起机体自主活动的增加并降低血糖水平。

降低体重等

通过减肥来改善血糖是一个基础性方法，针灸对这方面有一定的帮助作用，其机理有下面一些提示。

降低体重指数：肥胖相关的慢性炎性反应与胰岛素敏感性下降相关，所以肥胖是胰岛素抵抗及2型糖尿病等疾病的主要危险因素。对于肥胖患者，针刺可以减轻体重及糖化血红蛋白水平。穴位埋线具有强烈和持久的穴位刺激，可以帮助控制女性体重指数，进而减少肥胖女性患糖尿病的风险。电刺激足三里可通过多种机制降低体重指数并改善血糖。电针足三里和曲池可以明显降低肥胖小鼠的体重指数，与减肥药组（奥利司他）相比，电针可减轻体重指数，其作用可能与胰岛素抵抗改善相关，这与脂肪细胞直径减小，神经蛋白Y/刺鼠色蛋白相关蛋白及蛋白酪氨酸磷酸酶1B表达水平下降相关。也有研究指出，在电针减肥机制中，下丘脑的肝激酶B1（LKB 1）-AMPK-乙酰辅酶A羧化酶（ACC）信号起了重要作用。瘦素功能异常与肥胖及相关疾病（如2型糖尿病、代谢综合征、心脑血管疾病等）关系密切。一篇系统综述中指出，在临床试验中，与空白对照组和口服减食欲药组对比，针灸可以改善肥胖者血清瘦素水平。

抑制食物摄取：也是针灸对糖尿病作用研究的一个方面。针刺可以降低食欲，减少食物摄入。神经肽Y可以增加食欲，对于糖尿病模型鼠，针刺可抑制神经肽Y在下丘脑的弓状核及室旁核的表达，提示针刺对于抑制饮食过多引起的糖尿病有一定效果。持续性电针刺激足三里穴可以降低食物摄入，机制可能包括降低胃排空速度，增加小肠蠕动，并可提高空腹血浆胰高血糖素样肽（GLP-1）及肽YY水平。

调节脂质代谢：电针可以降低肥胖女性的血清总胆固醇、甘油三酯及低密度脂蛋白。电针可以降低肥胖者甘油三酯及胆固醇水平，伴随血清谷丙转氨酶及谷草转氨酶的下降，恢复由于高脂肪饮食阻碍的 AMPK 及 ACC 的磷酸化作用，提示电针可以减少高脂肪饮食导致的肝脏脂质堆积，这个作用可能是通过 AMPK 信号通路调节的。HE 染色示电针小鼠的解耦联蛋白 1（UCP-1）数量增多，提示电针可以通过调节 UCP-1 的表达使白色脂肪组织转变为棕色脂肪组织，这也是体重指数减轻的机制之一。电针丰隆穴可以降低高胆固醇小鼠的胆固醇水平，并调节其肝脏不同基因的表达。

调节相关激素水平

针刺可调节体内与血糖相关的激素水平以改善血糖。胰高血糖素可提高血糖水平，针刺胃脘下俞可以阻止胰高血糖素的释放，仅针刺足三里穴却未观测到与之相关的变化，但如果同时针刺胃脘下俞和足三里穴，则血糖及胰高血糖素的下降更为明显，提示足三里穴在其中可能起了协同的作用。褪黑素（MT）在糖尿病中起保护作用，其机制为通过调节葡萄糖代谢来调节胰岛素的分泌及瘦素的产生。经皮刺激糖尿病大鼠的耳迷走神经可触发褪黑素的潮汐分泌，刺激 1 周后产生降糖作用，连续刺激 5 周可维持血糖及糖化血红蛋白的正常水平。

与降糖药物的协同作用

针灸与降糖药物罗格列酮、二甲双胍、格列美脲都有协同增效的作用。在糖尿病鼠组中，罗格列酮的降糖作用在电针的作用下增强了，表明电针可加强胰岛素增敏剂的降糖作用。此外，针刺可有效抑制罗格列酮导致的体重指数增加，其机制可能是提高了中央神经系统瘦素受体、信号转导及转录激活因子和降低 PPARγ 的表达。针刺联合二甲双胍比单用二甲双胍更加有效，提示针刺可提高胰岛素敏感度，其机制可能是通过降低体重指数和炎性反应，改善脂质代谢，或者至少一部分是通过促分裂原泛化蛋白激酶表达来刺激 4 型葡萄糖载体的激活的。电针胃脘下俞穴联合口服格列美脲可以加强降低血糖的作用，其机制可能与调节胰腺和骨骼肌的 GLP-1 受体相关。针灸与一些降糖药物的协同作用有着较好的应用前景。

上述罗列的研究证据如果对你来说枯燥乏味，可以完全忽略它。如果对你来说还有些兴趣，那么更详细的信息可以参考我们在 2018 年第 9 期《针刺研究》杂志上发表的"针灸治疗糖尿病机制的研究进展"一文 [31]，这些信息为针灸治疗糖尿病提供了一定的科学依据，也试图从现代医学的角度回应了针灸治疗糖尿病的问题。虽然目前针灸治疗糖尿病的机制研究尚存缺陷，依然充满许多不确定性；虽然开展真正意义上的针灸机理研究是一件十分困难的事，但好在机理不是重点，我们的目的是解决临床问题，即针灸能不能治疗糖尿病？如何治？如果从这个意义上讲，我们对糖尿病的研究实际上发生在我们知道它的机理之前，那是一段难忘的经历。

9 针灸治疗糖尿病的试验

　　针灸处方的法则是以经典为依据，以经验为基础，以精简为原则。

如何开始　基础方的确立

┃ 处方法则

　　尽管我们做了一次穿越之旅，回顾了古人治疗糖尿病的历程，但是似乎依然不知如何下手，至少对于当初的我来说是这样。古人用了 65 个穴位来治疗具有不同表现的糖尿病，如果你继续去浏览当代的文献，那更是眼花缭乱。我们能看到的针灸选穴已经用到了近百个，诊治方法涉及辨病治疗、辨症治疗、辨证治疗等，操作方法包括了针刺、艾灸、梅花针、三棱针、埋线、激光、贴敷，等等。面对如此"繁荣"的景象，如何提高洞见力成为更重要的努力方向，否则你获得的知识或信息很容易像多余的脂肪，要么让你举步维艰，要么让你肆意妄为。我们走了一条笨拙而漫长的路，当然也是充满焦虑而有兴致的路。

刚开始对我们来说是想获得一些数据来说明针灸疗效的，所以我们设计了一个课题。这个研究如同一个想掌握针灸治疗糖尿病的初学者，必须经历由简单到复杂的过程，首先是要确立一个简单的针灸处方，在一个可以控制的场景中开展治疗。

如何确定处方要有一个法则，这一点我们经过讨论已经想好了，有3点根据：一是以经典为依据，二是以经验为基础，三是以精简为原则。以经典为依据，就是以足少阴肾经和足太阴脾经为依据。针灸临床有一句名言："宁失其穴，勿失其经。"这句话说得不是十分恰当，针灸临床中经脉和穴位同等重要，不过从临床思辨的程序上来说，这句话是有意义的，它强调了首先要辨明经脉。依据我们对经典的分析，这句话用在糖尿病的治疗上就是"宁失其穴，勿失脾、肾二经"。现在很多人认为过去的东西过时了，过去的一些知识、方法可能过时了，但是一些治疗理念历久弥新，比如在治疗消渴上对足少阴肾经（先天之经）和足太阴脾经（后天之经）的选择。

基础穴位

当然，"其穴"也不能失，治疗糖尿病的穴位

宁失其穴，勿失其经。
——《针灸大成》

有近百个，我们无法评价它们的相对特异性，我们用专家意见来保证
"其穴"的经验基础，虽然不能说具有普遍性，但至少出自部分专家
的临床心得。我们的第一个针灸处方确立了 4 个穴位，即三阴交、足
三里、肾俞、脾俞。三阴交是程莘农院士在临床中比较强调的穴位之
一，它是足太阴脾经上的一个穴位，很多医家都推崇这个穴位。《针
灸聚英》《外台秘要》《千金翼方》等均载其主治肝、脾、肾不调引
起的多种疾患。在糖尿病的经脉辨证中，首辨足太阴经和足少阴经，
亦为医家经验。三阴交的重要性来自于它是足太阴脾经、足少阴肾
经、足厥阴肝经三条经脉的交会点，这意味着它具有可以同时调节这
三条经脉的功能。有意思的是，是因为有了经脉交会的理论，人们才
用这个穴位来调节三条经脉呢，还是因为这个点有调节脾、肾、肝的
作用，人们才总结为它们在这里交会？这是一个针灸起源问题，总之
不论哪种情况，都说明三阴交很重要。足三里是胃之合穴，与脾相表
里，是最早用于治疗糖尿病的 6 个穴位之一。经言，大凡真气不足，
经脉虚耗不行，一切气疾久而不瘥者，皆可用此穴。因为它的治疗范
围极其广泛，几乎成了后天之本的代名词，所以足三里治疗消渴广泛
地存在于古人的消渴方中。肾俞和脾俞是肾（经）和脾（经）脏腑之气
汇聚于腰背部的地方，从唐代的《千金要方》开始，这两个穴位就用
来治疗糖尿病。糖尿病不论从脏腑辨证或是经脉辨证，脾（经）和肾
（经）都是重点。

　　用 4 个穴位来治疗糖尿病怎么看都有些简单，这与一般针灸临床
的感觉太不一样了，但是，我们就是这样开始的，"以证为凭，以精
为准，以适为度，以效为信"是程莘农院士的临证四诀，我们在实践
的细节上始终秉持此四诀。如果还要再讲点理由的话，这是另一位生

理学专家的要求，也是出于实验的要求：穴位越少越好（以精为准）。

▌ 难忘回忆

　　我们计划了一个课题，按照课题要求，在做临床之前，必须先做一个动物实验。对于动物实验，模型很关键，幸运的是中国中医科学院针灸研究所朱丽霞研究员早在 1996 年的时候就已成功造出了糖尿病大鼠的模型。朱丽霞是我素慕已久的一位老师，我是学中医的，那时候对科学家是什么样不太清晰，但在我的眼里，朱丽霞老师的科学精神、学养、气质构成了我对科学家最感性的理解。她于 1964 年从中国医学科学院调到中国中医研究院经络研究所（现为中国中医科学院针灸研究所），曾任针麻研究组组长、生理室主任、《生理通讯》主编。她的许多开创性研究为阐明针刺镇痛、针刺调节原理提供了大量科研资料。1997 年秋的一天，我走进了朱丽霞老师的实验室，带着十分紧张的心情跟她讲了我想做动物实验的想法，她以轻声和蔼的口气与我交流，立刻消除了我的不安情绪。朱老师提出了一些问题，尽管我回答得不太流利，但是她还是接受了我去她实验室做课题的请求，从此我又多了一位导师。在此后一年多的时间里，我穿梭于程莘农和朱丽霞两位老师之间，聆听和感受着他们不同的见解和人生风格，那是一段紧张难忘的中、西医融合岁月。在朱老师的实验室里，我获得了润物细无声般的滋养。至今我还记得和朱老师一起做神经传导速度测定的场景，从早上 8 点进入黑漆漆的屏蔽室，一直做到她的爱人邓老师提着一把滴着水的雨伞叫她回家吃饭，那时已经晚上 9 点多了。脑海中回想起工作状态下的朱老师，她的精气神充满一种生命的美感，她的严谨和严厉也有一种让人信服的无形力量。每当回忆起这段往事，想表达的东西很多，因为那是一段在新的氛围里面对所有问题的所感所想。今天随笔写来，完全是想表达对朱丽霞老师的致敬。

实验结果 大鼠点头算不算

| 让大鼠患上糖尿病

实验性治疗是我们获得治疗经验的方式之一，它是借助动物模型，通过控制一些因素，相对精准地观察一个方法的疗效，这种方式的优点是可以缩短获得经验的时间以及医学伦理上的方便。

实验性治疗，首先要有得了糖尿病的动物，但问题是我们找不到自然患有糖尿病的动物，不过没关系，人类不仅可以让自己得上糖尿病，也可以让动物得，虽然用的方法简单、粗暴了点，但也是权宜之计。

在 20 世纪 90 年代，有一种叫作链脲佐菌素（STZ）的药物，因其具有高度活性的葡萄糖侧链，使胰岛 β 细胞对它进行错误识别而选择性地侵入 β 细胞，通过产生氧化和羟基对 β 细胞产生毒性作用，损伤后的胰岛重构继而发生纤维化。一些研究人员通过光镜观察到，大鼠体内注射 STZ 7 个小时后即可出现胰岛细胞大量坏死，β 细胞数量明显减少，胰岛素合成分泌减少[32]。STZ 直接对胰岛 β 细胞的破坏作用在 Arison 等的报道中也得到了证实[33]。进一步的研究[34-35]认为，STZ 对 β 细胞的细胞毒作用首先是将其 DNA 碱基上的特殊位点烷基化，再进一步作用于 ADP 核糖体合成酶，从而损伤胰岛 β 细胞。此外有报道 NO 在 STZ 诱导的糖尿病大鼠中也发挥了一定作用[36-37]。虽然 STZ 诱导糖尿病模型的机制尚不十分清楚，但 STZ 还是被用于糖尿病大鼠的动物模型中。

我们的实验采用的是美国 Sigma 公司出品的链脲佐菌素，向大鼠 55mg/kg（体重）腹腔注射 2%STZ 溶液（用柠檬酸－柠檬酸钠缓冲液配制，pH 值7.4），大鼠均为中国军事医学科学院动物研究所提供的 Wistar 大鼠，雄性，体重 190±20g。注射后 3 天测定血糖，血糖值 ≥ 16.0mmol/L 者为实验用鼠，然后根据血糖、体重将大鼠分为模型组、正常对照组和针刺组。实验观察到，腹腔注射 STZ 后第二天，各造模组即出现明显的多饮、多尿、多食现象；第三天测定血糖值，各造模组均明显增高，与正常组相比，$P<0.01$，说明该模型已具备了糖尿病的基本特征。同时观察到，模型组大鼠从第二周开始出现夸张反应，对热刺激的缩腿潜伏期明显缩短。模型组的感觉神经传导速度（SNCV）在第四周出现明显减慢，与正常组相比，$P<0.05$；而运动神经传导速度（MNCV）于第四周时与正常组相比无显著性差异，第八周时出现显著性差异。这些观察到的现象说明该实验模型基本具备了糖尿病的特征，并有一些神经损害。模型动物出现的多饮、多食、多尿、体重增长缓慢或下降、毛发枯燥、活动少等，说明大鼠已经患上了糖尿病。

大鼠的糖尿病怎么治

当你听到给动物扎针是一种什么感觉？很早以前就有人问我：动

物身上有穴位吗？我们已经习惯说：肯定有了。但是如果按照《黄帝内经》给穴位下的定义，穴位是"神气之所游行出入也"，那么，动物的"神气"该怎么捕获（人可以根据穴位的"三间""三边"属性或寻穴的原理捕获）？所以，我们的科研理想经常要做一些妥协，或者有意回避，或者假装不知道一些事情。

　　尽管有难以逾越的问题，但是给动物扎针还要继续。多数专家的意见是用相应部位来描述动物身上的穴位，这样我们大概知道要针刺什么地方了。我们的治疗方法是从造模后第四天开始治疗，取双侧脾俞、肾俞、足三里、三阴交，隔日针刺一次，每次治疗 30 分钟，用提插捻转的手法，每 5 分钟行针一次。这样连续针刺两个半月，同时观察大鼠的静脉血糖、24 小时饮水量、24 小时尿量、痛阈、体重、神经传导速度等的变化。那么，治疗的结果怎样呢？结果比我们想象的要好。我们还是用专业一点的方式简述一下吧。造模第二天起，造模各组与正常组相比，24 小时饮水量、24 小时尿量均明显增多。针刺组尿量从第二周开始明显低于模型组（$P < 0.01$），高于正常对照组（$P < 0.01$）。24 小时饮水量从第二周起模型组明显高于其他组（$P < 0.01$），正常对照组明显低于其他组（$P < 0.01$）。血糖，不论是防治前或是防治后，正常对照组与模型组、针刺组相比均有显著性差异（$P < 0.01$）。针刺组防治 2.5 个月后虽然血糖仍高于正常值，但与治疗前相比血糖明显降低（$P < 0.05$）。模型组痛阈在第二周前出现小幅上升后便较迅速下降，2 周后出现痛觉敏感，各时间点阈值均低于其他组，且与正常对照组相比有显著性差异（$P < 0.05$）。针刺组分别于第三周和第四周出现痛觉敏感，变化幅度始终位于模型组和正常组之间。针刺组比防治前痛觉敏感程度均明显降低（$P < 0.01$）。

值得一提的是，我们留下了一批造模大鼠来观察针刺的远期效果。实验发现，停止针刺治疗 1.5 个月后针刺组的血糖值有所回升，但与停止治疗时相比无显著性差异；针刺组痛阈与正常对照组相比有显著性差异（$P < 0.01$），与模型组相比无显著性差异（$P > 0.05$）。这次实验的结果显示，针刺脾俞、肾俞、足三里、三阴交可改善糖尿病大鼠的饮水量、尿量、体重、血糖、痛觉敏感等临床指标，对实验性糖尿病有一定的防治作用。

正像人们认为的那样，实验性治疗只是一个提示，或许连提示都不是，因为动物和人完全是两个世界，何况影响结果的因素很多，我们也很难把它控制好。但是，在我们无法证明针灸作用的情况下，20 世纪 90 年代的这个实验给我们增添了信心，才有了后来十多年的进一步探索。所以，今天讲起来也不显得那么陈旧。

手法与参数　从动物到人

｜ 体针治疗糖尿病周围神经病变

我们确立的基础方在实验性治疗中得到了一个初步的验证，然而，动物毕竟与人有所不同。动物实验的结论是间接的，正确性是相对的（因为控制了条件），我们确立的处方在人体上是否起作用？能起多大作用？它的适应性是否广泛？最终还必须在人体上验证。

糖尿病的概念太大，仅并发症的记载就有几十种之多，从临床研究出发，缩小其研究范围是一项明智的选择。我们将临床研究定在了糖尿病周围神经病变上。

中医没有糖尿病周围神经病变这个词，但在《圣济总录》和《河间六书》中有消渴引起疼痛、麻木的只言片语。从临床表现上看，糖尿病周围神经病变类似于中医"痹病"范畴，所以有了"消渴痹"的称谓。哪些人容易得消渴痹呢？那一定是易患消渴和易患痹病之和的人。在《灵枢·五变》里，黄帝问少俞：哪些人容易得消渴？少俞说："五脏皆柔弱者，善病消瘅。"黄帝又问：什么人容易得痹病？少俞回答："粗理而肉不坚者，善病痹。"在《灵枢·阴阳二十五人》里还有一句话："血气皆少……善痿厥足痹。"从这些表述中我们看到了消渴与痹病的一些关联。但是，在概念上，我们依然要搞清消渴痹与痹病的区别，这关系到治疗原则。

"痹"，有闭阻不通之义，一般认为，痹病是指人体感受外邪，经脉气血闭阻，引起肌肉与筋骨疼痛或关节疼痛、麻木、沉酸、肿大、屈伸不利等。消渴痹虽具痹病属性，但尚有以下区别：病因上，消渴痹是以过摄饮食、情志损伤、久病瘀血内生为主要致病因素，而痹病主要是以风、寒、湿等六淫邪气侵犯人体所致，即一个以内伤为主，一个以外感为主。病机上，消渴痹是五脏皆柔弱，气血不足，阴津亏虚，经枯脉痹使然；痹病是营卫不和，外邪袭入，邪气闭阻经络使然。病性上，消渴痹以虚为主；痹病以实为主。病势上，消渴痹一般发病较缓；痹病一般发病较急。临床症状上，消渴痹一般以四肢疼痛、麻木和（或）口渴、乏力等为主症；痹病临床表现带有明显的外邪特点（如风邪偏盛，则疼痛行走不定；寒邪偏盛，则痛有定处、得热痛减等）。治则上，消渴痹宜以补为主，攻补兼施；而痹病则以泻为主。有了这些依据，治疗的方法是这样的。

以 4 个基础穴位确立处方，处方分为胸组和背组。

胸组：然谷、三阴交、足三里、合谷、内关。

背组：脾俞、肾俞、膈俞。

随证配穴：气虚血瘀者，加关元、气海；阴虚瘀热者，加太溪；寒湿阻络者，加灸神阙。

针刺方法：选用 30 号 1 寸和 1.5 寸毫针针具，先嘱患者俯卧位，消毒后针刺背组穴，得气后不留针；再嘱患者仰卧位，消毒后针刺胸组穴。三阴交、足三里、关元、气海实施三才补法，其余穴位以得气为度。留针 30 分钟，间隔行针 3 次。隔日治疗 1 次，15 次为 1 个疗程。1 个疗程后观察临床证候的改善情况，连续治疗 2 个疗程后做总体疗效评价。

方义：中医有两句格言叫"不通则痛""不荣则麻"，不通就是堵了、瘀了，经脉堵了、瘀了就会出现疼痛；不荣就是失去濡养了，经脉失去濡养就会出现麻木。糖尿病周围神经病变出现的疼痛、麻木等主要源于气阴两虚引起的经脉痹阻。三阴交、足三里、肾俞、脾俞的方义在前文中多有分析；然谷，足少阴肾经荥穴，《针灸甲乙经》《外台秘要》等均载其可治疗"寒热消渴"；合谷为大肠经原穴，有宣泄邪气、升清降浊、开四关的作用，可治寒热痹痛。内关，手厥阴经络穴，八脉交会穴之一，维系全身阴经，有宽胸理气的作用。此外，有研究显示，膈俞配内关有降低血液黏滞度和改善血液循环的作用[38]。以上八穴相互配伍为用，使其补而不滞，泻而不亏，俾其流通，从而起到止痛祛麻等的作用。

疗效：经过 2 个疗程的治疗，症状、体征的改善与治疗前相比十分显著，血糖总体有下降但不明显。总有效率为 82.4%，其中显效

20.6%，好转61.8%，未愈17.6%。此外，本次研究还做了一些安全评价，未发现1例患者出现不适感、副作用及病情恶化现象。

为了帮助计划用针灸干预糖尿病周围神经病变的医生，下面的信息或许也有参考价值。我们这次临床试验是在半开放的情况下进行的，治疗前对每个患者都进行了配合上的培训，患者的饮食、日常活动强度及降糖药的使用保持与治疗前不变，但是原针对糖尿病周围神经病变的治疗药物停止使用2周以上。这次临床试验共观察了34例糖尿病周围神经病变患者，他们有中等以上程度的肢体疼痛和（或）感觉障碍，排除了严重心、肝、肾等疾病和因化学损伤、营养障碍、感染引起的周围神经病变。中医辨证分型情况：气虚血瘀者占33%，阴虚瘀热者占47%， 寒湿阻络者占20%。临床表现涉及疼痛、感觉减退、倦怠乏力、口干欲饮、尿频、多汗、便秘或腹泻、怕冷、五心烦热、腰膝无力、头晕耳鸣，以及舌、脉、腱反射等体征变化。症状的改善虽然是主观指标，但对糖尿病来说与降糖的意义同样重要，它不仅增加了患者向好的信心，也有利于血糖的稳定，因为有一些患者的血糖升高与症状直接相关。本研究对各种临床症状、体征采取分级表述，根据治疗前后积分值变化判断证候的改善效果，同时观察空腹及餐后血糖、糖化血红蛋白（HbA1c）、神经传导速度。

具体指标的变化情况：1个疗程后证候积分值与治疗前证候积分值相比出现显著性差异（$P < 0.05$），2个疗程后差异更为明显（$P < 0.01$），第二个疗程与第一疗程相比亦有显著性差异（$P < 0.01$）。针刺对空腹血糖、餐后血糖及HbA1c在2个疗程后略有下降，但与治疗前相比均无显著性差异（$P > 0.05$）。针刺对多数患者神经传导速度有明显提高，2个疗程后腓总神经、正中神经和尺神经的神经传导速度均出现改善（$P < 0.01$）。

▎体针防治糖尿病前期

正像前文所说，随着糖尿病教育的普及，人们害怕得糖尿病，尤其对那些有家族史的人，他们不想吃药，但想寻求一些方法避免或遏制糖尿病的发生。在后来的几年里，我们临床的重点一部分转向了糖尿病的早期干预，并且由体针过渡到更方便的耳针。

在针灸治疗疾病中，手法一直被传统的针灸医生所强调。不论是用针灸来"治（调）形"还是"治（调）神"，手法都是取得良好效果的一个重要环节。程莘农院士的临证四诀中"以适为度"，一半内容讲的就是手法问题。针灸治神的问题我们在后文中还要继续讨论，治形的手法有不同的形式，其中有一种把它理解为刺激量。所谓刺激量，数学化的表达就是"刺激参数"。在治疗形式方面，我们有一个假想，人体内分泌物质的释放可能受相对匹配的刺激参数的调节，就像振动会产生一个谐波一样。这个想法来源于一次与老同学吴鎏桢教授的相聚，他当时正在北京医科大学神经科学中心做研究，他给我讲韩济生院士研究针刺镇痛的故事，其中不同刺激量对内啡肽释放的影响给我留下了印象。后来我早期的一个研究生，她很有开创性地做了一些不同刺激参数对糖尿病大鼠相关指标影响的探讨，那时候由于条件简陋，只分了30Hz电针组、10Hz电针组、1Hz电针组观察，有限的数据显示：舒缓的1Hz电针有助于降低实验性糖尿病大鼠空腹血糖；30Hz电针刺激有助于改善糖尿病大鼠血脂代谢异常及高血黏状态，并有助于控制体重。这仅仅是一个提示，尚不能作为结论。

我们的临床研究还在继续。关于糖尿病前期，也就是医学上说的糖耐量调节受损和空腹血糖调节受损，在下一节我们要细述，因为它或成为针灸防治糖尿病的一个特色。下面我们还是按照时间顺序先给大家介绍一种体针电刺激方法。具体的治疗方法如下。

取穴：肾俞、脾俞、足三里、三阴交。

操作：局部皮肤常规消毒后，用 0.25mm×25mm 无菌毫针直刺肾俞、脾俞，0.25mm×40mm 无菌毫针直刺足三里、三阴交，针刺得气后连接 G6805-2 型治疗仪；一组负极连接脾俞，正极连接肾俞；另一组负极连接三阴交，正极连接足三里。

刺激参数：选用的输出电流强度均为 1mA，波型为连续波，频率为 20Hz，时间为 20 分钟。

疗程：每日 1 次，10 次为 1 个疗程，共治疗 6 个疗程，疗程之间休息 5 天。

疗效：电针治疗对餐后血糖具有明显的改善作用。

我们要补充两点，一是不论从传统经典角度出发，还是从现代物理学意义上讲，针刺的量与效有着有趣的关联，我们选用 20Hz 是在有限对比了 5Hz、50Hz、100Hz 的基础上获得的，不管 20Hz 的普遍性如何，刺激参数都是一个值得关注的领域。二是上面介绍的方法是在设立了空白对照组的情况下完成的，而且尽其所能排除了其他因素对结果的影响[1]。

1　如果要了解更详细的信息，可参阅《120 例不同频率电针对糖尿病前期糖耐量受损患者的临床效果》和《电针干预对糖耐量受损患者血糖的影响》两篇论文。

　　从糖尿病前期到出现并发症，针灸对糖尿病的作用是广泛的，而且干预越早，收益越大。但是，让患者长期到医院扎针带来的不方便限制了针灸疗法的推广。有没有更加简单的针灸疗法，让一部分患者在付出最小的成本下获得帮助呢？

10 糖尿病早期与耳穴干预

> 耳朵的模样像一个倒置的胎儿，刺激耳穴可以调节血糖、胃肠功能，以及改善糖尿病症状，尤其是对糖尿病前期人群。

即时降糖 有点神奇

两次降糖表演

2011年，我们在北京卫视《养生堂》做了一个系列节目，其中的一期，编导安排了一个针灸降糖的表演。主持人悦悦从现场找了一位糖尿病患者，测了他的随机血糖是 9.1mmol/L，随后我在他耳朵上找了 4 个点，在这 4 个点上贴上中药王不留行籽，让患者自行揉按。十几分钟后，再一次测血糖时，场上的气氛十分紧张，悦悦也捏了一把汗，结果显示血糖 6.6mmol/L，全场一片哗然，悦悦举着血糖仪说："来，摄像必须给我一个特写！"后来听说打电话到电视台的人很多，网上还出现了一些议论。

还有一次印象深刻的表演，不，应该是一次有计划的测试。2015年，我们去给韩国的针灸师考试，这次考试是韩国国际针灸师协会组织的。国际针灸师考试是"国际针灸考试委员会"自1997年在世界范围内开展的一项针灸从业人员的水平认证工作。这一次考试结束以后，组织方举办了一期培训，邀请我做一个题为"从经典到传承——针灸治疗糖尿病"的讲座。让我感到意外的是，讲座刚一开始，一个学员就提问，他说他本人是糖尿病患者，这次参加培训班一是为了学习，二是想给自己治病。这显然是组织方事先安排好的上课程序，我看了一眼给我做翻译的金光老师，金老师说他们把针具、血糖仪、采血针都准备好了，我知道这又是一次测试，原本我是来考别人的，现在成了考生。给外国人上课要做好各种心理准备，他们的问题有时候很难回答，比如他们会问"为什么经脉是十二条而不是十三条""为什么甘入脾，脾主四肢肌肉""为什么肾开窍于耳"等，他们的追问经常让你尴尬。韩国的这位学员来到讲台上，熟练地给自己测了血糖，然后我先在他耳甲腔里埋了皮内针，又在然谷和三阴交扎了两针。刚给这位学员做完，又上来一个学员，他当着上百名学员讲了自己的病情，我询问了一些情况，又在他的耳朵上操作一番，下肢也扎了两针，记得当时还在他的耳尖放了点儿血。接下来围绕治疗，他们问了一大堆问题，看来韩国人喜欢"倒叙"。大概30分钟后，结果出来了，第一个学员的血糖从10.6mmol/L降到了6.7mmol/L，第二个学员的血糖从13.1mmol/L降到了10.4mmol/L。后来中午吃饭时金老师告诉我，那个10.4mmol/L的学员在上午的课结束后自己又测了一次，血糖又降了一些，具体多少忘记了，但是印象很深，因为他说他的血糖从来没有降得这么低过。这句话有点意思，血糖的升与降受很多因素影响，"从未有过的低"意味着应该已经排除了其他因素引起的血糖降低。

耳针干预糖尿病作为一种治疗糖尿病的方法是有依据的，但作为一种表演存在着或然和不严谨，并不是每一次表演结果都那么让人惊喜，甚至会有不降反升的时候，尽管如此，在多数情况下，即时降糖的效果印证了我们早期的一些想法和做法。

| 耳针降糖效果观察

2007 年的时候，我们开展针灸干预糖尿病的研究延伸到了耳针。有两个因素让我们对这一方向产生了兴趣。第一，这种方法非常简便，占用的卫生资源非常少，有可能成为大众化的生活保健方式；第二，中国中医科学院针灸研究所在耳迷走神经基础研究方面取得了一些原创性的成果。当然，之前也有一些耳针治疗糖尿病的临床观察，比如早在 1989 年，龙文君教授就做过毫针针刺耳穴的糖尿病临床观察。

我们关于耳针的第一个临床研究是从毫针即时降糖效果的观察开始的 [39]。具体的治疗和操作方法：患者坐位或卧位，术者常规为其消毒耳郭后，在耳轮脚中点的下缘处用耳穴探针轻压找出压痛最明显的点，术者用左手拇指、食指固定耳郭，中指托着针刺部位的耳背，右手拇指、食指持 0.30mm × 13mm 毫针，在选好的穴位处用捻入法进针，进针深度以刺入软骨膜而不穿透软骨为度，进针后运用中等刺激手法顺时针方向来回捻转，持续刺激 30 秒，使患者有酸麻等得气的感觉，留针 30 分钟。

　　观察到的结果：治疗组治疗 2 次后空腹血糖值呈下降趋势；而对照组经 2 次检测，血糖值呈上升趋势。经配对统计分析，差异均有统计学意义。治疗后组间比较，差异亦有统计学意义。本研究显示，针刺耳迷走神经点有一定的降低血糖的即时效应。我们在介绍临床研究上接受了本书编辑的建议，主要抽出一些实用的信息，至于课题上的其他安排，可以查看已发表的相关论文。

糖尿病前期　逆针灸

▎警惕血糖5.6mmol/L

　　如今，即使是一个普通人，从健康角度讲都应该了解一点糖尿病前期（中医称脾瘅）的知识，因为糖尿病作为一种典型的慢性疾病，关乎着越来越多的一般性健康问题，而糖尿病前期是糖尿病过程中非常重要的一个阶段，它的全部意义在于决定着一个糖尿病个体的发展。在过去，这个阶段被长时间地轻视了，直到现在，它的特殊意义在一部分人中间依旧没有得到应有的重视。

　　什么是糖尿病前期？它是指血糖高于正常，但未达到糖尿病的诊断水平。这个时期如果不加干预，这部分人每年将以 5% ～ 10% 的速度进展为糖尿病患者 [40-41]。糖尿病前期有专业的术语，叫作糖耐量受损（IGT）和空腹血糖受损（IFG）。糖耐量受损的判定标准：空腹血糖 <7.0mmol/L，且餐后血糖（糖耐量）在 7.8 ～ 11.1mmol/L。空腹血糖受损的判定标准：空腹血糖在 6.1 ～ 6.9mmol/L，且餐后血糖

◇◇◇◇◇◇

对于普通人来说，
警惕空腹血糖大于
5.6mmol/L、餐后血
糖大于7.8mmol/L有
着重要意义，特别是
空腹血糖5.6mmol/L
应该成为注意你的生
活方式的开始。

（糖耐量）<7.8mmol/L。这是世界卫生组织的标准。而美国糖尿病协会（American Diabetes Association，ADA）定义糖尿病前期的诊断标准[42]：空腹血糖在 5.6 ～ 6.9mmol/L，或者餐后 2 小时糖耐量在 7.8 ～ 11.0mmo/L，或糖化血红蛋白在 5.7% ～ 6.4%。两者的诊断标准差别主要表现在 ADA 对空腹血糖的要求更严格，且增加一类糖化血红蛋白异常患者。美国糖尿病协会的标准让人们更早警惕血糖变化带来的潜在危害，对于普通人来说，警惕空腹血糖大于 5.6mmol/L、餐后血糖大于 7.8mmol/L 有着重要意义，特别是空腹血糖 5.6mmol/L 应该成为注意你的生活方式的开始。

　　当然，关注糖尿病前期不太容易，即使是医生也不容易做到早期发现，因为大多数人在这一阶段没有明显的症状，即使在体检中发现了血糖略有升高也不会重视。体检是为了早期发现疾病，但有时候体检也会耽误对糖尿病的尽早关注。因为体检测的是空腹血糖，对多数人来说，等到空腹血糖升高的时候，可能餐后血糖升高已经好几年了。比如我曾参加一个会议，上午 9 点钟会议一开始，坐在我旁边的一位赵先生就没精打采地开始犯困，我问他是不是昨晚没休息好，他说没有，我又问他经常犯困吗，他说已经很长时间了。出现犯困有很多原因，出于专科习惯，我问他血糖怎么样？他说正常，5.8mmol/L。遇见这种情况，我会建议他做个糖耐量试验。大概 2 周的时间后他告诉我，餐后血糖为 10.8mmol/L，有了这个结果，他就知道该怎么办了。这个例子可以说明好多事情，我曾在课堂上讲过这个故事，有个很有悟性的学生说："这叫上工治未病"。与其他病相较而言，做个糖尿病"上工"容易一点，因为血糖的检测已经很普及了，而且虽然糖尿病早期症状不明显，但依然有一些迹象可供我们去捕捉。

▍糖尿病前期的特点

如何才能早期发现糖尿病呢？这需要我们对一些线索保持高度的敏感。不论是糖尿病前期还是糖尿病早期，虽然没有明显的症状，但是也会有一些线索供我们来甄别，比如刚才我们讲的一些不明原因的疲劳乏力，还可能会出现以下一些迹象：不明原因的口干；不明原因的饥饿感；不明原因的皮肤瘙痒；不明原因的皮肤疮疖或破损后不易愈合，反复发生皮肤感染；不明原因的肢端麻木或感觉过敏；年龄较轻即有白内障；感染了肺结核，且病情发展迅速；多次流产或死胎，但原因不清楚；不明原因的阳痿等。其实，这些线索也是糖尿病或其并发症会出现的症状，只是有些人出现得早，有些人出现得晚，有些人出现的症状轻，有些人出现的症状重，前者是很容易被忽略过去的，特别是在自己认为不可能得糖尿病的时候更容易被忽视。当然，线索只是提醒，提醒的强度还可以结合下面的"中国糖尿病风险评估表"，总分 ≥ 25 分者属于高风险人群，这些人就要高度重视了。

处于糖尿病前期的人，虽然在感官上还没有意识到疾病的存在，但实际上体内疾病的变化已经发生了，也就是说气阴两虚的病机已经存在了。用西医的表达是一些大血管改变已经发生，胰岛素的分泌在增加，但是血糖却在上升。为什么在糖尿病前期胰岛素分泌增加，而血

中国糖尿病风险评估表

项目	内容	评分（分）
年龄 （岁）	20~24	0
	25~34	4
	35~39	8
	40~44	11
	45~49	12
	50~54	13
	55~59	15
	60~64	16
	65~74	18
体重指数 （kg/m²）	＜22	0
	22~23.9	1
	24~29.9	3
	≥30	5
糖尿病家族史 （父母、同胞、子女）	无	0
	有	6
腰围 （cm）	＜75（男）或＜70（女）	0
	75~79.9（男）或70~74.9（女）	3
	80~84.9（男）或75~79.9（女）	5
	85~89.9（男）或80~84.9（女）	7
	90~94.9（男）或85~89.9（女）	8
	≥95（男）或90（女）	10
收缩压 （mmHg）	＜110	0
	110~119	1
	120~129	3
	130~139	6
	140~149	7
	150~159	8
	≥160	10
性别	女性	0
	男性	2
总分		

糖却还升高？这是因为身体对胰岛素不敏感了，胰岛素抵抗就是胰岛素对葡萄糖的作用能力下降了，或者说敏感性降低了。由于敏感性的降低，机体要维持血糖的稳定就会代偿性地分泌更多的胰岛素，因此胰岛素抵抗是糖尿病早期的主要原因，这是我们前文分析过的。

据一些统计显示，中国处于糖尿病前期的人数超过 1.5 亿，对于这样一个比糖尿病患者人数还要高出许多的庞大的糖尿病前期人群，前途和命运充满了变化莫测，如果概括一下的话，可以总结为以下 6 个方面的特点：①发病率逐年增高，有人预计很快会达到 2 亿；②每年会有上千万人从糖尿病前期步入糖尿病的行列，糖尿病前期是绝大多数糖尿病患者要经历的一个阶段；③在糖尿病前期阶段，糖尿病的病理改变已经发生；④在糖尿病前期阶段，抑郁症、多囊卵巢综合征、肿瘤等疾病风险增加；⑤糖尿病前期大多数人无症状或症状不明显；⑥糖尿病前期阶段存在可逆性，就是说糖尿病前期阶段是有可能逆转的。我们分析这些特点的目的是为了给干预提供充分的依据。

针灸治未病

在预防糖尿病的多个措施和策略里，生活方式干预是最有效的。生活方式的改善可以降低糖尿病的发病率，且具有远期疗效。中国大庆糖尿病预防研究于 1986 年开始，经过 6 年的生活方式干预，饮食组、运动组、饮食加运动组相比对照组，糖尿病发病风险分别降低了 31%、46% 和 42%[43]。在随后的 20 年随访中发现，生活方式干预组（饮食组、运动组、饮食加运动组）的糖尿病发生率比对照组低 51%[44]。在芬兰糖尿病预防研究中，干预后糖尿病的风险降低

58%[45]；3 年后随访，糖尿病发生率较对照组低 43%[46]；13 年后随访时，发病风险降低了 32%[47]。美国的糖尿病预防研究在干预 2.8 年后，生活方式组的糖尿病发病风险降低了 58%[48]；10 年后随访时风险下降了 34%[49]；15 年后随访时，风险下降了 27%[50]。这些研究都显示了生活方式的干预是有效的，且具有远期疗效。我们列举这些有利的证据是为了让大家尽早地自律起来，建立一种良好的生活方式。但是，良好生活方式的建立需要足够的耐心，自律意味着依从性降低，生活方式干预也存在一些挑战[51]。所以，有些人还是希望得到药物的帮助，这样简单得多。

一些降糖药物（如二甲双胍、葡萄糖苷酶抑制剂、曲格列酮等）可在不同程度上预防糖尿病的进展。其中，二甲双胍有比较有力的证据，具有远期疗效且经济花费低，但是依然不如生活方式干预有效[52]。此外，药物作用有一定的不良反应，如体重指数增加、心力衰竭、肝肾毒性等。鉴于药物的不良反应以及远期疗效问题，目前药物干预预防糖尿病尚未达成共识。然而，由于当前糖尿病增长速度远超预期，探寻安全有效的糖尿病预防方法仍是我们迫切努力的目标。因此，基于"治未病"思想的耳针早期干预糖尿病的研究正是一种有益的探索。

治未病，是中医学 2000 多年前提出的一个重要的治疗观念，也是现代预防医学思想的开端。《素问·四气调神大论》说："是故圣人不治已病治未病，不治已乱治未乱，此之谓也。夫病已成而后药之，乱已成而后治之，譬犹渴而穿井，斗而铸锥，不亦晚乎。"多么精辟的语言！近 20 多年来，治未病思想得到了空前的重视和提倡，但是，在实践中遇到了一些挑战，大部分治未病的结果平庸，评价模糊，有人甚至怀疑这一命题的合理性。如果我们把治未病思想落到一个具体的病症上，辅以清晰的评价，治未病可以让医学变得更加生动。

　　针灸用于预防疾病称为"逆针灸"，是传统中医药治未病的主要手段之一。明代高武《针灸聚英》记载："无病而先针灸曰逆"，明确阐释了逆针灸的概念，即在机体疾病尚未完全形成时运用针灸方法。逆针灸可使机体气血调和、正气充实，从而预防疾病的发生。《医学入门》上说："凡一年四季，各熏一次，元气坚固，百病不生。"这是古人对"逆针灸"的实践总结。今天我们欲把高武的"逆针灸"延伸到六条阳经经气汇聚的耳朵上。

　　耳针源于古代的"小针""微针""耳底神针"，20 世纪 50 年代，自法国拉斐尔·诺吉尔（Raphael Nogier）博士提出胚胎倒置的耳穴图后，耳针的研究进入了一个新的阶段。在疾病预防方面，耳针干预糖尿病前期的研究与应用为治未病的实践活动提供了新的依据和路径。我们试图从糖尿病前期干预的理论、方法、评价等方面来物化治未病的思想理念。这里的评价除了指评价方法和结果之外，还包括孙思邈治未病思想中对医生的评价："上医医未病之病，中医医欲病之病，下医医已病之病。"（《千金要方·诊疾第四》）

方法与优势　简便廉验

| 多种方法

　　耳针干预糖尿病可以采用不同的方法，比如毫针法、皮内针法、电脉冲刺激法、埋耳豆法等。毫针法是用普通的不锈钢针去刺激耳穴，这是最传统的方法，这种方法依从性较差，可以用皮内针代替。皮内针是把不锈钢丝制成像图钉型和麦粒型的针具，将针具刺入皮内，用医用胶布固定后留置一定时间，以持续微弱的刺激来调节机体的功能。在耳针干预糖尿病的治疗中，我们一般使用图钉型皮内针（揿针），在所选的耳穴部位消毒后，用镊子夹持针柄，对准耳穴垂直按入，然后用一小块胶布固定，一般留针 3 或 4 天，两只耳朵交替使用。

电脉冲刺激是利用电刺激代替手法刺激的方法，在耳朵的特定穴位上施以电脉冲。一般是在耳穴上贴上电极，然后接入电脉冲仪，也可以直接用带耳夹的电针仪，这种方法无痛苦。2010 年，我们团队曾采用单盲同期随机对照方法，观察电脉冲刺激耳迷走神经区与耳非迷走神经区对糖耐量受损的影响，结果显示，刺激耳迷走神经可降低血糖、糖化血红蛋白、收缩压，以及改善症状，尤其对降低餐后血糖疗效显著[53]。耳甲腔是迷走神经浅出体表的部位，刺激耳迷走神经对血糖有一定的调节，此外，有研究还显示了经皮耳穴刺激对血压、抑郁症、功能性消化不良等的调节作用，他们的研究为耳针的应用提供了一些新的依据。耳针作为有特色的中医外治法，有着非常方便的操作优势，结合现代信息技术及大数据评价，耳针的运用抑或成为未来中医治未病的一个亮点，当然这只是基于我们对耳针实践上的一种直觉，回到当下，在这个亮点尚未闪烁之前，不妨我们用下面最"土"的方法来防治糖尿病。

埋耳豆法

埋耳豆法是把针灸和推拿结合起来的一种方法，是将中药王不留行（一种像小米粒一样的灰黑色中药）贴在耳穴上，用胶布固定，然后按照一定要求在耳豆上施以按摩，一般是在每顿饭后按摩 20 分钟左右，每贴 3 或 4 天更换一次，两只耳朵交替使用。这种方法简单安全，易于普及。问题的关键是穴位的选择。有 3 个刺激部位是我们要掌握的，即脾点、肾点、迷走点。

脾点：位于耳甲腔的后上方，耳轮脚消失的部分上后方的下缘处。

肾点：位于耳甲艇，对耳轮上、下脚分叉处下方，对耳轮下脚下方后部。

迷走点：位于耳甲艇，耳轮脚中点下方。

脾点和肾点在取穴上有一般共识，需要说明的是，在迷走点的定位上，不同医生可能有所出入。从原理上讲，迷走点是一块区域，我们缩小其范围以便于临床选穴和治疗，也是为了观察和评价

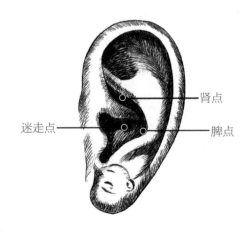

耳穴治疗图示

耳穴能治疗许多疾病，这是因为针灸理论认为"耳者，宗脉之所聚也"（《灵枢》）。在六条阳经中，手太阳小肠经、手少阳三焦经、足少阳胆经、手阳明大肠经的支脉和经别均直接入耳中，足阳明胃经、足太阳膀胱经分别上耳前、至耳角。六条阴经虽不直接循耳，但通过经别与阳经相合，其气血汇聚于耳。

的方便。我们现在描述的迷走点是多年来以经验的形式被相对固定下来的，但是，在实际临床中，我们仍然秉承"以痛为输"的理念，首先以"迷走点"为中心探寻阳性反应点，探寻工具可以是针尾、耳穴探针等，如果发现穴位反应，那便是最佳的刺激点。尽管埋耳豆是一种十分安全的方法，但仍然有几点需要注意：对固定胶布过敏者，外耳有湿疹、溃疡、破溃等情况时，不宜使用；严重心脏病患者、孕妇，不宜行强刺激；贴压前要清洁耳甲。

耳朵放在头的两侧怎么看都算得上一个突出的器官，但如果你把耳朵仅仅看成是一个听觉器官，用它来治疗糖尿病这样一个大病，怎么看都有点不可思议。就像中医说"肾开窍于耳"一样，似乎还有一些荒唐。然而，在针灸科那些耳针医生们的眼里，却有另一番说道：耳朵不仅连接着肾，而且还联通着五脏六腑，它像一个倒置的胎儿，身上对应着全身的信息。如果把一些关于糖尿病的知识和针灸基础理论联系起来的话，耳针干预糖尿病的原理在传统经络体系中已经有了充分的说明。如果这还不够的话，下面的道理可以做以补充。

| 治疗的道理

耳针早期干预糖尿病，特别是糖尿病前期的干预，抑或可以成为中医治未病的一个典范。这个认识的基础在于耳针疗法的种种优势，除了我们上面讲的，还有一些优势表现在机理清楚、简便经济等方面。如果从解剖基础来说，耳针的作用是通过耳迷走神经刺激来实现的 [54]，它有明确的神经解剖学机制。有研究指出，迷走神经活动与代谢综合征（如肥胖、血糖升高、高血压等）呈反相关 [55]，因此，刺激迷走神经可以降低这些代谢综合征的风险 [56]。这些认识让人们试图通过直接刺激迷走神经的方法来治疗相关的病症，于是在西方有了传统的手术刺激方法，但是传统的手术刺激有较大的创伤和经济花费，因此限制了其应用。解剖研究指出，耳甲是体表唯一有迷走神经分布的地方 [57]。动物实验证实，经皮刺激耳迷走神经可以降低小鼠的血糖浓度及糖化血红蛋白浓度 [58-59]。临床实验初步证实，针刺耳迷走神经点具有降低血糖的即时效应 [39]，而且对于糖耐量受损者，可以降低空腹血糖、餐后血糖及糖化血红蛋白含量。胰岛素受体的低表达、抑制与糖尿病共患疾病相关，而经皮耳迷走神经刺激可以上调胰岛素受体的表达，因此，长期经皮耳迷走神经刺激疗法可预防高血糖的进展 [60]。耳针疗法与药物互不影响，协同性好，而且可以减轻体重指数 [61]，与其他干预方法联合运用，不失为一个提高疗效的办法。

此外，耳针体表刺激的特点相对于药物或者破皮针刺疗法更加安全，极少有不良反应，依从性好，患者更易于接受；在卫生经济方面，成本低，消耗医疗资源少；更重要的优势还表现在选择穴位不多，刺激方式多样，如埋耳豆、揿针、耳穴刺激仪等，并且随着信息技术的进步，操作和刺激方式还会进一步优化。

11 针灸治疗之本

　　针灸的调形和调神都包含着"术"与"道"的结合，只是针对不同的患者、不同的医疗场景有所不同而已。

随症取穴　不可或缺的配穴

｜ 以痛为输

　　我们在寻找普遍性方法上总是受到一些挫折，糖尿病的治疗如同糖尿病本身一样复杂，所以大家还在坚持综合治疗。就针灸而言，也呈现着不同方法，适应着不同的治疗场景及不同的病况。

　　随症取穴是根据症状来选取穴位，在有些情况下，除了针对症状，我们别无选择，尤其是在搞不清楚导致症状原因的时候。这种现象最早发生在医学起源之时。肚子痛了会本能地去揉按肚子，头痛了会本能地去按摩头，用针灸的术语来说这叫作"以痛为输"，意思是哪里痛就在哪里治疗。后来有个肚子痛的人跌倒了，膝盖下面被石头撞击了一下，瞬间肚子不痛了，这个经验的积累促使人们发现了"足三里"这个穴位，并且知道了肚子痛时不仅可以揉肚子，还可以揉腿上的足三里。这是现在人们猜测针灸起源的一种说法。医学发展到如今，不论中医还是西医，都没有完全摆脱对症治疗的处境。对糖尿病患者来说，症状的缓解与血糖的稳定有着密切的关系，比如失眠、便秘等。

　　针灸的随症取穴虽然可以依据"以痛为输"的规定，但如今已经超出"哪里痛扎哪里"的简单法则，随症取穴是建立在对经络理论的理解和熟悉基础上，对腧穴运用形成的经验。糖尿病的随症取穴是以糖尿病及其并发症的症状特点为依据的经验运用。糖尿病并发症是一个抽象的概念，症状是我们可以体验到的，不同的症状是身体发出的不同损害的信号。比如，浮肿，可能提示你有糖尿病肾病；心悸、胸闷、胸痛，可能说明你已经并发了心血管问题；胃脘胀痛、便秘、腹泻，可能是糖尿病导致胃肠出现了问题；下肢麻木、疼痛，提示有糖尿病周围神经病变等问题。此外，糖尿病还经常合并高血压、高血脂（血脂异常）、高尿酸等，这些病症的改善都是糖尿病治疗的一部分。下面通过故事给大家分享一些经验。

▌ 高血压

　　在古代，医生曾以"脉弦"或"水肿"作为高血压可能存在的信号，今天血压计给我们显示了它的精细变化。我第一次看到穴位调节血压的场景是在大学"实验针灸学"的课堂上。1983 年陕西中医学院（现为陕西中医药大学）率先在全国开设了一门新课程——实验针灸学，在一次实验课中，兔子的血压正在快速下降，我们在涌泉穴这个地方给它刺激，结果发现血压回升了。这让我加深了对穴位特性的理解。那个时候我们学习针灸学，殷克敬老师教给了我许多关键性的知识点，他不仅安排我们的课程，还亲自给我们讲治疗学。在他的课上，我第一次听到穴位有一个"神奇"的特性，就是穴位具有"良性的双向调节作用"。比如天枢穴可以治疗便秘，也可以治疗腹泻。涌泉原本是一个降血压的腧穴，今天又看到了升压的作用。为什么穴位会有这样的作用我们暂且不表。回到降血压这个主题上来，针刺患者的涌泉穴是件痛苦的事情，这个穴位很敏感，好在涌泉穴的上面就是另一个具有调节血压作用的太冲穴，于是，带有透刺意味（太冲透涌泉）的针法在我们后来的临床中用了起来。注意太冲透涌泉，不是针尖要达到涌泉，而是针感能及即可，手法不宜重。

我们治疗糖尿病合并高血压的另外几个配穴为风池、太冲、人迎。在针刺风池穴时，用左手（押手）先揣摸找到风池处的胀痛点，然后进针；针尖指向鼻尖方向，押手抵住穴旁，右手进针 0.5 ～ 0.8 寸，进针时让患者深吸气，然后施行捻转泻法，当针下有沉紧感时，持针守气 10 秒钟，同时让患者做深呼吸；出针时让患者深呼气或咳嗽。咳嗽的方法是向李白清老师学的，我的印象中他的患者总是一扎就灵，后来我问他要看什么书，他说《标幽赋》。再说针刺太冲，针尖指向涌泉穴（虚透涌泉），用太冲穴的得气激发涌泉穴的经气，在得气基础上施以提插补法。风池和太冲作为一对配穴，一上一下、一肝一胆、一补一泻，是调节高血压的一个小妙招。

此外，针刺人迎穴也是调节高血压常用的一种方法，针刺时要注意避开搏动的地方，可以利用左手的食指或中指先寻到人迎穴，然后立指，轻轻用指腹尖按压住，右手持针沿指甲旁边进针，直刺 0.3 ～ 0.5 寸，用捻转手法行针；还可以用点穴的方法刺激这个穴位，具体方法是食指、中指并拢，轻轻按寻人迎搏动处，找到穴位后用两指有节律地点按一侧人迎穴，一按一松 10 下，然后点按另一侧 10 下，两边交替做 3 次为 1 轮，休息几分钟，再做 1 轮，每次可做 3 ~ 5 轮。注意颈动脉窦对压力很敏感，点按时用力不要太大，更不要双侧同时按压。

▎痛风

　　谈到针灸治疗痛风，没有比巴斯考夫更传奇的故事了。1664 年的一个黄昏，在雅加达，一位印度女医生点燃了一支蜡烛，在仔细检查了一位荷兰牧师赫曼·巴斯考夫的痛风病情后，在他腿、脚的一些部位实施了艾灸治疗，几十分钟后，巴斯考夫的剧痛奇迹般地消失了，只留下 20 余处灸过的印记，看起来就像小斑点。这一幕让这位西方牧师百思不解，因为痛风已经让他经历了多次难以忍受的痛苦。这件事对巴斯考夫震撼很大，他把

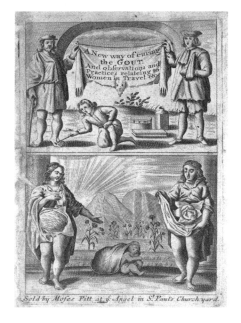

巴斯考夫《论痛风》中的插图
（1675 年在阿姆斯特丹出版，1676 年在伦敦出版）

这作为上帝大能的见证，并从上帝意志那里找到了答案：耶稣可以救人，针灸也可以救人。于是，他不辞辛苦，在传道的同时收集和整理了大量有关艾灸的资料，并撰写了一部《论痛风》，该书于1675年在阿姆斯特丹出版，时隔仅1年，又被翻译成英文在伦敦出版，从此，艾灸第一次真正走进了西方人的视野。由于缺乏细节资料，我们无法还原那位印度女医生施灸的穴位，但是，下面这个方法亦不失为一个选择。

针灸治疗糖尿病合并痛风，在急性期取阴陵泉、丰隆、三阴交、隐白、太白、阿是穴；在间歇期取阴陵泉、丰隆、足三里、三阴交、阿是穴。阿是穴用灸法，悬灸或艾炷灸，每次20分钟；急性期，隐白、太白用三棱针或采血针刺络放血，术前向患者做必要的解释和严格消毒，每天1穴，两穴交替使用；其余穴位用毫针刺法，阴陵泉、丰隆用泻法，足三里用补法，三阴交用平补平泻法，留针30分钟。本法对缓解痛风症状迅速而有效。

▌ 高脂血症

高脂血症是由于脂肪代谢或运转异常导致血浆中血脂水平过高，可表现为高胆固醇、高甘油三酯、高低密度脂蛋白，或者兼而有之，另外，高密度脂蛋白降低也是一种血脂异常状态，所以，血脂代谢紊乱统称为血脂异常。中医没有血脂异常对应的名称，它表现在不同的病症里，糖尿病伴随血脂异常如同糖尿病伴随高血压一样普遍，降血脂也如同降血压，对血糖的改善都具有积极的意义。

下面介绍一则针灸调节血脂异常的方法：取双侧丰隆穴，75%酒精棉球常规消毒后，用30号2寸毫针直刺丰隆穴，进针1.5寸，得气后接电针仪，采用疏密波，2/100Hz频率刺激，留针30分钟，一般每日1次，每周连续治疗5次，4周为1个疗程。结果显示，电针丰隆穴能够降低高脂血症患者血清胆固醇和低密度脂蛋白水平，电针丰隆穴治疗血脂异常的总有效率为57%（这一结果来自2003年国家中医药管理局《针灸穴典》专项研究）。

| 心血管病症

糖尿病引起的心血管病症非常普遍，《诸病源候论》里说："消渴重，心中痛。"针灸关于心血管病症的治疗有许多穴位，比如内关、阴郄等。这里我更想说说膻中穴。

古人在临床实践中总结出的经验，往往以金句或歌赋的形式把它保存下来，比如"气会膻中"。所谓"会"，字面意思就是聚在一起、见面，大凡聚在一起多是为了解决问题，膻中穴就是解决气的问题，气的问题有气虚、气郁、气滞、气逆、气乱、气陷等很多种，所以，膻中可以补气、降气、理气，等等。膻中穴与气的关系从解剖视角是难以理解的，但它无比深刻地隐喻了胸膛这个部位的原始功能，我们可以从生活中的一些细节去理解这个穴的功能。比如，当你突然受到惊吓时，会下意识地用手捂住膻中穴这个部位，为什么要做这样一个动作？这是下意识里对气机的梳理，或许你是一个无比强大的人，从来没有用手在胸前梳理过气机，那一定看见过其他人气乱了以后用手拍按胸脯的情景；比起气乱，气郁更为常见，当一个人气得上气不接下气的时候，最容易做出的动作是用手拍打或抚摸胸口膻中穴这个部位，正应了《素问·灵兰秘典论》所说："膻中者，臣使之官，喜乐出焉"。更有人在底气不足的时候常常以掌拍胸，常见于酒局中那些不靠谱的承诺，为什么拍拍胸脯瞬间气力倍增，这是因为孙思邈把膻中穴叫作"胸膛"，挺起胸膛才能阔步向前。下意识的动作里隐喻着原始的本能，本能中折射着人体进化的"遗址"，心脏泵出的血液为什么会直接受到主动脉弓的垂直阻挡，这种设计的用意何在？我们不太清楚，但我们知道膻中穴的重要。在人体中，有 3 个穴位对一般意义的健康非常重要，即膻中、百会、神阙 [1]。

膻中穴的运用在药王孙思邈那里简单而确定："消渴咽喉干，灸胸膛（膻中）五十壮""胸痹心痛，灸膻中百壮"， 胸痹和心痛是两个中医病名，相当于现在说的心血管病症。再也没有比灸膻中更经济实惠的治疗方法了。2011 年，联合国中医针灸人类非物质文化遗产代表性传承人郭诚杰国医大师在北京卫视《养生堂》演绎了"一拍三揉法"的健身方法， "一拍"就是拍膻中。这个方法可以让普通大众体验到膻中穴的作用。在我眼里，郭老就是当代孙思邈，他的学术思想、大医精诚的风范都与孙思邈相似，当然还有对膻中穴的传承。

| 其他配穴

糖尿病及其并发症所引起的症状和体征很多，我们从常用治疗穴位的配伍上进行了一些总结，或可谓之经验。下表是糖尿病常见

1　百会、神阙参见《中医的脚印》。

的 26 组随症取穴，这些穴位很重要，所以我们称之为不可或缺的配穴，配穴的意思是别忘了主穴（足三里、三阴交、脾俞、肾俞）。

糖尿病常见临床表现的随症取穴

临床表现	取穴	临床表现	取穴
疲劳、乏力	百会、大包	自汗	合谷、气海
口干、口渴	鱼际、少商	盗汗	阴郄、大椎
饥饿多食	内庭、然谷	抑郁	太冲、期门
小便频数	太溪、照海	下肢麻痛	环跳、委中
胃脘胀痛	中脘、内关	腰酸腰痛	后溪
失眠、多梦	神门、印堂	怕冷	命门
头痛、头晕	合谷、风池	浮肿	阴陵泉、复溜
记忆力减退	四神聪、劳宫	阳痿	大赫、关元
便秘	支沟、天枢	皮肤瘙痒	曲池、血海
腹泻	上巨虚、公孙	视物模糊	睛明、光明
口苦	商阳、内庭、阳陵泉	高血压	太冲、风池、人迎
		血脂异常	丰隆
心悸	膻中、神门	高尿酸	阴陵泉、丰隆、隐白、太白
胸闷、胸痛	膻中、内关		

这些穴位根据具体病情可灵活应用，比如，口渴甚者可以点刺放血；胃脘胀痛、胸闷、胸痛可以加灸法；浮肿可以用透刺法。在针具的使用上，一般用毫针，也可以埋针，对有些怕针的患者还可以用梅

花针，或其他经皮刺激的方法。梅花针和一些操作简单的经皮刺激方法也适合一些保健调理。我们曾经把这些穴位编成按摩操教给糖尿病患者使用（参考《25 种糖尿病并发症的单穴调理》），让那些不方便运动的糖尿病患者在家中自我保健，受到了不少患者的喜欢。穴位按摩就是点穴疗法，早年我们在国外推广针灸疗法时，以指代针让患者体验，因为穴位可接受任何形式的刺激。当然，更不能忘记随症取穴与基础方的结合，看病始终是整体上的治疗。

经络辨证 把握病症核心

| 什么叫经络辨证

不论是糖尿病出现的症状，还是并发症出现的症状，有一些症状很好治，但有一些症状则很难治。没治好不一定是方法不正确，而是方法的局限。方法的局限包括两方面。一是方法使用对象上的局限，举一个例子，比如某个方法松解了某个部位的软组织张力或粘连，疼痛立即得到了缓解，但如果用这个方法去调节内脏的某个功能就有些勉强。任何一种方法都有它的适应性（或者针对患者，或者针对病症），从来没有包治百病的绝招，对上了就是好方法，所以，寻找解除病痛的方法是一个没有边界的领域。方法的另一个局限是使用层次或深度上的局限，比如经络辨证方法的使用，上一节我们讲的大部分内容本质上都是经络辨证，但只是打开了这扇门，走进去还有一段很长的路，经络辨证在一些复杂病症中的运用有着更加广泛的内容和技巧，在一些糖尿病的治疗中，灵活运用经络辨证或许会让你收获意想不到的效果，下面谈谈我们的体会。

　　什么是经络辨证？我的理解：经络辨证是以脏腑学说为基础，以经络学说为主导的一种临床诊治疾病的方法，这种方法的主要特点是用十二经脉和奇经八脉理论去分辨疾病的部位、归纳疾病的证候，以及分析疾病的病因和病性。不管这个定义是否准确，都不影响经络辨证在针灸临床诊治疾病当中的核心地位。

　　其实，我们从一开始走进针灸的时候，就已经在培养用经络分析问题的能力。简单的经络辨证大家一点也不陌生，比如头痛发生在前额部位，病在阳明经；头痛发生在颞部两侧，病在少阳经；头痛发生在后脑勺，病在太阳经。这从经络的循行分布就可以诊断出来。再比如，"腹满，腰溶溶若坐水中"，这是带脉的一个证候，它不仅提示了病变的部位，而且还提示其病变的性质，古人把患者的主观感受放进证候的描述中，这一点很人性，也更有利于对病情、病性的分析。

| 经络辨证的依据

　　凭什么经络辨证可以治糖尿病？凭的是经

夫十二经脉者，人之所以生，病之所以成，人之所以治，病之所以起，学之所始，工之所止也。

——《灵枢·经别》

络理论对生命存在的认识和解释，《灵枢·经别》说："夫十二经脉者，人之所以生，病之所以成，人之所以治，病之所以起，学之所始，工之所止也"。读这段话不能用朗诵的方式，要默默地去想，否则即使背下来也未必知道经络是个什么东西。"人之所以生"，讲的是生理，一是人因十二经脉而生，二是人因十二经脉而维持生命。"病之所以成"，讲的是病理，疾病因十二经脉的各种失调而发生。"人之所以治"，讲的是治疗，人的病之所以治好了是因为十二经脉的通调平衡。"病之所以起"，再次强调病症与经脉的关系。"学之所始，工之所止也"，讲的是经络是学习看病的开始，也是看病功夫的体现。这一段话言简意赅，讲清了经络的全部意义，正是因为经络有这些作用，经络辨证才有了依据。我煞费口舌想把《灵枢·经别》的这句话誊译一遍，怎么感觉还是那么别扭，与默想出现的情景不一样，算了吧！看来有些话只可意会，不可言传。

针灸学中最经典的经络辨证就是我们非常熟悉的"四总穴歌"：肚腹三里留，腰背委中求，头项寻列缺，面口合谷收。"四总穴歌"说的啥大家都知道，它是入门级的知识，里面包含着经络辨证的逻辑，说起来也并不复杂，只要有用经络分析病情的视角，加上对相关证候知识的掌握，就可以用经络辨证的方法解释一些看似复杂的病情。比如，糖尿病患者出现的饥饿感，我们一般用降胃火的方法治疗，一些人有效而一些人无效，对无效的人我们可以考虑从足少阴肾经治疗，取肾经的荥穴"然谷"（荥主热），这是因为"心如悬，若饥状"这种带有心慌、难受的饥饿感，古人已有认识，并且记录在了足少阴肾经的证候里。再比如，"肩似拔，臑似折"这种带有患者感受的症状表达区分了肩部疼痛的经络归属，肩部有三条经脉分布，"肩似拔，臑似折"为手太阳经证。

经络辨证有着丰富的内容，虽然有些内容有待于我们的进一步验证或总结，但是，古人在实践中总结的经验至今仍不失为我们临床看病的重要依据，接下来我们结合病案进一步展开经络辨证的应用。

｜病案讨论

◀ **病案 1**：李某，男，61 岁，2016 年 3 月 16 日初诊。

主诉：糖尿病 8 年，腿痛反复发作 2 年，近 1 个月加重。

现病史：患者自述于 8 年前因连续劳累后出现口干、口渴、乏力，去医院检查被确诊为 2 型糖尿病，后经二甲双胍、拜糖平治疗，血糖控制尚可。近 2 年出现腰腿痛、胁肋痛，位置不固定，经中药及贴敷治疗效果时好时坏。近 1 个月腿痛加重，以股内侧灼痛为主。刻下症见身体多处疼痛，以股内侧灼痛明显，夜间加重，同时伴有胸闷、失眠、纳呆，大小便正常。

既往史：高血压，血脂异常。

望闻切：精神差，气声低微，舌红苔腻，脉细尺弱。

辅助检查：糖化血红蛋白 6.5%，血压 148/80mmHg，甘油三酯 2.1mmol/L。

辨证要点分析：

（1）本案疼痛以股内侧为主，股内侧与足三阴经有关，为阴维脉所统摄。

（2）"阴维为病苦心痛"，心、胸、胃为阴维脉病候之所及；

足太阴脾经络胃，注心中；足少阴肾经络心，注胸中。故表现有胸闷、失眠、纳呆等。

（3）"阳维为病苦寒热"，本案灼痛、夜间加重，为阴证表现，而舌象为热证，脉象为虚证，显示本案虚实夹杂、寒热阴阳失调。

结合病史，本案病机为足少阴肾经和足太阴脾经的经气虚乱，加之阴不维里，维脉失调。

中医诊断：消渴脉痹（脾肾脉阻，维脉失调）。

西医诊断：糖尿病周围神经病变。

治法：补脾益肾，通调维脉。

处方：脾俞、肾俞、膻中、内关、血海、足三里、三阴交、然谷。

操作：脾俞、肾俞，得气不留针；内关向外关透刺（阴维通内关）；足三里，三才补法；血海、三阴交、然谷，平补平泻；膻中，艾炷灸。

间断治疗 4 月余，诸症皆消。

◀ **病案 2**：朱某，女，68 岁，1999 年 4 月 12 日初诊。

主诉：胸闷、心慌反复发作 9 年，加重 2 个月。

现病史：患者于 1990 年因胸闷、心慌、全身疲乏无力、口干多饮而至医院就诊，被确诊为 2 型糖尿病、冠心病、高血压，后服用优降糖等西药，血糖控制尚可，间断服用肠溶阿司匹林及复方降压片，血压在 140/80mmHg 上下波动。近 2 个月无明显原因胸闷、心慌加重，服用丹参滴丸、稳心颗粒效果不显。刻下症见胸闷、心慌，伴气短、头晕、口干、怕冷、腰背凉、乏力、嗜睡，大小便正常。

既往史：糖耐量异常史。

望闻切：精神差，衣着多，舌淡苔薄白，脉弱。

辅助检查：近期空腹血糖 7mmol/L 左右，血压 156/85mmHg。

辨证要点分析：

（1）本例患者从病史看主症与糖尿病有关。一般冠心病者多考虑气虚血瘀，但本例既往治疗效果不显。

（2）脾、肾二经经气均贯注心胸；督脉贯心、入脑，并走腰脊，主一身之阳。本例出现胸闷、心慌，伴气短、头晕、口干、怕冷、腰背凉、乏力、嗜睡，以及舌淡苔薄白、脉弱，与脾肾阳虚、督脉统摄阳气功能失调有关。

中医诊断：消渴胸痹（督脉阳虚）。

西医诊断：糖尿病合并冠心病。

治法：通调督阳。

处方：脾俞、肾俞、大椎、命门、百会、膻中、足三里、三阴交。

操作：脾俞、肾俞、大椎、命门，温针灸；百会，平补平泻；膻中，艾灸；足三里、三阴交，三才补法。

连续治疗 2 个月，诸症明显改善。

◀ **病案 3**：李某，男，54 岁，1999 年 8 月 18 日初诊。

主诉：下肢麻木 1 年，左下肢加重 1 周。

现病史：患者于 1988 年无明显诱因出现口渴、多饮、多尿、进行性消瘦，后被诊断为 2 型糖尿病，曾用达美康等西药治疗，血糖控制尚可。近 1 年病情出现反复，下肢麻木，时有大腿内侧疼痛，痛引少腹，耳鸣。1 周前左下肢外侧麻木加重。刻下症见左下肢麻木甚，伴有口干欲饮，体重下降，右侧耳鸣，颞部疼痛，腰膝酸软，二便可。

既往史：脂肪肝，颈椎病。

望闻切：精神疲惫，舌红苔薄，脉细。

辅助检查：空腹血糖 12.17mmol/L，血压 120/70mmHg。

辨证要点分析：

（1）不通则痛，不荣则麻。

（2）足少阳胆筋的病候（循胫外廉……左络于右）为下肢左侧病，与右侧眼目、颞部相维，这一"维筋相交"的循行特点与本案左下肢麻木、对侧耳鸣、少阳头痛的交叉表现一致。

（3）11年的糖尿病病程，脾肾两虚累及肝胆而成消渴脉痹。口干欲饮、体重下降、耳鸣、腰膝酸软亦为消渴常见的表现。

中医诊断：消渴脉痹（脾肾两虚，胆经不利）。

西医诊断：糖尿病周围神经病变。

治法：益气养阴，利胆通经。

处方：肝俞、脾俞、肾俞、悬厘、风市、阳陵泉、三阴交、绝骨、足临泣（均双侧）。

操作：肝俞、脾俞、肾俞，得气不留针；三阴交，三才补法；余穴，平补平泻。

间断治疗3个月，症状基本消除。

◀ **病案4**：张某，女，57岁，2006年12月7日初诊。

主诉：糖尿病13年，伴腰及髋关节疼痛，加重2周。

现病史：患者13年前出现多饮、多食、身体乏力，被确诊为2型糖尿病，经饮食控制和口服降糖药治疗，血糖基本稳定，偶有波动。近半年身体乏力严重，口干，不欲饮，夜尿多，腰及两侧髋关节疼痛、有坠胀感，怕冷。刻下症见腰及髋关节冷痛、有坠胀感，伴有左侧腕关节和踝关节疼痛，足无力，口干，夜尿频，抑郁，大便调。

望闻切：精神差，舌淡苔腻，脉细。

辅助检查：空腹血糖 9.3mmol/L，血压 120/92mmHg。

辨证要点分析：

（1）消渴多与气（脾）阴（肾）有关，本案 13 年病程，气阴两虚发展为脾肾阳虚，故出现了关节冷痛。

（2）"足少阴肾经之正，至腘中……出属带脉"，足少阴肾经失煦，累及带脉，带脉阳陷，束约无力，故腰髋关节冷痛、有坠胀感、夜尿频。"带脉不引，故足痿不用"，所以足无力。

（3）脾不散津，肾阴不足，则口干等。

中医诊断：消渴（带脉阳陷，脾肾阳虚）。

西医诊断：糖尿病。

治法：补肾健脾，温通带阳。

处方：肾俞、脾俞、百会、带脉、五枢、足三里、三阴交、足临泣。

操作：肾俞、脾俞，得气不留针；带脉、五枢，温针灸；足三里、三阴交，三才补法；百会、足临泣，平补平泻。

针灸治疗 30 次，诸症明显改善。

◀ **病案 5**：刘某，男，60 岁，2000 年 3 月 22 日初诊。

主诉：口干、乏力 5 年，心慌半年，加重 1 周。

现病史：患者自述于 5 年前一次胃肠感冒后出现口干、口渴、乏力、消瘦、腰膝酸软，住院后检查血糖 16.7mmol/L，被确诊为 2 型糖尿病，并予拜糖平等口服降糖药治疗，血糖控制尚可。半年前出现心悸、心慌，查心电图显示心动过速，诊断为冠状动脉粥样硬化性心脏病（冠心病）、心律失常。另伴有口苦，夜尿频，腰膝酸软。刻下症见口干，口苦，纳呆，夜尿多，失眠，腰膝酸软，乏力，睾丸坠痛，手脚发凉，大便 4 日未行。

精神尚可，舌淡紫，苔黄腻，脉滑。

辅助检查：空腹血糖 6.9mmol/L，血压 130/78mmHg。

辨证要点分析：本例患者患有糖尿病、冠心病、心律失常、急性附睾炎，中医先后以气虚夹瘀、痰热扰心、湿热下注等治疗效果不显。

（1）口干、乏力、夜尿多、腰膝酸软、手脚发凉等为脾肾两虚所致。同时，脾胃相表里，脾不健运容易导致足阳明胃经失调。足阳明胃经经别"上通于心"，胃气不降，上扰于心，则心悸不安、失眠。足阳明胃经之经筋"上结于髀，聚于阴器"，经筋失纵，则睾丸坠胀，所以阴部坠胀不单见于足厥阴肝经、冲脉病候。胃经经别"出于口"，经气不散，故口干、口苦；经气内结，故纳呆。阳明经脉相互影响，足阳明经气不利，可使同名手阳明大肠经失司而便秘。

（2）结合脉症，本案既有脾肾之阳虚，又有阳明之实结，为寒热虚实错杂证，病在脾肾与阳明。

中医诊断：消渴胸痹（脾肾阳虚，阳明气结）。

西医诊断：糖尿病合并冠心病。

治法：温补脾肾，通调阳明。

处方：肾俞、脾俞、胃俞、膻中、内关、梁丘、足三里、丰隆、三阴交。

操作：肾俞、脾俞、胃俞，得气不留针；足三里，三才补法；余穴，平补平泻。此外，膻中、足三里、三阴交配合灸法。

治疗 20 次显效。

经络辨证要有经络分析的视角和掌握相关经络证候的知识，经络证候知识要靠不断地实践总结，古人的经验是我们借鉴的重要依据，它们散落在那些不朽的经典里面，比如《脉书》《灵枢》（《灵枢·经脉》《灵枢·经别》《灵枢·经筋》《灵枢·寒热病》《灵枢·脉度》《灵枢·根结》《灵枢·禁服》）、《素问》（《素问·刺腰痛》《素问·皮部论》《素问·骨空论》）、《难经》、《针灸甲乙经》、《奇经八脉考》等中。如果你对看古代经典尚觉艰涩，那也没关系，这里我做了一些总结，形成了"十二经经络辨证常见证候"及"奇经八脉辨证常见证候"，供大家参考。

参考阅读

经络辨证还有一部分内容是《灵枢·经脉》篇中说的："经脉者，深不可见，其虚实也，以气口知之。"从"扁鹊抚息脉而知疾之所由生"（《盐铁论》）到淳于意"治病人，必先切其脉，乃治之"（《史记》），从皇甫谧的《针灸甲乙经》到窦汉卿的《针经指南》，都一直在强调"凡刺之数，先视其经脉，切而从之，审其虚实而调之。"（《素问·缪刺论》）尽管经脉是深不可见的，但可以诊察"气口"知道经脉的虚实，气口包括了寸口、人迎、跌阳，也包括穴位的形神变化。经络辨证在不断地传承创新之中还有许多尚待挖掘的瑰宝。

十二经经络辨证常见证候——手三阴经

经脉	特定部位证候	四肢证候	关联部位证候
手太阴肺经	锁骨上窝处疼痛	肩前部、上肢内侧前缘疼痛等感觉异常，腕内桡侧肿痛，手掌或大鱼际部发热，大拇指痛	咽痛，咽痒，咳喘，呼吸急促或喉中痰鸣，胸部胀满或疼痛，小便数而量少
手厥阴心包经	腋窝肿胀、疼痛，胸胁胀满	上肢内侧疼痛、挛急，手心热，中指、无名指痛	心悸，心烦，胸痛
手少阴心经	胸膈部有撑胀感，肘内侧疼痛	上肢内侧后缘疼痛、厥冷，手心发热，小拇指痛	咽干，渴而不欲饮，心痛，失眠，盗汗，眼睛发黄，胁痛，心胸拘急，不能言或说话不灵活

十二经经络辨证常见证候——手三阳经

经脉	特定部位证候	四肢证候	关联部位证候
手阳明大肠经	齿痛(实证)，齿冷(虚证)，颈部肿，肩、颈、头项部疼痛或不适，肩不能上举，颈不能左右环顾	肩上部、上肢外侧前缘疼痛等感觉异常，腕背桡侧肿痛，食指痛、肿、无力	口干，鼻塞，鼻出血
手少阳三焦经	眼外角痛，耳后部痛，面颊肿或痛	上肢外侧疼痛等感觉异常，肘关节拘挛，无名指痛、运动不灵活	耳聋，耳鸣，咽喉痛，自汗
手太阳小肠经	喉结上方部位肿或痛，肩部牵引痛，头不可以环顾	上肢外侧后缘疼痛或生疣，肩痛如拔，臂痛如折，小拇指痛	咽喉痛，耳聋，眼睛发黄

十二经经络辨证常见证候——足三阴经

经脉	特定部位证候	四肢证候	关联部位证候
足太阴脾经	舌根部僵硬、疼痛	大腿或膝内侧痛、麻、肿、厥冷，股内侧牵扯痛，足大趾不灵活，内踝痛	身体沉重感，纳呆或食后想吐，便溏，心下痛
足厥阴肝经	头顶痛，胸胁胀满或痛，少腹痛，腰痛不得俯仰，阴囊肿胀疼痛，腹股沟内疝	大腿内侧灼痛，痛连少腹，内踝前痛，内辅骨痛，足大趾痛或痛连内踝	咽干，灰头土脸，呕逆，泄泻，完谷不化，遗尿，癃闭，阴痒，月经不调，阳痿
足厥阴肾经	面部色黑无光泽，颧部红，腰痛，足跟痛、无力	下肢内侧后缘疼痛等不舒，足心热	饥不欲食，咯血，哮喘声大，坐卧不宁，心虚善恐或心有虚吊感，口干，咽喉肿痛，嗜睡，癃闭，尿失禁

十二经经络辨证常见证候——足三阳经

经脉	特定部位证候	四肢证候	关联部位证候
足阳明胃经	额中央、两目间发黑，下眼胞肿、色青，颈、乳、气街处疼痛	下肢前外侧、膝外侧疼痛等不适，小腿抽筋，足背部疼痛、麻木、拘紧等，脚踝无力，足中趾抽筋	频繁伸腰打哈欠，不愿见人，不喜光明，心悸不宁，癫狂，发热，自汗，鼻出血，口歪，口唇生疮，咽喉部痛，阴囊部不适
足少阳胆经	胸胁部疼痛，头颞部疼痛，足外翻，眼外角痛，腋下、颈部肿痛	下肢、膝外侧疼痛，外踝痛，左侧拘急，对侧眼、额颞部痛等不适，足第四趾运动不灵活、抽筋或牵引膝外侧	口苦，善叹气，灰头土脸，寒热往来
足太阳膀胱经	腘窝如结、挛急，足跟痛，项、脊背、腰疼痛或僵硬不舒，眉棱骨痛，项痛不可俯仰，上眼胞肿	臀、下肢后部疼痛，下肢痿痹，足小趾麻木、疼痛、活动不灵活	突然头痛剧烈，牵引眼球有脱出感，鼻塞，流涕，出血，癫痫，癃闭，尿失禁

奇经八脉辨证常见证候——督脉

证型	常见证候
风中督脉	头摇，震颤，脊背强直，甚者角弓反张，口溢白沫，手足拘挛、震颤
督脉阳虚	恶寒发热，脊背凉，形寒肢冷，慢性腹泻，尿频或尿失禁，阳痿早泄，月经不调、量少色淡，宫寒不孕，不育，抑郁，胸痛
督脉气乱	癫狂，癔症，心痛
督脉瘀结	头晕，头痛，眼肿泪涟涟，癥瘕积聚，中风，颈痛，腰痛
督脉热结	头晕，耳鸣，发热，痈疽，疔疮，小儿惊风，失眠健忘
督脉下极病	脱肛，肛裂，痔疮

奇经八脉辨证常见证候——任脉

证型	常见证候
寒凝任脉	腹痛，月经延期、量少色暗，癥瘕积聚，男子阴冷，女子胞寒
任脉不固	月经淋漓，阴挺，胎漏，带下，痛经，尿频，遗尿，尿失禁
任脉气逆	腹中有气如指，上抢心，不得仰俯，拘急，咳逆喘息，咽喉不利，妊娠恶阻，胸闷胸痛，梅核气
任气血亏	月经量少，不孕，不育，毛发稀少，瘙痒
湿热浸淫	胃脘胀痛，呃逆，带下赤黄，小便浊，下巴颏或口唇有湿疹、生疮，阴痒等

奇经八脉辨证常见证候——带脉

证型	常见证候
带脉失约	足痿不用，小腹坠满，少腹痛引命门，月经时断时续，腰膝酸软无力，遗精早泄，白带多
带脉阳陷	腰腹胀满疼痛，腰腹坠痛发凉，胎漏，阴挺，久疝不愈，带下淋漓、清稀，崩漏，阴部发凉
带脉湿热	腰带疹，缠腰火丹，带下浊腥、色黄，阴部作痒，腰痛，月经先期，小便不利或涩痛

奇经八脉辨证常见证候——冲脉

证型	常见证候
寒袭冲脉	少腹突然疼痛或拘急，经期腹痛，月经推迟、量少色黑、有块，四肢厥冷，踝关节痛
冲脉湿热	带下浊腥、色黄，月经提前、量多，甚者崩漏，外阴瘙痒或糜烂，咽干
冲脉气逆	犯胃：为呕，痞满，乳痛
	犯肝：少腹痛或有包块，阴部胀痛
	犯心（上抢心）：少腹拘急，气冲心胸或咽喉，忽冷忽热，手脚发凉，大小便不通
	犯肾：脐腹痛，里急，胸闷，气逆而喘，咽喉不利，下肢内侧感觉异常，足跟或踝关节痛
冲脉阳虚	阴挺，胎漏，不孕，月经量少，遗精，阳痿，形寒肢冷，浮肿，二便不禁，踝关节无力
太冲脉衰	月经推迟、量少色淡，闭经，乳汁不足，咽干，口唇不容，毛发枯，毛发稀疏，无子

奇经八脉辨证常见证候——跷脉

证型	常见证候
阳跷脉盛	不寐
阴跷脉盛	嗜睡
跷脉失调	行路不稳，足内翻，足外翻
跷脉失养	癫痫，偏枯，抽搐，震颤

奇经八脉辨证常见证候——维脉

证型	常见证候
阴不维里	心痛或心胸胀满，胃脘痛或痞满
阳不维外	寒热往来，发热，恶寒，头项、眉棱骨痛，突然腰痛
阴阳失维	身体倦怠，怅然失志，惊恐不安，失眠，盗汗，癫痫

针灸治神　渐失的针灸灵魂

┃ 凡刺之真，必先治神

从随症取穴，到经络辨证，再到针灸治神，我们越来越接近针灸治病的本质。接下来我们要讨论针灸治疗的一个共性问题——治神，它不仅关乎糖尿病的治疗，也关乎传统针灸的灵魂，如今却在被遗忘之中。

"治神"是相对"治形"而言的，它是传统针灸最传神之处。一部《黄帝内经》，如果用两个字来概括先师们针灸治病的灵魂的话，那就是"治神"。什么叫"治神"，人民卫生出版社出版的第2版《针灸学》里有个解释："治神是指医生在针刺过程中，全神贯注，细心观察患者之神态和体会针下的感应；同时通过语言或其他方法使患者宁神安定，解除顾虑及紧张的心情，集中注意针感和病所的感应。"

由于治神之重要，因此，历代实践者根据自己的体会有许多不同的描述，但意思大同小异，都与"神"相关。我认为，与"神"相关的概念很难有确切的定义，可能"治神"根本就不是一个定义的对象，它是在治疗实践过程中展开的体验活动（过程），说清"神"的人一定很神，因为它不是用知识去言说的，我们只能安下心来凝神静气地再重温一下经典。

粗守形，上守神。

神乎神，客在门。

刺之微在速迟。粗守关，上守机，机之动，不离其空。空中之机，清静而微。

迎之随之，以意和之，针道毕矣。

——《灵枢·九针十二原》

必一其神，令志在针。

——《灵枢·终始》

必正其神，欲瞻病人目，制其神，令气易行也。

针已得气，密意守气勿失也。

——《灵枢·小针解》

经气已至，慎守勿失，深浅在志，远近若一，如临深渊，手如握虎，神无营于众物。

凡刺之真，必先治神。

——《素问·宝命全形论》

用针之要，无忘其神。

——《灵枢·官能》

凡刺之法，必先本于神。

——《灵枢·本神》

将过一遍这些名言，展现的是针道怎么都绕不开神。治神既然如此重要，为什么今天被渐渐弱化？原因有很多，其中最重要的原因是我们从根本上偏移了对"穴位"的认识。《黄帝内经》对穴位的定义是："神气之所游行出入也，非皮肉筋骨也。"换句话说，穴位是经气活动显现的窗口，不是解剖意义上的物质形态。经气的活动不是用肉眼看的，而是用感官来体验的，这关系到穴位的定位、手法、得气、守意等治疗的多个环节。中医经过西医百年的"洗礼"，焕发出的精神面貌已与岐黄的生命逻辑相去甚远，在针灸临床中的表现之一就是把针灸演化成形而下的"治形"境地。治形，也称"调形"，虽然它在骨关节等领域的运用上取得了一定的成功，但它不是针灸的全部，至少像糖尿病等一些内科病症更需要"治神"。

| 穴位与揣穴

穴位是"神"气之所游行出入的地方，所以，治神是从穴位开始的。我们一般找穴位都是按照教科书来定位的，但教科书上的定位只是一般经验，而且这个经验是受我们已有的"穴位事先都固定好了"的观念影响。穴位以往在那里，不能保证以后也在那里，因为穴位是神气游行出入的地方。2000 年我在西单书店买了一本《科学性针刺疗法》，当看到其中有一句话——"同人体的生理过程一样，穴位的生理和病理也是动态过程。穴位有时出现，有时消失。穴位的出现和消失，在很大程度上取决于人体的生理状态"，我立刻想到的就是"所谓节者（穴位），神气之所游行出入也"这句话，后来再看孙思邈说的"肌肉之理，节解缝会，以手按之"，又一次加深了对窦汉卿取穴原则的理解：取穴之法，必有分寸；先审自意，次观肉分；或伸屈而得之，或平直而安定。为什么穴位与状态相关？状态包括经气的状态、位置的状态等。状态就是"神"的表现。在"神"的启发下，寻找穴位实际上是一个发现穴位的过程。关于这

穴位以往在那里，不能保证以后也在那里，因为穴位是神气游行出入的地方。寻找穴位实际上是一个发现穴位的过程，是经验和体验的综合。

一点，郑魁山先生是我见过做得最"神"的一个人。郑老首先把取穴定义为"揣穴"，揣穴是经验和体验的综合，在我最初看到郑老给人扎针前实施揣穴的过程时，感觉神秘而充满艺术感，我像一个小学生临帖般地模仿，后来我也开始带学生了，每次扎针前也习惯于"装模作样"地揣穴，学生问我：在摸什么？我说：不知道。10多年过去了我才有点儿体会，左手揣穴是为了寻找施术点、固定穴位、帮助进针、体会得气、控制针感。

揣穴在我们实施耳针治疗糖尿病的操作上表现为用探针寻找敏感点，这个动作的本质也是治神。在体穴的运用方面，揣摸脾俞、肾俞、足三里、三阴交等穴位的意义很大，具体就是体察穴下的感觉、凹陷、缝隙、骨边、结节、条索等，另外，还要感知患者的反应，如酸麻胀痛、皱眉身动等这些明显或微显的信息。穴位的反应是"神"的反映，针刺在调节着"神"的活动。其实，针灸从来都不是只拿针的那只手在治病，两只手都是与"神"交流的媒介和工具。《难经》是这样说的："知为针者信其左，不知为针者信其右。"这是在充分强调左手的作用，《离合真邪》对它还有一个全面的概括：扪而循之，切而散之，推而按之，弹而怒之，抓而下之，通而取之，外引其门，以闭其神。

影响疗效的因素

我们曾做过"针灸临床实践指南可实施性的问卷调查与分析"[62]，在影响针灸疗效的主要因素中，55.2%的人认为是选穴配穴，54.4%的人认为是针刺手法，40.0%的人认为是辨病辨证，

30.4% 的人认为是医患互动与关系。这项分析是基于医院里针灸医生的真实看法，所以我们的讨论也是围绕着这 4 点展开的。前面已经讲了选穴配穴和辨病辨证问题，下面谈谈针刺手法和医患互动。

手法，从古到今人们总结了很多种针刺手法，我们对手法的理解和实践也在不断提高，现在我们强烈地认识到，脱离经气活动来定义或描述手法终将不能自圆其说。何以知经气之表现？经典里讲了一些方法，从针法实践来讲，针下的感觉是判断经气活动的一个方法。《灵枢·终始》说："邪气来也紧而疾，谷气来也徐而和。"邪气、谷气都是经脉里的气，"紧而疾"与"徐而和"都是经气的活动，邪气来宜泻，谷气来宜补。

有很多种补泻手法，这里介绍的方法源于传统但不囿于传统，具体形式上的操作是快速进针后，用提插、捻转、震颤等复合手法得气，必要时调整方向和深度。如果沉、紧、酸、痛、胀感来得快而强，用泻法；如果沉、紧、酸、痛、胀感来得慢而弱，用补法。补法是拇指向前搓捻针柄，向下着力，单向搓针，虚搓、实搓结合，当"气满针摇"时，针尖向下抵按，医患双方守意针尖，也就是"必一其神，令志在针"；实施泻法时，拇指向后，向上着力，单向搓针，虚搓、实搓相结合，针

经气（神）的活动也是对不同针刺手法的应答。不同的针刺手法是对经气（神）活动的把握，反过来

尖向上提，同样"令志在针"。

如果针刺手法是建立在经气基础上的，那么它的操作对象就不单是皮肉筋骨，我们把经气的活动与手法的形式放在一起说，也是为了让针刺不至于沦为一种"治形"的处境。不同的针刺手法是对经气（神）活动的把握，反过来经气（神）的活动也是对不同针刺手法的应答。经气看不见、摸不着，只有把体察和会意作为一种工具才能进行下去，其实治神的意义也源自于此。治神或把握经气的活动还有一些可能的情况，比如当针刺的时候，患者会突然感到身体某个部位发胀、发热、发凉、有气流感等，这些都是"神"的表现，"神"的表现有些为"意"，有些为"形"，不论哪种情况，都是守神的对象。守神，也称守气（意），它也是手法的一部分，或可称为"意气用事"，注意这里的"意气"不是随意而是刻意。

守气，是对"神"的活动的捕捉，或者说是对"神"的活动所产生的某个状态的坚守。针刺后最一般的神的反应叫作"得气"，"得气"或在针刺局部，或在远离针刺的其他部位，还有一些其他的经气活动也属于广义的得气状态。《灵枢·小针解》里说："针已得气，密意守气勿失也。"守气的意义在于进入一种状态，利用这种状态来调节另一种状态。《素问·宝命全形论》说："经气已至，慎守勿失，深浅在志，远近若一，如临深渊，手如握虎，神无营于众物。"这是对医者守气的要求。守气是一门功夫，是医家修炼出来的，对于没有修炼过的人来说，怎么讲都是一门"玄学"。你可以这么认为，但丝毫不影响手法大师们的"随气用巧"。

说到大师，又让我想起一些人。2018年，我参加"纪念郑魁山大师诞辰100周年"的大会，会上我做了"郑魁山教授学术实践浅

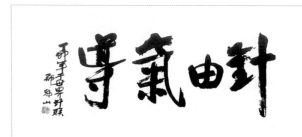

郑山魁题字：针由气导

探"的报告。我做的是"浅探"，听到的是"深探"，郑老的高徒们会上会下讲的搓捻、关闭、飞推、盘摇、搬垫、烧山火、透天凉、穿胛热、过眼热等，对我来说是一场针刺手法的饕餮盛宴，用程院士给"郑氏手法"的题词来概括，即"针法鸣世"。还有另一位大师也不能缺席我对这一话题的记忆，那就是联合国中医针灸人类非物质文化遗产的代表性传承人——张缙教授，他致力于 24 式单式手法及复式补泻手法等研究，对存续针刺手法传统有着重要意义，听张老讲手法能强烈地感受到一代大师的针灸情怀和不懈的奋斗意志。老一辈的学术风范和精神遗产总让我们对"手法"情有独钟。

守气、用气、意气，"气"是迷人的，因为它很生动，生动在它主导着"针"的方向，所以，郑老郑重地写下了"针由气导"四个大字；"气"是迷人的，还因为它说不清楚，以至于连负有盛名的大医学家郭玉都这样感慨："针石之间，毫芒即乖，神存于心手之际，可得解而不可得言也。"所以，我们只能说"治神"不是一门学问，更不是知识，它是一门功夫，而这门功夫显现在了郑老的那首诗中。

太极动静晨中求，真气精神夜半修。

清风明月随心赏，壮丽山河任意游。

按照问卷分析报告[62]，30.4% 的疗效可能来自医患关系，医患关系也在广义的"治神"范畴里。一般意义上的医患关系我们暂且不论，这里有两点值得一提：一是医者的仁爱，以及患者的信赖；二是医者的守气，以及引导患者的守气。不论是医者还是患者，看病时都要入静（境），这个"境"是针灸看病的场景，或一个状态，这个状态如今被技术主义冲淡了。针灸看病所要创造或要求的治疗氛围是"必一其神，令志在针"。因为经气的活动"清静而微"，"神"只是在一定条件下才能显现的。在形的层面上，环境和一些仪式可以帮助我们入境；在神的层面上，就是医者和患者的"神交"。"神交"属于关系学，体现在揣穴、手法、守气、入静（境）等治病环节，这样，"治神"才不枉被《黄帝内经》摆在第一重要的位置："针有悬布天下者五，黔首共余食，莫知之也。一曰治神，二曰知养身，三曰知毒药为真，四曰制砭石大小，五曰知腑脏血气之诊。"

既然医患在疗效问题上有着共同利益，患者就不仅仅是一个被治疗的对象，还应该成为一个自我救赎的对象，尤其是糖尿病患者。下面我们将从患者的角度来讨论糖尿病患者的角色与作用。

第四部分

糖尿病的重构——凡是人构建出的东西都可以重构

对患者来说，最大的问题是知道该怎么做，但就是难以做到，这一切都源自一颗没有安顿合适的"心"。所谓重构，就是重新掌控自己的身体和定义生命的价值。

12　糖尿病的人文演化

所谓人文，就是人的情感、主观、感性、想象、隐喻，这些对健康人来说是生命的意义，对糖尿病病人来说是疾病的归宿。

两个世界　糖尿病的病与痛

┃ 不同的视角

尽管医学研究在糖尿病上取得了很大的成果，但是，依然没能阻止它的流行。就像我们在"追问起源"里所讨论的那样，西医、中医、遗传学家、心理学家、社会学家、进化论研究者以及人类学家等都对糖尿病发表了看法。西医说糖尿病是由于胰岛素抵抗和胰岛素的绝对或相对不足导致的血糖升高，血糖与蛋白质结合形成糖化蛋白，蛋白质的糖化引起了各种并发症，所以，千言万语汇成一句话——降糖；中医讲气阴两虚、痰湿瘀浊等，所以，要补虚泻实；遗传学家讲糖尿病与遗传有关，所以，投胎很重要；心理学家讲人格、心理因素与糖尿病的关系，所以，不改变人就改变不了疾病；社会学家讲

269

政治、经济与糖尿病的关系，所以，一个脱离社会苦难的制度抑或就是一贴良药；进化论讲"节俭基因"与糖尿病的关系，所以，等到我们的基因适应整天坐在沙发上而不发胖的那一天可能是一万年以后的事了；人类学家说糖尿病是因为人类想要的太多，但体质又吃不消，所以，糖尿病是人类为欲望必然付出的代价；站在衰老的立场上看，糖尿病就是一种衰老……大家都加入了对糖尿病的讨论，大家的讨论丰富了糖尿病的视野，但也显示出糖尿病不仅仅是一个单纯的医学问题。

　　大家都讲了，只有当事人——患者没讲。因为，人一旦病了就很容易沦为弱势群体，影响对自己的评价，更容易迷信他人。主流声音如果宣布关于糖尿病的一个最新成果，大家便趋之若鹜地追捧。100 年前当糖尿病被说成是胰岛素问题的时候，大家一度以为胰岛素合成成功，这个世界就没有糖尿病了；100 年过去了，糖尿病反而爆发了。于是，科学家们加速了他们的研究，并且提供了更多的糖尿病防治理念和知识，这些给患者带来了很大的帮助。但是，医生关心的与患者关切的内容始终不太一样，疾病的症状是由生物学原因引起的，疾病的痛苦是由文化因素参与构建的。医生总是理性的，一是一，二是二。患者总是感性的，一能不能成为二，除了症状，他们还关心：我是要打针呢

疾病的症状是由生物学原因引起的，疾病的痛苦是由文化因素参与构建的。

还是吃药？我是看西医呢还是看中医？这个病对我影响有多大？我的病能不能好起来？糖尿病是否会减少我的寿命？糖尿病对我的工作、社交、性格以及性问题会带来怎样的影响？年轻人可能还会关心结婚、生子、入学、求职、社会角色的问题……处于糖尿病前期的人更关心：我要不要吃药？我会不会变成患者……这些问题已不仅仅是医学问题，涉及人文的诸多方面。所以，作为一个患者，他在两个世界中迷惑，一个是医生眼里的世界，一个是自己眼里的世界。

▎病痛与感受

糖尿病的"病"与"痛"是两个世界，医生关心"病"，患者关心"痛"。当医生宣布你得了糖尿病的时候，医生关注于你的血糖超过 11.1mmol/L 的病理原因，而你可能在精神心理上首先产生了焦虑、恐慌；当你出现"三多一少"，或者头晕、失眠、便秘、肢体疼痛等并发症状时，医生主要根据你的生理感受来判断病情，而你更多的是基于糖尿病给自己带来的不便和痛苦来理解这个病。患者的病痛不仅来源于对身体变化的体验，还来源于这些变化对家庭或社群的关系影响，以及对未来的想法。按照医学人类学家盖伊·贝克尔（Gay Becker）的观点："身体的秩序由社会所赋予，是社会控制所表现的最基本形式，身体对障碍症的体验就是主要失范类型的根源。"医学上的病因对医生很重要，对患者来讲可能并没有那么重要。如何帮助患者接受和适应糖尿病的存在比费尽心思去说明一个简单的病因或许更为重要，因为糖尿病本身就是生物、心理、社会环境变化的产物。

糖尿病患者对症状的理解、病痛的感受以及治疗上的期待都充满了人文色彩。突然确诊的糖尿病破坏了他们的正常生活，他们会首先按照自己的理解去寻找病因；一些严重的并发症让他们感到生活失去了控制，他们可能会为重新思考与周围人和事的关系而焦虑，他们可能在面临一系列困境时产生新的身体不适；他们除了需要治疗，也需要解惑、减压的方法和关怀。也正因如此，糖尿病的医学研究和实践在向人文方面靠近，这也是糖尿病的教育及教育与"心法"融合的依据。从这些方面出发，我们要反思一些"真理"的宣布方式，比如长期以来，糖尿病被冠以"终身疾病"的帽子，这种概念的强化无益于患者对糖尿病的理解，也无益于对"糖尿病患者要终身服药"的理解。因为一些糖尿病患者并不需要终身服药。

以糖尿病为代表的慢性病大多从一开始就不是一个纯粹的身体问题，真实世界里的疾病都是被文化后的呈现。被西方哲学"文化"后的是西医眼里的疾病，被东方哲学"文化"后的是中医眼里的疾病，只不过西医眼里的疾病只有一条科学主义，而中医眼里的疾病人文色彩更浓。

｜所谓富贵病

糖尿病的人文演化还表现在这个病的文化隐喻。对糖尿病有一个流行了很长时间的隐喻就是"富贵"。《黄帝内经》上说，糖尿病是"数食甘美而多肥"的人得的病，意思是说不愁吃喝、经常大吃大喝的人才容易得这个病，而且这些人大多是肥胖者。《景岳全书》写得更为明确："消渴虽有数者之不同，其为病之肇端，则皆高粱肥甘之变，酒色劳伤之过，皆富贵人病之，而贫贱者少有也。"张景岳直接就将糖尿病说成了"富贵病"。

尽管糖尿病有这个"体面"的隐喻，然而还是体面不起来。中国古代把糖尿病称为"消渴"，在"消渴"的往事里，消渴还有一个"不自律"的文化隐喻。唐代孙思邈在《千金要方》中说消之为病"盛壮之时，不自慎惜，快情纵欲，极意房中，稍至年长，肾气虚衰……此皆由房事不节之所致也。"《医心方》也说："百闭者，淫佚于女，自用不节，数交失度，竭其精气，用力强泻，精尽不出，百病并生，消渴目冥。"古代医家的意思是说，人年轻的时候恣情纵欲容易导致肾虚，肾虚与消渴的起因有关，甚至因消渴而亡。消渴与肾虚的关系原本是医学问题，但意象到现实里有了文化的意味。

或许因为肾的原因，消渴在许多作品里带有几分不自律、浪漫、凄凉、怀才不遇等，文化上的演绎应对着身体上的症状——口渴、多食、尿频，越是纵饮口越渴，越是纵吃越多食，越是纵欲尿越频，最后一个体格壮实的人变成了一个消瘦如柴的消渴之人。"文君姣好，眉色如望远山，脸际常若芙蓉，肌肤柔滑如脂。十七而寡，为人放诞风流，故悦长卿之才而越礼焉。长卿素有消渴疾，及还成都，悦文君之色，遂以发痼疾。"这是晋代葛洪在《西京杂记》里讲的司马相如与卓文君的故事。司马相如是名人，他的故事连同他的消渴在后人的作品中被不断地提及，以至于消渴的文化隐喻有时候成了领会文学作品的注脚。

《庾子山集注》载："消渴连年，屡有相如之患。至于大渐，遂如范增之疾。桐君对药，分阙神明。……梧桐茂苑，杨柳倡家。千金回雪，百日流霞。凋零攸忽，凄怆荣华。河阳古树，金谷残花。"《文津阁四库全书》载："清商感人情，两意亦以非。文君获所愿，相如悟沉迷。宁能已消渴，琴台遂同归。妄欲理丝桐，丝桐亮以悲。谓言无终极，当非长别离。"《竹友集》载："消渴文园苦病多，萧条子美卧江沱。士穷不遇古如此，天实欲为人谓何。"《空同集》载："返照高楼横欲敛，宿云孤树静难移。自伤消渴淹朱绂，不拜金花到玉墀。"欧阳修和陆游的诗里也提到："愁醒与消渴，容易为春伤。"（《文忠集》）"归来偶似老渊明，消渴谁怜病长乡。"（《小雨初霁》）文人有病无病喜欢用消渴呻吟，或许因为它若隐若现地体现着与肾的关系。

在一些作品里，消渴被赋予道德文化的意味，"嫁女于病消者，夫死则后难复处也。"（《淮南鸿烈解》）这里面还包含着歧视，或许还有治容诲淫。疾病的隐喻就像苏珊·桑塔格（Susan Sontag）说的：身体是文化的媒介，文化借用身体表达其所包含的价值与组织结构，就像把结核病想象成爱情病的一种变体。她说："浪漫派以一种新的方式通过结核病导致的死亡来赋予死亡以道德色彩，认为这样的死消解了粗俗的肉身，使人格变得空灵，使人大彻大悟。通过结核病的幻象，同样也可以美化死亡。"消渴不管经历了怎样的文化变体，我们相信，未来糖尿病的隐喻会变得越来越积极，因为越来越多的人因消渴而改变了人生。

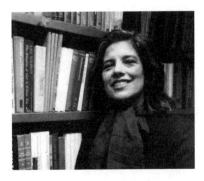

苏珊·桑塔格（1933-2004），美国作家、艺术评论家。著作主要有《反对阐释》等

三条道路 选择与结局

| 消极应对

糖尿病患者可能以为自己得了糖尿病是一场意外。其实也许并不意外，我们已经知道生活方式与糖尿病之间的关系，而生活方式的背后是文化问题，一个人的生活方式是受观念支配的，它在一定程度上决定了你与糖尿病的"缘分"。当你被诊断为糖尿病以后，同样，操控你的身体的依然是观念，它比灌输给你的那些医学知识要强大得多。因为，在大多数情况下，未来是由观念和选择决定的。

对待糖尿病，患者可能有不同的选择，最差的选择是以一种消极的态度应付。常见的情形表现在糖尿病最早的阶段。曾经一个病友是这么说的："我身体一直挺好，一次体检发现血糖超过了正常值，但医生说不是糖尿病，是糖尿病前期，要注意了。当第一次知道血糖升高的时候，我有点恐慌和不高兴，但后来想想糖尿病前期又不是糖尿病，于是一切又恢复了原来的状态。两年后又一次体检，血糖又增高了。"我已经记不清听过多少个类似的故事了。当然，也有以积极的态度应对糖尿病前期，但最终也走进了糖尿病行列者。我们要提醒的是，消极的观念会大大促进糖尿病前期向糖尿病转化的概率，如果已经确诊糖尿病，消极的选择会大大缩短并发症出现的时间。

| 不听劝告的理由

我一直在琢磨为什么有的患者不听从医生的劝告。曾经有这样一个极端的病例。患者是一个印度尼西亚的华侨，他找我看过两次病，第一次是在印度尼西亚，在看病中了解到他的生活方式很不健康，就是你能想象到的一个标准的"土豪"挥霍健康的生活，我们的第一次诊治过程几乎是在进行糖尿病教育。第二次治疗是他来北京，一开场我就问开的药吃了没？他说吃了。我又问习惯改了没有？他说没有，接着补充一句：能改的话就不来北京找你看病了。这一句话让我无言以对，只能修炼自己看病的功夫了。事后我想，这还是个文化问题，有的人不愿意牺牲自己所谓的生活质量而听从医生的忠告，他们的理念是"今天很重要！"这个问题超出了医学范畴，需要智慧去解决。

患者对待糖尿病采取不积极的态度有很多种形式，也有很多原因，不外乎健康知识的缺失、对生命价值领会的偏移，或者还有可能是经济问题。从一些病人的故事中，我们可以看到不同的消极表现：有的人会因为糖尿病越来越常见并且对并发症抱有侥幸心理而疏忽大意，有的人会把他的病理解为曾经的生活苦难并无法走出那个困境而放弃积极的改变，有的人因为对未来产生严重怀疑而不去积极的治疗，还有些人因为经济压力而放弃治疗……有很多原因会让病人主动或被动地放弃与疾病的斗争。面对一个慢性消耗性疾病，一些病人会感到疲惫或麻痹，他们不愿意再去构建那个看不见的未来。

尽管有许多消极态度的存在，但是不能忘了另一个更重要的存在：信念一直是一种治病方法，它不仅潜移默化地影响着你的病情，而且最终关乎你的结局。

▎小题大做

与消极对待截然相反的是过度反应，在一些敏感人格或完美主义者身上，过度反应增加了额外的精神负担。2019 年，我们主办了一个很有意思的研讨会，会议内容是讨论导引术与血糖的关系，我们特地准备了血糖仪、脑电波仪等设备以供现场测试。一位参会的张女士要求测一下她的血糖，她是作为正常人组来参会的，结果一测血糖竟然高出很多——10.7mmol/L。当她看到血糖仪上的数字时，顿时十分沮丧，反复地说：不会吧！不会吧！然后她要求换一只手再测一次，结果是 10.1mmol/L。会议的后半程再也听不到她说话了，并且从此烙下了一块心病。血糖高如同癌症一样，几乎集中了她所有的注意力，恐慌、焦虑影响了她的睡眠和工作。

糖尿病可能会让人感到对身体失去了原有的控制，可能会担心与失明、中风、截肢、肾衰竭等并发症的不期而遇，于是一些患者开始烦躁、恐惧、焦虑、紧张，或者感到孤独、敏感、敌意，这些在短暂时间里的表现是正常的，顶多算是情绪不稳定，但是长期持续下去就是过度反应。过度反应是影响血糖波动的因素之一，也是引起社会关系紧张的因素之一。

另一种过度反应是一些患者超出了对身体功能的客观评估，他们想完全夺回对身体的控制，复原那个曾经健康的过去。有一位患者这样描述她的病情："平时在单位里我的身体是最好的，突然得了糖尿病我就是想不通。我参加了许多糖尿病讲座想了解这个病，后来知道这个病与吃饭和运动有关系，我就开始少吃饭多运动。他们让我每天走一万步，我就走两万步，想着尽快把这个病治好，但是后来膝盖开始痛了，到医院去检查，医生竟然问我是不是运动员。我是一个教师，以前运动也很少。医生说我由于运动太过伤了膝盖。"做什么事都要适可而止，其实大多数糖尿病患者的病情都还没发展到让人如此担心的程度。糖尿病潜在的危险是让我们积极应对的依据，而不是恐惧和过度反应的理由。

▎顺其自然

人得了病后，态度、选择、情绪直接影响着对自身疾病症状的觉察、反应和归因，个性、经验、文化也在影响着自身的就医活动。如果他们态度消极，那就会忽略症状的意义；如果态度过激，就会夸大症状的意义，甚至会小题大做。与消极对待者不同，有些患者很容易听信江湖术士的广告，到处尝试那些毫无意义甚至对身体有害的治疗，他们相信"我命在我不在天"，然而，结局往往让他们很失望。因为人几乎从来都没有百分之百地掌握过自己的命运，疾病和前途都是如此。所以，一切都在命运的范围内变化与发展，这个范围可能还不小，但是要用"顺其自然"的方法去操作。顺其自然不是放任自流，不是不与疾病抗争，而是首先要学会接受疾病，在这个前提下去寻求有益的帮助，包括治疗上的帮助和适应这个病的帮助。

人与疾病共存是一个常态，做好与疾病的和谐相处。有一个人与人之间的伦理态度近似地可以被采纳，即"不卑不亢"，其实疾病和人从来都没有分开过。

似乎所有极端的道路都没有好的结果，能够在事物的两个方面去平衡才是摆脱病痛的出路。在我的经验里，当患者以一种"顺其自然"的心态来面对糖尿病的时候，一切都变得从容和淡定。一些患者在经历了一段时间与糖尿病的斗争后，学会了如何调整自己的认知。比如一个患者这样讲："我一开始对糖尿病很担心、很焦虑，焦虑影响了我的情绪和生活，后来我想，如果总是焦虑，焦虑可能就会一直存在下去，我是时候改变一下了。"这是一个非常聪明的觉醒，意味着他将担负起对自己的责任。再比如一个患者这样讲："我现在已经不认为糖尿病有什么可怕的了，年纪大了不生病是不可能的，不得这个病就会得那个病，开心最重要。"这句话在告诉我们疾病是一种自然现象，愿意不愿意都会出现，没有必要在自然面前不自然。还有一个患者在给另一个患者谈患病经验时说："糖尿病不是一天两天的事，我知道糖尿病不好治，但自己多注意也没什么不好，我做了长期与糖尿病相处的准备。"这是一条多么朴素的糖尿病的斗争宣言。

　　生老病死是身体的规律，身体与灵魂、病痛与意义也有规律，尽管它们被生物医学所轻视，但它是一个终极问题。其实，关于疾病的认知可能才刚刚开始，当医学理论暗淡下来的时候，故事变得栩栩如生。读故事要在安静的状态下边读边想，3年疫情给了我大量的时间让我回忆糖尿病的故事，我的写作越来越偏向以患者为主体的讨论，本来要结束的稿子又在继续。

13 讲好自己的故事

> 患者的每一段叙事都包含了他们对糖尿病的理解、态度、打算，也包括了诊治疾病的线索。

故事的意义 一种非药物治疗

| 奥斯勒的名言

我参加过一场名为"糖尿病病友的鎏金岁月"的活动，参会的有不同行业的糖尿病病友，如抗美援朝的老兵、医生、工人、机关干部，等等。那是一次别开生面的故事会，糖友们生动回忆了自己的人生经历，讲述着自己与糖尿病的恩恩怨怨，分享着接受治疗的体会。这是一场糖友们自我启发、互相勉励的糖尿病教育。他们的真诚表达让我想起菲利普·普尔曼（Philip Pullman）曾经说过的一句话："真实的故事能够滋养心灵，增强病人对疾痛的忍受力。它能让思想充满信息，内心充满希望和力量。"糖友们的故事让我感到曾经在诊室遇见的他们都很了不起，每一个人都是如此的真实、曲折、生动。"跟病人说话吧，病人的语言就揭示了诊断。"威廉·奥斯勒（William Osler）的这句话只有到了这个时候才变得具体而实用。

威廉·奥斯勒是内科学标准教科书《临床内科原理》的作者，有"现代医学之父"之称。我们讲糖尿病的故事也顺带讲一段奥斯勒的故事。威廉·奥斯勒于 1849 年 7 月 12 日出生于加拿大安大略省邦德海德镇的一个英国传教士家庭，他在精神和人文思想上的启蒙来自于母亲的温厚宽仁，1869 年他写下了第一篇文章《圣诞节与显微镜》，从此走入了医学殿堂。奥斯勒信奉的"首要之务不是着眼于既不可追又不可及的过去与未来，而是做好清清楚楚摆在手边的事情"。他在《行医的金科玉律》中说："从本质来讲，医学是一种使命、一种社会使命、一种人性和情感的表达。这项使命要求你们的是用心要如同用脑。"这句话是对医生说的，同样也适用于患者对疾病的理解。奥斯勒不仅是住院制度和床边教学的开拓者，还是"医疗服务进社区"的鼻祖。他在离开宾州大学时发表了"宁静"演说，以优美的语言论述了"培养沉稳与宁静，以善处成功与挫折"的重要性。困扰我们的医学问题很多，他似乎已经给出了一个补救性的答案："医学是充满不确定性的科学，也是充满可能性的艺术。"这句话医生和患者都用得上。前一句为患者用医学之外的语言来表达病情提供了理由，后一句为患者创造健康奇迹提供了发挥的空间。

医学是充满不确定性的科学，也是充满可能性的艺术。

| 故事的力量

然而，有一个问题是，为了缓解压力和矛盾，一些病人不愿意让更多的人知道自己的病，也不愿意充分表达自己的病痛。沉默有时候是一种力量，但对糖尿病病人来说并不是。糖尿病病人要开口讲出自己的故事，当你开始讲述故事的时候，一种潜在的治疗已经展现开来，并且伴随着自我的新发现。

在风平浪静的海面上，你是无法检视你平衡生命之舟的能力的；在经历病痛和讲故事的过程中，当有新的篇章时，可能你会发现你重新控制了自己。这就是故事的力量。

故事包含身体和自我，是生物医学之外的疾病经验的表达：我没有糖尿病家族史，为什么也得了糖尿病？我为什么变得如此的沮丧、恐惧和焦虑？糖尿病对我来说意味着什么？疾病会让我改变吗？未来会怎样？我该如何去做？……对于病人来说，一切的希望和失望是病人为自己的疾病讲述的一段故事。

| 故事是疗愈的家园

讲故事是病人用非医学语言表达病痛经历的一种方式，对于糖尿病病人来说，也是重建糖尿病生活方式的一种手段。生命总要伴随着病痛，把疾病转化为常态生活，在生活的故事里可以找到与病痛相关的解决方法。当你生病以后，在你尽可能寻求疾病与自我之间的因果关系时，用语言讲述或用文字记录下其中的过程，可以帮你理解身体所受的苦难及苦难的可能后果，可以提高你与医生沟通

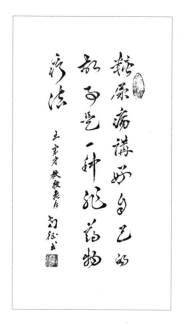

南征题字：糖尿病　讲好自己
的故事是一种非药物疗法

的效率，也有利于你与家人、朋友和同事的倾诉。即使没有医生、亲朋好友，也没关系，与自己对话也可以殊途同归。

　　疗愈还在于在分享故事和观察别人故事的过程中，学会修正自己对病痛的认识，学会接受可能有帮助的建议，用不同的方式来缓解疾病造成的痛苦。疾病可以对生活的许多方面造成影响，也会出现意想不到的感悟或共鸣，那些正、反两面的影响或许都能激发你表达的愿望，这时，故事成为一种能力，这个能力越强，收益就会越大。从收益角度来看，故事本身具有治疗作用，这种治疗方法也越来越受到关注和运用，而且被认为是引导病人与病痛抗争、实现自我改造的方法和机会。因此，它的意义被广泛地概括为：能够促进病人理解健康与治愈的关系、重构患者身份、集中各种可能的健康帮助。

故事凸显着一个人的身体、生活、性格、尊严、价值观。丽塔·卡伦说："只有听得懂他人的疾苦故事，才能开始思考如何解除他人的苦痛。"故事在对时间的体验里穿梭，故事的长度、节奏、顺序使得疾病的痛苦跌宕流变。医学为病人留下了反抗话语霸权的空间，尽管目前这个空间很狭小，但是，伴随着医学人文精神的回归，未来会更加广阔。

故事里的学问　边讲边学

讲故事是随意的，可以用口头叙述、文字表达、录音、录像等任何方式开展；内容也不需要完整、连续、准确或正确，一段话、一个感受、一个问题的交流都是故事。如何开始讲故事？其实很简单，就是叙述。下面分享几段糖尿病病人自己的故事，并对故事做一些简要的评述，目的是换一种方式来讲出关于糖尿病的知识。

┃ 吃药问题

"我的血糖高了好几年了，也吃了挺长时间的药，血糖控制得还挺好，但总担心降糖药的副作用，后来就把药停了，停药后血糖又高了。我对长期吃药一直犹豫。我儿子的血糖也有点高，他有好长时间不吃药了，也没什么感觉。"血糖稳定下来后，一些患者会因担心药物的副作用，或因吃药麻烦，或因经济等原因而终止服药。是否需要长期服药是因人而异的，有些患者通过一段时间的治疗和生活方式的改善，确实可以不再服药。但血糖如果居高不下、超出年龄的合理范围，还是需要坚持服药的。

马先生今年 47 岁，体检时发现血糖 6.9mmol/L（正常值为6.1mmol/L 以下），这一结果显示他已处在糖尿病边缘。他来看病的主要困惑是到底该不该吃药。这个故事的情节很简单，只要增加一点糖尿病知识就能讲好。大约有 25% 的 2 型糖尿病患者初诊时症状很轻，一般暂不需要服用降糖西药，通过饮食、运动及情志调理就可以达到治疗目的。这个患者只用了 4 个月的时间血糖就恢复了正常，对糖尿病早期的一些表现，吃不吃药与其让医生说，还不如让自己说，饮食、运动及情志调理是每个糖尿病患者都要做的事情，这被称为"基础疗法"，早做早受益。

一位何姓患者在我门诊看糖尿病两年多，病情一直很平稳，后来离开北京回了老家，几个月才来看一次病。他一直坚持吃药，很少监测血糖，药物用一段时间就不管用了，开始以为是产生了耐药性，其实是管不住嘴。每次看完病他都会有一个很好的保证，但都没做到。很多年下来换了不同种类的降糖药，但最后血糖仍居高不下，现在出现了明显的糖尿病心脏病。正如最后他自己的总结：要是早点管住嘴就好了！但他的问题仅仅是吃的问题吗？糖尿病的治疗需要医患配合，如何吃固然很重要，服药后的血糖监测也很重要。有的患者只吃药不监测血糖，或只是满足按时服药后的心理安全感，等到身体出现了明显的并发症时，才想起检查血糖，这时可能身体已经出现了难以挽回的损害。

羽毛球帮我降低了血糖

运动的好处是一直是被强调的，当运动成为一种生活习惯，对部分糖尿病患者来说，运动的作用就近似二甲双胍。当你爱上运动的时候，运动还关乎快乐。我本人喜爱羽毛球运动，加点个人心情，我们就讲讲羽毛球与糖尿病的故事。记得 10 多年前，我们"健康快乐羽毛球队"有个成员每次下午 5 点打球的时候总是要吃东西，我告诉他打球前吃东西不好，他说饿得慌，不吃难受。这种饥饿感如果经常发生，可能与糖尿病有关。我的职业习惯总想多发现几个糖尿病，于是我让他去做一个糖耐量试验，这次"抓"着了，他是糖尿病前期。我的这个故事只是小插曲，下面接着讲。

《糖尿病之友》杂志社执行主编李文解送了我一本他写的《只有糖尿病患者知道》，这本书读起来跟聊天一样，我看的第一篇就是"打羽毛球帮我降低了胰岛素剂量"。这个故事尽管没有太多的情节，但反映了一个糖尿病患者的经历。

我是 2005 年被诊断为 1 型糖尿病的，当时只有 23 岁，刚刚参加工作不久，可以说正是踌躇满志的时候，这个病无异于晴天霹雳。我和家人都很难接受这个事实，心情跌落到谷底，饭不想吃，觉睡不好，也害怕见人，因为我不想让人知道我得了病……后来，时间冲淡了一切，我想清楚了，与其消沉郁闷下去不如起而应对。于是我开始学习如何驾驭"五驾马车"——饮食控制、运动锻炼、药物治疗、血糖监测和糖尿病知识，戒了烟和酒，工作上也比别人更加努力。慢慢地，幸运的天平开始向我倾斜，我在公司的职位稳步上升，还找到了女朋友。

后来，我有了一个糖友小团队，我们在一起交流经验，讨论控糖方案，我们都认识到运动控糖的重要性，也认识到运动控糖必须持续地、规律地进行，于是我们有了"棒棒羽毛球队"。这样一来就很好地解决了一个人运动时的枯燥、懒散、不容易坚持等问题，并且团队间除了相互照应，还产生了一种力量……通过一段时间的运动，我找到了一个规律，打球之前胰岛素下调 2 个单位，而且保证一定量的饮食，这样就避免了运动中的低血糖。摸清规律后，打起球来更加带劲了，我可以尽情挥洒汗水、享受运动带来的酣畅淋漓。自从球队成立后，我的控糖能力得到了提升，每次打完球，浑身都很轻松，而且夜间的血糖也非常平稳，空腹血糖也比较理想。如果睡前测的血糖在 8mmol/L 以下，我就会停掉基础胰岛素。（根据原故事有删减）

▎身体秩序与精神

当疾病变得更糟糕时，病人会出现新的情绪低落。"自从糖尿病引起中风以后，我很矛盾，既希望家里人照顾，又不愿意耽误他们的时间，我不愿意别人看到我不能自理的样子。以前我什么都能做，现在不但啥都做不了，还得让人照顾，这让我接受不了，所以脾气变得越来越坏，跟家人说话也不像以前了。我以为我就彻底废了，但是，我想错了，自从我中风后，老伴、子女对我照顾得很好，他们更关心我，说话的时间更多了，这让我很满足，对生活的信心也有了，我觉得我能重新生活自理都来自于他们的鼓励。"这是一个幸运的病人，他在与家人的交流中重新获得了身体上的自由。一般人在日常生活中，为了扮演好自己的角色，对身体需要精准的操控，当有一天突然失去了这种能力，情绪以及生命的意义会发生突然的变化，这个变化首先波及家庭关系和原有的生活节奏与方式，从而会有一段新的故事，如果故事的主线一直是病人的沮丧、愧疚、失落，那故事的结局大概率是病人一直躺在床上。当然，并不是所有的病人都会遇到那样一个体贴的家庭，也不是每个病人都会幸运的康复，但是，这不影响我们对故事的思索，因为身体的秩序是由精神秩序所赋予的。

一位丈夫患有糖尿病眼病，妻子带他来看病，丈夫不说话，但妻子一开口他就说她说的不对，场面十分不和谐。看完病，丈夫说了一句话："医生，我知道我的病与我的脾气有关系，但是我想改改不了。"（这句话可以说是他对自己疾病的总结）老伴说："他以前不这样，现在脾气越来越怪，谁让他吃药就跟谁吵，像打架一样，子女都不来看他了。"疾病常常在不经意间变成了一个家庭问题，一个人的病也会变成一个家庭的痛。这个家庭故事的主角脾气变坏或许是因为不能承担家庭责任而内疚，或许是为经济负担而焦虑，或许是因为面对死亡而空虚，或许还有其他原因。不管是何种原因让他变"坏"的，只有重新解释疾病才能好起来。

有的患者会以超自然的力量来对待和理解疾病。一个患者这样说："我于 2006 年被确诊为糖尿病，2020 年在某医院做脚垫手术，手术创口愈合不了、化脓，于是做第二次手术，手术后仍然没好。后来这个脚趾头发黑了，出现了空洞，我就去了另一家综合医院住院，医生给我检查后告诉我是糖尿病坏疽，要截肢……我不愿意截肢，后来我又换了一家小医院，惊喜的事情发生了，经过医生的精心治疗和护理，还有营养等方面的配合，我一天天好起来，最后如我所愿，我的腿保住了，现在完全恢复了正常。"我略去患者对严重糖尿病足的感受，说说这个故事的重点。患者是一位虔诚的基督徒，当我问他这么严重的并发症为什么会选择一家小医院时，他说脚能保住是上帝的指引，"我相信上帝，他有大能大德，我的脚一定能好。"试想一下，如果这个患者没有这样一个会被拯救的信念，是否还能有这样的结果？可能也会有，但更可能会是另一个结果。所以，发生在他身上的与上帝的缘分在影响着他的每一段叙事。后来这个患者的爱人用赞美诗歌编排了一套健身操，我看着他们一起在优美的旋律中翩翩起舞时，感到他们这是在用信念讲述一个疾病的故事。

"我70多岁了，已经有30多年的糖尿病，现在糖尿病肾病让我很担心，我过几个月就去查一次，尿蛋白、肌酐一升高我就发慌，吃上中药就能好一些，我想把它治好，我不能死得太早，我还要照顾我儿子，他有严重的抑郁症，40多岁了没有工作、没有结婚。我现在除了看病就是照顾他，还去烧烧香。"这个患者因为自己的儿子找到了两个信念去积极治疗。母亲为了儿子往往能释放出巨大的能量，烧香是一种寄托，随着一缕青烟的腾空，痛苦在神秘的氛围里转化为希望，这是信念的力量。

头晕是伴随高血压常常出现的一个症状。"我血压高有10多年了，头晕的时候就吃点药，不晕就算了。血压高没太当回事，后来血糖也高了起来，就吃二甲双胍。我开始注意身体了。我知道糖尿病要管住嘴、迈开腿，管住嘴好难，我尽量少吃少喝，但还是经常松懈，走路运动倒是一直坚持得很好。退休以后，我的血压、血糖、血脂突然都高了起来，不工作了反而疲乏无力，还气短、心慌、头晕，心脏也不太好，医生检查说供血不足。这没有工作压力了怎么身体还一下子不行了呢?"压力也有很多种,这个患者因为退休突然打破了以往建立起来的生活平衡,如果没有心理准备,这种平衡的突然打破就会变成另外一种压力,有人把它叫作失落性压力。没关系,只要把这样的故事多重复几遍,把问号后面的故事讲完,这个问题就迎刃而解了。

我们在这里只是列举一些例子,虽然故事不多,但都是一首"歌",糖友们说的每一句话、做的每一件事、每一阶段的叙事都包含了他们对糖尿病的理解、态度、打算,也包括了我们了解他们内心病痛的信息,这些信息都是诊治疾病的线索。

故事的提纲 思考题

| 如何开口

不是所有的糖尿病患者都有机会参与那些真诚而温暖的糖尿病病友故事会的,但这不影响故事的展开。

我曾经听到一个信息说,糖化血红蛋白每下降 1%,平均需要患者与医生交流的时间是 23.6 小时。这个说法可能不严密,但这不是问题的重点,重点是我们已经意识到了沟通的重要。如果没有与医生充分沟通的条件,并不意味着你没有通过沟通来改善糖化血红蛋白的机会。对一部分人来说,讲出病痛是一件艰难的事,这与其说是语言表达的问题,不如说是情商和脸皮的问题。不论什么问题,想清了讲故事的目的便会放松一点紧张的情绪。我们讲故事的目的不是为了博得听众的赞许,只是为了开启一个话疗的模式,好坏都不重要,即便是语无伦次的开始也不影响话疗的意义。

情商、脸面、羞涩感等都可通过训练克服，可以从模仿加一点反向暗示开始，至于要讲的长一点还是有知识和境界的延伸，下面这些提纲抑或可以帮助你的故事的延展。

只要真实

讲故事就是把自己内心的话一句一句地连接起来，你可以先问自己问题，如果不知道如何问，那我来问，你来答。下面是与糖尿病相关的一些重要问题，包含了心理感受、控制意愿和基本认知三个方面的内容。对这些问题的思考、回答，可以帮助你梳理自己的病情，展开疾病的叙事，也可以帮助他人了解你的压力来源，预测你的治疗结局。注意，还有一个提醒：千万不要追求标准答案，只要真实就行。

△心理感受：

你现在对你得糖尿病感到沮丧吗？

你感觉糖尿病把你打倒了吗？

糖尿病消耗你多少的精力？

你现在感觉孤单吗？

你是否认为别人会对糖尿病患者有负面态度或看法？

得了糖尿病后，你是否自责、内疚或自我贬低？

你是否经常在为长期吃药而担心？

你现在多大程度上接受了糖尿病这个事实？

糖尿病在多大程度上影响着你的社交？

糖尿病在多大程度上影响着你的工作？

糖尿病在多大程度上影响着你的家庭关系？

糖尿病给你的生活带来了哪些迷茫和不确定性？

糖尿病是否改变了你的一些看法？

你觉得自己所患的糖尿病在未来加重的可能性有多大？

你对未来的担忧有多大？

△控制意愿：

你认为应该管理自己的糖尿病吗？

你愿意付出时间不断地了解自己的病情和心情吗？

你相信自己能找到控制糖尿病发展的办法吗？

你相信按照医生的用药就能控制糖尿病吗？

你与医生的沟通有障碍吗？

你是否因糖尿病受到的约束而感到不痛快？

你对目前的防治方案有多大的信心？

你是否还不清楚自己的糖尿病控制目标？

糖尿病在多大程度上妨碍了你实现自己的生活目标？

糖尿病要得到良好的控制，你的努力占几成？

△基本认知：

你是否认为糖尿病患者应该了解一些必要的知识？

你认为接受糖尿病教育对控制糖尿病重要吗？

你认为情绪对糖尿病的影响大吗？

你认为家庭因素（包括遗传）对糖尿病的影响大吗？

你是否愿意常备一台血糖仪？

你认为导致你出现并发症的可能原因是什么？

你认为饮食、运动、心情对你病情的影响，哪个最大？

你是否相信大部分情况下，信念可以改变病痛？

上述这些问题只是起到一个提纲的作用，对这些问题的回答要从"是"与"不是"的简单逻辑中跳脱出来。比如，对"你认为应该管理自己的糖尿病吗？"你肯定回答："是。"这时不要停止，接着问："你认为应该如何管？"答："管住嘴，迈开腿。"再问："如何管住嘴、迈开腿？"或许这时你会说一些你的做法，去找出那些如何管住嘴、迈开腿的答案……我们想说的是，对一个问题的回答不要停留在是与不是的简单逻辑上，提这些问题不完全是为了寻求一个答案，而是开展讨论的一个方式，但凡难一点的问题都没有绝对答案。每个人的处境不一样，只有通过不断问答式的表达才可能接近你所要的答案，在这个过程当中你既获得了知识，也收获了力量。

可能一些表达能力不好、记忆力减退、生活不能自理的患者认为思考这些问题是一件困难的事。其实，思考作为一个不朽的生命品质，与记忆力、表达力没有多大关系，也与知识的多少没有多大关系。以低血糖为例，一个普通的糖尿病患者从第一次出现低血糖的恐惧，到搞明白恐惧的原因，再到吃一块饼干就能搞定，讲述这一个过程不需要有多好的记忆力和表达能力，只需在不断地讲述中自然地形成一个越来越丰满的故事，实在不行，把自己的无奈叙述得绘声绘色也是故事。

无奈或问题在脑海中一遍遍被重复、被不断地思考，患者可能就会发现生命中被忽视了的潜在的积极事件、有感触的时刻或有启发意义的经验，这个过程本身就可以培养善于见证、学习、自我关联的意识。如果说需要什么能力的话，最重要的能力就是强化自己的优点，或者善于发现自己的优点。每个人都有优点，这是一个基本事实，对自己病痛的叙事就是一个发现的过程，如你是如何由开始的恐惧、焦虑变得淡定从容的，你是如何把打胰岛素这件事看得如此自然的，你是如何克服疾病带来的种种不便的……我知道一些病人用了多种方式、文本、工具来外化他们对病痛的感受和认知，在这个过程中他们寻找到了一些准确的词语解释了他们的处境、捋清了一些逻辑、提高了与疾病的沟通能力，他们的一些文本还被别人学习和使用。

▌ 怎样表达病情

症状是病情的直接反映，糖尿病的故事少不了对症状的表达。这里我们罗列一个症状提纲，或者可以称为一个身体调查问卷，通过对这些症状的回答，你可以了解自己身体的变化，也可以提高你与医生的沟通效率，因为这些情况也是医生想要知道的。虽然讲好症状对普通患者来说专业了点，但是慢慢熟悉它的意义，会帮助你把故事讲得更加精彩。我们从吃喝拉撒睡开始。

○饮食

饮食是最生活化的叙事，饮食上的问题经常表现在以下方面。

饮水情况：饮水是否正常，口干还是口渴，喜欢喝凉的还是热的，有没有口渴但不想喝水的感觉。

饮食习惯：饮食清淡，或嗜食油腻，或嗜食甜食，或嗜盐重，或嗜食辛辣；饮食是否规律。

胃口：如胃口好、一般、较差；吃得多但容易有饥饿感；虽有饥饿感，但吃得不多或不想吃。

其他的一些反应：如是否爱打嗝、反酸、恶心、口苦、口气重、胃胀、胃有烧心感、腹胀等。

○大小便

吃喝对应着拉撒。大小便情况在过去是靠感官来判断疾病状况的，现在有了检测设备，进化了医学的精确，但也退化了一些生活洞见。对于了解身体状况来说，生活中的发现依然更及时、更方便。这些方面包括的内容也不少，具体如下。

大便：次数是一天几次，还是几天一次；性状是正常、不成形、稀水样便、干结、稠腻易粘马桶，还是便秘、腹泻交替等。

小便：白天多少次，夜间多少次；有无尿急、尿不尽；有无小便时伴有灼痛感、尿味重等；颜色，如淡黄、黄、茶褐色、红或淡红色；性状，如尿清白、浑浊、有泡沫等。

○睡眠

睡眠既关系到精力和效率，更关系到健康的诸多方面。睡眠的好坏可以通过以下问题给予大致上的评价。

时间：睡眠7小时以上，睡眠5～7个小时，睡眠5小时以下。

入睡状况：困难，睡中易醒，多梦，夜间肢体抽搐，睡觉流口水。

○精神状态

对精力或更准确地说对精神状态的判断有下列一些症状可循：如是否感到精神疲倦、嗜睡、白天犯困或饭后犯困，是否记忆力下降、注意力不能集中，是否容易抑郁、发怒、悲伤、烦躁、恐惧、思虑。

○寒热

寒热是机体阴阳偏盛、偏衰的机体表现。怕冷、怕热、怕风、手足发凉、手足心热、上身热、下身凉、午后发热等，这些身体感觉或温度的变化都是不同病情的征兆。热会引起出汗，虚也能引起出汗，是白天容易出汗还是夜间容易出汗，或昼夜都易出汗，当然还会有某个特定部位的出汗，这一个小小的出汗问题也反映着身体的不同变化。

○特定部位的症状

特定部位的症状往往是身体整体失调的表现，比如眼睛的干涩、发痒、胀痛、遇风流泪、分泌物多、眼角发红、视物不清；耳朵的听力下降、耳鸣声震、耳鸣声微；鼻部的鼻塞、流清涕或流黄涕；咽喉部的不适感，咳嗽、咳痰，痰白或黄；还有头晕、胸闷、心慌、心悸、气短、手足麻木、浮肿、皮肤等。

○疼痛

疼痛是我们生病后最普遍的感受，头痛、胸痛、胁肋痛、胃痛、腹痛、腰痛、肩背痛、关节痛、四肢痛、周身痛、乳房痛等，这些疼痛的部位很容易讲清楚，但是这还不够，疼痛的性质对于中医的诊断也非常重要，比如是刺痛还是胀痛，热痛还是冷痛，坠痛还是其他样的痛，疼痛的位置是固定的还是不固定的，疼痛部位是喜按还是拒按。

○月经

对于女性患者来说，月经的异常也是疾病的信号。

月经周期：周期规律、周期提前、周期推后、周期不规律、闭经或绝经。

月经量与色：量与色正常、经量较多、经量较少、颜色淡、颜色深。

伴随症状：月经有血块、月经前伴有疼痛、月经期间伴有疼痛、月经后伴有疼痛。

○家族史

对于糖尿病患者来说，家族史非常重要，如是否有糖尿病、高血压、肿瘤、心脏病等家族史，这些信息对治疗及预后判断都有重要参考意义。

我们列举这些表现似乎对患者有些多余，患者往往认为：我只要回答好医生的提问，然后按照医嘱去做就行了。这种看病模式至少对糖尿病来说是有局限的。前文我们提到医生和患者对症状的理解是有差距的，一般情况下，当患者的理解越接近医生的意思，说明对身体了解得越准确，这需要学习。从这个意义上说，讲好糖尿病故事少不了学习。

14 吃是一个哲学问题

人们摆脱不了肥甘厚味的诱惑，使得"吃"总是让人犹豫不决。

民以食为天 吃什么

┃ 因噎废食

吃是我们基因里自带的一大乐趣，孔子说"食色，性也"，不论我们是为了热量而吃，还是为了快乐而吃，饮食文化都在鼓励着"吃好喝好"。所以，我们有一句最体贴的问候："吃了没有？"人们非常享受吃喝带来的快乐，我就很难拒绝陕西肉臊子的诱惑，直到今天似乎从未改变过。然而，"多谷而病"又提出了另一条健康观念。人性和健康之间的取舍绝不像卡路里的计算公式那样简单。

卡路里，一个以法语命名的热量（能量）单位，记录着我们究竟应该吃多少。按照营养学家的说法，一般成人每天需要1500～2000千卡的热量来维持生命的活动。这些能量都存储在机体里那些无所不在的分子中，这种分子被称为三磷酸腺苷（ATP）。三磷酸腺苷就像身体中的小"电池"，在需要的时候释放出能量，而"电池"是通过燃烧碳水化合物、脂肪及蛋白质"蓄电"的，所以，能量的来源包括碳水化合物（谷物）、蛋白质（肉）、脂肪（油）三大营养物质。

碳水化合物是提供人体能量的主要物质。如果供应充足，可以减少体内蛋白质的分解，有助于脂肪的合成；如果供应不充足（不是以饱腹感衡量的），身体得不到足够的能量，就要以消耗脂肪和蛋白质的方式予以补充，这就可能引起一些代谢紊乱。碳水化合物属于糖类食物，为我们提供糖类的食品除了谷物还有各种糖及水果。对于糖尿病患者来说，糖类食物的摄入是最纠结的问题，解决这个问题一般要基于个体的代谢状况。

虽然从总体上讲，糖尿病患者要控制对食物的摄入，但一味采取不吃主食来降低血糖的做法是"因噎废食"，减肥也一样。

| "三白"食物

加工技术给碳水化合物的摄入带来了更多需要关注的细节。有一种说法是，得糖尿病是因为精加工过的食物吃得多了导致的。过去人们吃粗粮，现在吃的都是细粮。细粮是精加工过的粮食，丢掉了一些有营养价值的成分，剩下的是口感细爽的精制面粉，几乎全都是糖，它们吃进胃里如同喝糖水一般，会迅速变成葡萄糖。精加工的细粮可以从颜色和口感上做简单的判断，一般颜色越白、口感越好，营养价值可能越低。

2012 年我看到一项研究：美国对 6.4 万名华人女性展开为期 5 年的饮食追踪研究，数据显示，常吃白米、白面包和白面条等精制谷物的华人女性患糖尿病的概率更高。所以，我们要警惕"三白"食物的危险，也就是说，尽可能吃些粗粮或粗细搭配的食物。

蛋白质

蛋白质是生命的基石，是机体更新、修复所不可缺少的物质，也是体内各种酶和一些激素的构成原料。为我们提供蛋白质的食物主要来自动物和植物两大类。常见的动物类食物有瘦肉、奶、蛋、鱼、虾等，这类食物中的蛋白质与人体蛋白质在结构上相近，容易被人体吸收和利用。植物性蛋白质食物主要包括大豆和豆制品（如豆腐、豆浆）等。糖尿病患者体内蛋白质的合成减少、分解加速，这种状态如果长期持续下去就会引起消瘦、抵抗力下降，若是青少年患者，还会影响他们的生长发育，所以食物摄入要均衡。蛋白质的摄入量一般为成人每天每千克体重 1.2 克左右。

对糖尿病患者来说，与"三白"食物一样，肉类食物也存在一个很重要的加工问题。我们更爱吃烤肉、炸鸡腿等，这些烹饪方法的发明极大地促进了我们的食欲，但其中最好吃的泛黄发焦的那部分也是最有害的部分。

脂肪

脂肪（油性物质）是人体所需的又一类物质，一般常温下呈液态的称为"油"，固态的称为"脂肪"。脂肪从来源上分为动物性和植物性两类。动物性脂肪包括各种家禽的肥肉、油脂，以及乳、蛋中的脂肪；植物性脂肪主要有橄榄油、菜籽油、花生油、芝麻油、玉米油等。从化学结构上讲，脂肪又有饱和脂肪酸与不饱和脂肪酸之分。一般动物性脂肪富含饱和脂肪酸，难以消化；植物性脂肪主要含不饱和脂肪酸，相对易于消化。一些脂肪酸对人体是有益的，特别是人体需要但自身又不能产生或产生不足的脂肪酸，这类脂肪酸被称为必需脂肪酸，如亚麻酸、亚油酸等。因纽特人食用大量脂肪（超过推荐量），但是他们患冠状动脉疾病的概率比较低，有资料显示其预防手段就来自于必需脂肪酸。这些脂肪酸存在于因纽特人食用的大量鱼油中。有报告称这种脂肪酸可以减少甘油三酯、降血压、延长血液凝固的时间，由此预防血栓的发生。

脂肪在人体中的作用是不可替代的。脂肪在不同酶的作用下生成了保护机体和提供能量的物质。脂肪是构成细胞膜的重要成分，对于生命活动有着重要意义。红烧肉飘散的香气来自于复杂的化合物，它不仅能挥发出来，而且在适合的温度和 pH 值下，让大多数人难以遏制口水的分泌。这或许也是脂肪最能勾起我们味觉的原因吧，我们本能的选择可能蕴藏着某种原始的规律。

烹饪加工技术的发展，让糖尿病患者的选择变得越来越艰难。还有一些令人费解的现象，有一个患者告诉我，烹饪的油烟都能影响他的血糖，尽管他一直在严格地控制着饮食。

脂肪的故事可能是饮食文化中最复杂的一个情节。在过去的半个世纪里，脂肪的危害被过度地解读了，它被认为是肥胖、心血管疾病、糖尿病的直接杀手，人们"谈脂色变"。2015 年我们曾在北京电视台参加一期"吃与年轻"的节目，节目里播放了一个短片，有个人滴脂不沾，常年吃清水煮青菜，即使家里人炒的菜，她也要把菜放在清水里涮一下再吃，理由是这样吃健康。"我对能做到这样自律的人首先表达敬佩，但是否太严苛了？一般而言，脂肪，特别是不饱和脂肪酸对维持代谢平衡是有益的，鱼油、鸡蛋里的卵磷脂等对保持大脑的功能是不可缺少的，大脑是调节人体健康的高级中枢。"在我们发表完评论后，该档节目的主持人用发生在她身上的案例诠释了脂肪摄取的辨证问题。她说她前一年体检，低密度脂蛋白有一点点高，而恰恰这一年，她正在减肥，什么肉都没吃，于是，她放弃了对肉的禁忌，当年体检血脂反而正常了。主持人的经历也在印证一个事实：脂肪在一定条件下是应该受到限制的，但限制不能绝对。令人欣慰的是，如今，人们对脂肪的态度比以前开明了一些。

热量的规定　吃多少

｜ 粗略的计算

人体就像一台蒸汽机，需要碳水化合物、蛋白质、脂肪作为原料给机体供应能量。这些能量一部分维持人体的生理需要，如心脏收缩、肠蠕动、保持体温，等等；一部分供给人体工作、劳动、运动、思考问题时的消耗。我们每天吃多少食物才能保障能量供给？这三大类物质怎么吃才能保证营养均衡？这两个问题让营养学家研究了100多年。按照美国营养学家威尔伯·奥林·阿特沃特（Wilbur Olin Atwater）开创的技术路线，现在有一些精确计算饮食摄入量的方法，还有一些粗略的计算方法，获得这方面的信息如今已不是难事。

| 计算之难

可能再简单的计算对大多数糖尿病患者来说都是一件很麻烦的事，除非患者本人愿意在自己的疾病上多花费一些时间。食物的摄取应该有一个大致的原则。这是由胰岛素抵抗或缺乏决定的，因为三大营养物质在机体内的吸收及利用要有胰岛素的参与。

哈格罗夫说：热量是一个可以管理的尺度。为了让卡路里成为糖尿病患者与疾病做斗争的工具，20 世纪 90 年代，我们研制了一个"糖尿病患者饮食治疗魔盘"，还获得了专利，这个魔盘使用起来非常方便，只要你量一下身高、称一下体重，然后轻轻拨动转盘，就可以找到你所需要的热量，还可以获得食物交换的建议。但是，大多数患者仍然不用。患者总在期待着一个不用费力的简单方法。然而，涉及吃的问题哪有那么简单？即便是我们已经做到了精准的卡路里计算，也还是需要考虑一些细节问题。因为，1 克蛋白质可提供 4 千卡的热量，1 克脂肪可提供 9 千卡的热量，1 克碳水化合物可提供 4 千卡的热量，这本身就有值得讨论之处，何况这里说的 1 克食物的性状是什么样的？生的、熟的、半生不熟的？加工处理的方式是什么样的？切碎、研磨、整块……诸多不同的处理方式都会影响最终的热量值。还有人的基因、肠道菌群等差异对热量值也会有影响。所以，尽管威尔伯·阿特沃特（Wilbur Atwater）最初为了解决贫苦大众的营养问题开辟了一条卡路里道路，但是，碳水化合物之于人，与煤炭之于蒸汽机不同，机械的唯物主义必定带有其局限性，解决吃的问题还要靠不同世界观下的知识补充，比如中医的膳食知识。

治大病如烹小鲜　食物的四气五味

｜ 五味的建立

关于吃什么、怎样吃，有两套体系给我们提供着建议。一套是上面讲的西医营养学，另一套是中医食疗学。关于食疗，没有人比药王孙思邈讲得更到位了，他说："凡欲治疗，先以食疗，食疗不愈，后乃用药。"他还说，糖尿病"其所慎有三：一饮酒，二房室，三咸食及面。能慎此者，虽不服药而自可无他，不知此者，纵有金丹亦不可救。"孙思邈提出了"吃东西就是治疗"这一理念。

有一件事人们做了一辈子，但却没有仔细想过它的道理：为什么我们吃饭离不开柴米油盐酱醋茶与葱姜蒜辣苦甘甜？你可能说有了这些饭才有了好吃的味道。那为什么有了五味，饭才好吃？你可能会再重复一遍：有味道的饭就是好吃。这个问题进入了死循环。我想说的是，人类的味蕾与味道关系的建立不是随便形成的，人类对口味的选择就是在选择适应。我们之所以选择了酸辣苦甘咸，选择葱姜蒜，是因为这些味道适合人类的进化和健康，为了这个目的我们在不自觉中以味蕾喜好的方式把它继承下来，最终形成了我们基本的饮食方式。这也是亚里士多德说的"功能服务于目的"。中医为了在形式上说明这一点，创立了"五味入五脏"的理论，即酸味入肝、苦味入心、辛味入肺、甘味入脾、咸味入肾。

中医用"性味"来说明食物的功效，柴米油盐酱醋茶及葱姜蒜拥有自己的味与性，味是指辛、甘、酸、苦、咸五种味道，性是指食物寒、热、温、凉的属性。一个食物有了性和味就意味着有了对健康和疾病有影响的功能。所以，厨房很重要，因为药膳、中药都是从厨房"走"出来的，我们最远可追溯到的是那位做过帝王老师的伊尹。

烹饪与汤剂

把柴米油盐当作"药膳"的鼻祖是一位军事家和政治家——伊尹。伊尹的父亲是一个会屠宰、会做饭的厨师，母亲会采桑养蚕，父母都是奴隶，都是没有什么学问的最底层人，但他们的儿子伊尹成了中国第一位帝王的老师，还做了商朝的宰相，这是多么励志的故事！如果我们从"吃"的视角来讲伊尹的话，无疑是一个"烹饪"的故事。

伊尹受家庭影响，从小习得一手精湛的烹调之术，加之本人聪慧善于琢磨，领悟到了烹饪的原理。"火候"是伊尹提出的第一个思想。他说："五味三材，九沸九变，火为之纪，时疾时徐。灭腥去臊除膻，必以其胜，无失其理。"这句话说的是烹饪，

一个食物有了性和味就意味着有了对健康和疾病有影响的功能。

但在宰相眼里，治国、治病何尝不都是一个"火候"的问题。中药的煎、煮、蒸、炒、烤、煨、焙，汤剂的一煎、二煎、三煎，等等，哪个能离开火候？柴米油盐中的"柴"就是火，本质上是火候。伊尹还说："凡味之本，水最为始。"可见在伊尹的烹调"战术"上，水和火的关系是重点。

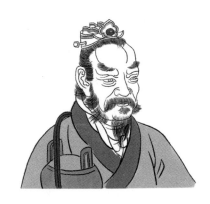

伊尹

　　《七契》上说"伊公调和"，讲的是伊尹最早提出了"五味论"，"调和之事，必以甘酸苦辛咸，先后多少，其齐甚微，皆有自起"。《汉书》上说"伊尹善割烹"，讲的是伊尹的刀功与调和之术兼备。《史记》上说"伊尹负鼎"，讲的是伊尹关注鼎中的变化，"鼎中之变，精妙微纤，口弗能言，志弗能喻。若射御之微，阴阳之化，四时之数"。这样才能烹出上等的佳肴，那便是"久而不弊，熟而不烂，甘而不哝，酸而不酷，咸而不减，辛而不烈，淡而不薄，肥而不腻"。这是仅仅在说烹饪吗？在我看来是在描述一个哲学思想。伊尹的烹饪思想用到医疗保健上就是"汤剂"学理的出现。中医治病的剂型有汤、酒、茶、露、丸、散、膏、丹，伊尹开创了一个重要的剂型——汤。《针灸甲乙经》是这么说的："伊尹以亚圣之才，撰用神农本草，以为汤液。"《史记》中说："伊尹以滋味说汤。"不论是以本草为汤，还是以五味说汤，汤都是伊尹为了解除老百姓的疾苦所创立的，《资治通鉴》概括说伊尹"悯生民之疾苦，作《汤液本草》，明寒热温凉之性，酸苦辛甘咸淡之味，轻清重浊，阴阳升降，走十二经络表里之宜"。

食疗的原则

有了老子，人们知道了"治大国如烹小鲜"；有了伊尹，人们也知道了"治大病如烹小鲜"。其实伊尹在老子之先，只不过老子的悟性更高。沿着伊尹开创的道路，人们发展出了"药膳""食疗"，现在新的名词为"药食同源"。食物如同中药，在用法上都遵循热者寒之、寒者热之、虚者补之、实者泻之、结者散之、瘀者通之的原则。因此，食疗是因人而异的，每个人的体质不同，是虚是实、是寒是热，要根据身体的特性来选择食物，通过性质的对立达到身体的平衡统一，而不是听说绿豆好大家都去喝绿豆汤，听说三七好大家都去吃三七。"食疗"听起来是一个很完美的概念，于是各路人马争相演绎，食疗知识五花八门，令不少患者都不知所措。解决这个问题，还是要回到中医养生的基本原理上，搞清了原理就可以举一反三。

中医不讲化学，也没有成分的概念。中医对食物（包括中药）作用的描述用的是"四气""五味""归经"。所谓"四气"是指寒、凉、温、热四种性质；"五味"是指辛、苦、甘、酸、咸，它

食物如同中药，在用法上都遵循热者寒之、寒者热之、虚者补之、实者泻之、结者散之、瘀者通之的原则。

对应着白、红、黄、青、黑五色；"归经"是指作用部位，注意这里的部位是指中医的五脏六腑和十二经脉。为什么这样来认识食物的作用？这与为什么人会生病和病在哪里是相配套的。举一个简单的例子，比如中医认为人上火了可能生病，这时病的性质是热病或火病，就选择寒性或凉性食物来平衡，寒和凉只是程度上的区分。再比如，五味中苦能清热，苦瓜味苦，其性本寒，所以苦瓜清热在民间流传很广，也被作为调节糖尿病的食材。但是，糖尿病的热只是表现在一部分人身上，所有人都来吃苦瓜显然是把知识当成了真理。有清热作用的食材很多，对肝火旺导致的眼睛不舒服，泡点菊花喝喝就会起效，那是因为菊花味苦、性微寒，而且归肝经。

根据食物的偏性来调节机体的偏性，这是食疗的基本原则。按照这个基本原则，再来看为什么米面成了我们的主食？因为我们吃的大米、面粉等粮食既不寒凉也不温热，其性平。

▎食疗的用法

热了就要降温，寒了就要升温，四气的问题似乎理解起来容易一点。那五味呢？我们可以从望梅止渴的典故中理解味道对机体影响的部分道理。我们看到或想象到酸的东西就会有唾液分泌，唾液按照中医的理论属于津液的范畴，有了津液人就不渴了，这是一般的道理，所以，乌梅的酸能止渴。不仅乌梅，山茱萸、五味子等都能止渴，这是五味酸性的作用。当然，这只是酸性作用的一方面。

五味里埋藏着养生的密码。五味的作用远不止一个"味道"了得，比如它还表现在与五脏的关系上。五味与五脏的关系遵循着五行的运化规律，这里我们简要归纳：酸入肝，酸有止汗、止渴、止泻的作用，如乌梅、石榴等；甘入脾，甘有补益气血的作用，如大枣、龙眼肉等；苦入心，苦有燥湿清热的作用，如苦瓜等；辛入肺，辛有理气和发散的作用，如葱、姜等；咸入肾，咸有软坚散结的作用，如海带等。

有了这些基本原理，剩下的只是知识的补充。《黄帝内经》里讲："五谷为养，五果为助，五畜为益，五菜为充。"需要说明的是，良好的饮食习惯是糖尿病防治的重要基础，包括了中医的食疗、西医的营养，以及其他有利于健康的实践方法。

必须说明的是，我们是从健康生活的角度谈论以上话题的，也是为普通患者在能够作为的范围内提出的建议。生活不是临床，但是，良好的生活方式可以促进临床。

究竟如何吃　饮食之道

▎饮食成为道的理由

不论是按照西医的营养学来吃，还是按照中医的四气五味来吃，"吃"都不是一个简单的选择题，它反映着一个人的知识、情感和价值观。

我们知道，油炸食品、"三白"食品、糖和盐吃多了对糖尿病患者无益，但是抵御口感的诱惑需要克服饮食习惯或文化上的障碍。就像猫喜欢蛋白质的味道一样，人天生就被甜味和咸味所吸引。如今糟糕的是，我们的饮食文化似乎与身体的健康是背离的，这是一个非常奇怪的现象。你说不要喝酒，他说无酒不成宴；你说抽烟伤肺，他说不抽烟伤心；你说油炸食品有害，他说里嫩外焦入口即化；你告诫他，古人说了"爽口之物终作疾"，他告诫你，古人也说了"人之所嗜，体之所需"……似乎无论怎么说，都在情理之中。民以食为天，饮食给了我们营养、给了我们快乐，限制饮食就是限制快乐。更有一些人把吃什么不是当作调味剂，而是作为"调情剂"，别误会，这里说的是心情。曾有一个患者，他来看病时就很清楚自己得糖尿病的原因，他曾在赌场赌博一周，几乎吃了一周的巧克力，最后钱输了，人也（糖尿）病了，后来病情稳定了也要时不时吃点巧克力，他说只有巧克力才能缓解他的紧张情绪。

错误的饮食行为，比如暴饮暴食，对一些人来说是一种暂时转移注意力、逃避现实的解压方式。这是利用了人的弱点，将精力直接集中到一个行为的本身，而不去考虑与这个行为相关的意义。因此，短暂的逃避过后便是情绪的挫败。更糟糕的是这样的循环容易成瘾。暴饮暴食如此，嗜食巧克力等其他食物也是如此。即便不是为了缓解压力，食物产生的诱惑也时常让我们放弃对危害的考量。因此，我们应尽可能多地了解关于食品健康细节方面的知识，以便提高认知，增加我们在吃方面的选择能力。

如果非要把日常食物的危害权重排列一下，首先是糖的问题，摄入过量的糖带来的危害我们在前文已有详述。盐的主要危害是什么？盐的主要成分是钠离子，摄入过多的盐分，体内钠离子的含量会升高，导致水钠潴留，容易引起血压升高。如果长期过量摄入，就会增加心脏和肾脏的负担，诱发心脏和肾脏疾病。所以，营养专家建议一般每人每天食盐量不要超过 5 克〔《中国居民平衡膳食宝塔（2022）》〕。不吃盐是否就更好？按照中医的理论逻辑也不好，但是我有个同学因血压高就不吃盐，3 年了血压稳定，没有吃药。这个案例不一定要推广，但幸运似乎常常发生在那些吃东西十分谨慎的人身上。油炸食品除了容易引起油脂过量外，如果用的是反式脂肪酸等不利于健康的食油，其危害就不用多说了，被炸得黄焦脆嫩的那部分会产生一种晚期糖基化终末产物，这种物质吃起来很香，却与糖尿病、尿毒症、阿尔茨海默病、肾脏病变、衰老等的发生发展密切相关。

尽管我们知道那句古人的食训"爽口之物终作疾"，但是也还有另一句话"人之所嗜，体之所需"，不过我们更要相信前一句话，这句话是李时珍说的。李时珍一生勤奋谨慎，是真正意义上"尝百草"的人，更重要的是，250 万年来我们没有经历过那么多的好吃的，现在几乎在一夜之间进入了我们的胃里，能消化得了吗？只要你回顾一下今天充斥在餐桌上的美味佳肴，以及各种食品中的添加剂、染色剂，就可以想象我们究竟吃进去了多少爽口但身体根本不需要甚至是有害的东西。现代科技的发达，足以让化学迎合我们味觉上的各种追求，没有羊肉的羊肉味、没有鱼的鱼香更是不在话下。烹饪技术的发展，也足以让食物在味觉和视觉上刺激我们的神经，让吃、人性、健康成为一场博弈。只要在吃的方面充满诱惑，饮食就有道的问题。

何谓饮食之道？饮食之道有大道有小道，我们这一章讨论的问题都是饮食之道。饮食之道从不同方面讲还有不同的说法。比如，从饮食量上讲，饮食有节是道；从饮食种类上讲，均衡膳食是道；从口味上讲，清淡饮食是道，等等。"道"字是"首"字加"辶"，意思是用头脑来走路行事，也就是通过大脑思考和整理过的就是"道"。我们听说来的东西大多都是术或是别人的道，对糖尿病而言，每个人的身体状况不同，在饮食之道上强调的重点也不同，所以，我们倡导一种因人制宜的饮食之道。

| 道术合一

糖尿病的饮食之术被大量充斥在各种媒体平台之上，我们很容易就可以获取这方面的信息，判别这些信息是否能真正帮助到自己成为一种很重要的健康能力，能力的发挥离不开境界。道与术的合一是健康饮食的境界。

"术"是技术和技巧层面的东西，在道的指引下，术给了我们在糖尿病健康饮食方面丰富的选择。我们现在已经知道有一些吃法（术）可以帮助糖尿病患者建立良好的饮食习惯（道），比如水果放在两餐之间来吃，吃饭的时候要一口菜一口饭。在吃法上有一个重要的原则是少食多餐：在热量相等的前提下，增加进餐的次数有利于血糖的稳定，而且在一定程度上可以减少胰岛素的负担，降低游离脂肪酸的作用。对于那些不方便一天吃4或5顿饭的人，只要在正餐时减少几口饭，在两餐中间加一些茶点也算是少食多餐。

道家有句话："已饥方食，未饱先止。"这句话很适合糖尿病患者效仿。在术的层面上做到前一句是没有问题的，后一句需要培养。因为未饱先止会有饥饿感。对饥饿感的不适如同对饱腹感的满足，一切都在于适应，包括对口味的适应。曾经有一位糖尿病患者，他认为荞麦面极其难吃，开始的时候接受不了我给他的建议，但经过几个月的艰苦适应，后来他爱上了荞麦面，而且感觉只有荞麦面好吃。其实，饱腹感的舒服如同吸溜面条的滑腻，都是培养出来的感觉，是可以改变的。只要坚持吃七八成饱，要不了很久它就会变成一种轻松的感觉，那时候饱腹反而成为一种不舒服感。所以，不论从身体感受还是从价值感受来说，饮食都是一种习惯。

如前所述，对糖尿病患者来说，均衡饮食和因人而异是两个重要原则。糖尿病患者容易走向两个极端，要么不谨慎，要么过分谨慎。糖尿病患者的饮食控制主要是对糖类食物的控制，底线是不能造成营养的不均衡。在色彩斑斓的食物世界里，每种天然的食物，其颜色、味道都有它的作用，合理饮食就包括食物荤素、粗细、五色、五味的搭配。合理是在因人而异的实践中逐步实现的。有人听说南瓜对糖尿病好，于是天天吃南瓜；有人听说苦瓜好，于是顿顿吃苦瓜；有人听说肥肉不好，结果一块肥肉都不碰……凡此种种只取结论不分析对象和用法，既不是饮食之道，也不是饮食之术。所谓"道"，必须动脑子，用"首"行事才够得上一点"道"，这方面不能偷懒。

讲到这里，可能有人感到吃的学问太大了，大到要用哲学去处理。没错，吃关乎着健康，也关乎着生命的意义。不管你是否已有察觉，吃的选择是在营养学知识和哲学修养之间做出的。

吃关乎着健康，也关乎着生命的意义。不管你是否已有察觉，吃的选择是在营养学知识和哲学修养之间做出的。

其实，不愿意动脑子也没关系，只要记住四个字——少吃一点，这是所有吃的学问里最重要的四个字。2000 多年前人们知道了"多谷而病"，19 世纪 70 年代人们用试验证明了糖尿病患者少吃一点病情就稳定一点，现在科学家又找到了少吃一点就能长寿一点的证据。这一切都印证了一句古老的格言："若要身体安，三分饥与寒。"这句格言来自生活的感知和理知，或许从根本上也反映了上帝的期许。据说上帝给我们每一个人预备了 9 吨的食物，谁先吃完谁先走。如果真是这样，吃还是一个信仰问题。

不管怎样，健康象征着谨慎的生活习惯和良好的生活境界。关于健康的学问有三种：健康知识、健康智慧、健康信仰。知识在脑，智慧在心，信仰在灵魂。健康之于生命，轮回在知识、智慧、信仰之间。知识走过智慧，最后起作用的往往是信仰。

15　糖尿病心法

从心理到心灵，跨越的不只是一道门槛，还是一条通向健康的道路。

糖尿病教育　知识的局限

▎改变不了疾病就改变人

如果说糖尿病是一个纯粹的生物学问题，那我们大可放心，总有一天医学会彻底地消灭它。然而，我们低估了糖尿病存在的意义，就像低估了病毒存在的意义一样。糖尿病是人类为文明付出的代价，如果这样说太消极了，那么我们可以换句话：糖尿病是人类奔向理想世界的一段阶梯，人类文明发展到哪一个阶段，就会出现与之匹配的疾病，这也是人类生命的一种自然选择方式。有了这种选择，医学得以不断地进步，但是单从医学的角度试图彻底消灭糖尿病似乎有点奢望。可是，我们怎能接受这样一个结论，伟大的人类总会找到解决问题的办法。听说把人数字化后就可以重新定义胰岛素的作用规则，用芯片和新材料重构血糖调节的机制，这将是对人的一场彻底改造。从目前数字化革命的势头来看，除了伦理上的一些问题外，似乎还看不出其他太大的毛病，然而，这种改造你信吗？不过相信或者不相信都没关系，我们可以选择另一种办法，那就是改变不了疾病就改变人，就像那句老话说的——改变不了别人就改变自己。

说到改变，我们更相信教育带给人的变化。胡适在《人与医学：医学知识入门》的序言中说："我们因为要学得如何做病人，所以不可不读这部有趣的书。"这部书的作者是西格里斯特，他曾说过一句话："健康状况还取决于教育水平，无知也是疾病的主要原因。教育决不仅仅是读书写字的知识，它必须传授对健康的积极态度，承认个人对社会的责任，必须战胜习俗和偏见。"无知成了疾病的主要原因，这话听起来有点狠，但对糖尿病来说却是确凿的结论。早在1995年世界糖尿病日就已强调了"糖尿病教育，降低无知的代价"。

其实，自从把糖尿病防治的一部分责任放在了患者身上，对人的改造从来就没有停止过，否则早在1000多年前孙思邈也不会劝糖尿病病人戒酒、戒房事、戒咸食及面，2022年联合国糖尿病日也不会再一次强调"教育保护明天"。教育的目的是为了改造人，站在患者期待的立场上看，对教育的

> 健康状况还取决于教育水平，无知也是疾病的主要原因。
> ——西格里斯特

强化说明医学遭遇到了困难；但从医学角度看，教育的意义来自于一个被广泛接受了的医学判断，即包括糖尿病在内的慢性疾病，生活方式因素对疾病的起因和结局影响的比重占到了 60%。生活方式问题该如何解决呢？有什么药物能改变我们的生活方式？显然这个药物不可能出现，眼下我们能做的就是糖尿病的教育与管理。做好糖尿病的教育首先要传播正确的知识，也要知道知识的局限。

▎知识的局限

我们现在所知道的是，糖尿病是由于胰岛素抵抗和胰岛素的相对或绝对不足导致的血糖升高，以及蛋白质糖化引起的各种并发症，治疗糖尿病的核心是降血糖，所以糖尿病的教育与管理围绕着血糖展开了：吃得多血糖会升高，所以要控制饮食；碳水化合物升糖快，所以要控制主食；白米饭、白面条、白馒头升糖更快，所以越白的食物越要少吃；饮食要清淡，粗粮、细粮搭配着吃；糖尿病患者由于饭后胰岛素分泌跟不上会有血糖升高，所以饭后要散步，不能坐卧；运动可以改善血糖，所以糖尿病患者要每天运动；紧张、恐惧、焦虑、生气等过激情绪都能引起血糖升高，所以要控制不良情绪……糖尿病教育告诉患者要改掉不良生活方式，配合医生认真吃药、监测血糖等，这些都是非常有益的自我改造。

为了让糖尿病患者接受糖尿病教育，一份教育资料上这么说：由糖尿病引起的失明人数是非糖尿病引起失明人数的 25 倍！由糖尿病引起下肢动脉闭塞的人数是非糖尿病引起下肢动脉闭塞人数的 26 倍！由糖尿病合并肾衰竭的人数是非糖尿病合并肾衰竭人数的 17 倍！由糖尿病导致截肢的人数是非糖尿病导致截肢人数的 15 倍！由糖尿病合并冠心病的人数是非糖尿病合并冠心病人数的 4 倍！由糖尿病引起血脂代谢紊乱的人数是非糖尿病引起血脂代谢紊乱人数的 3 倍！由糖尿病引起高血压的人数是非糖尿病引起高血压人数的 2 倍！我们可以忽略数字的准确性，但不能忽视这些并发症带来的危害。如何降低这些危害，糖尿病教育是不可缺失的，用糖尿病知识武装起来的人，他们的保健能力和自我管控疾病的技巧得到了提高。

但是，知识不是万能的，知识的局限表现在两个方面：其一，健康知识只是在一定的范围内发挥作用的，也就是说健康知识不是健康真理。但是，你所听到的健康知识大都是以真理的形式发布的，所以许多知识在运用的时候难免出现尴尬的局面。回想一下，你在某某健康节目上听到那些五花八门的健康知识，会有一种什么样的感觉？你的感觉在证明着知识的不稳定性。其次，知识对一个人行为的影响是苍白的。我们经常会遇到一些糖尿病患者，尽管他们已经拥有了知识，也知道应该如何去调节自己的生活方式，但是并没有去行动。行动是靠心驱使的，"知"和"行"的分离说明心（感性）脑（理性）没有合一。

| 教育的困难

没有人能准确预判糖尿病患者的未来，比如：什么时候会出现并发症？会不会做肾透析？是否可能瘫痪在床？所以，即便你刚确诊糖尿病，唯一不变的就是一切都在变。一些人希望自己的变化能向着所希望的那样发展，于是，他们开始主动引导变化，他们克服了一些困难,把故事的主题牢牢锁定在希望的过程中。

当然,还有一些患者从一开始就对糖尿病教育抱着自负的态度,你不一定能真正说服他们放弃一些不健康的生活方式。处于不同的生活阶段,患者生活的重点不同,抱有的生活态度也不同,他们要为心中的理想去奔波。医生真心实意地告诫患者应该怎么做,患者也真心实意地做不到,医生眼里的"心"和患者眼里的"心"始终是两颗心。因此,糖尿病的教育实践常常是一件困难的事。这其中的根本原因是,糖尿病教育所要求的那些"事"与患者当下的那颗"心"是向背的。

我们设想一下,医生不让你喝酒,你说"好",但是第二天应酬来了,怎么办?即便是没有应酬,免不了也有不期而遇的心烦不顺,心烦了不喝点酒又何以安顿苦闷的心,虽然"举杯消愁愁更愁",那不举杯又能举什么?医生告诉你要多运动,但是,你哪儿来的时间运动,哪儿来的心情运动,更何况沙发、床椅就在眼前,只要稍微犹豫一下可能就会坐上去。当然,经过教育,一些人知道运动的重要性,但是可能就在他要实施运动计划的时候,膝关节出了问题,这该怎么办?身体动不了了,心还在不停地动。医生还告诉你吃饭要注意,其实,告诉你如何吃的会有很多人,西医专家、中医专家、营养专家、同事、亲朋好友,等等,如今最不缺的就是关于吃的建议,泛滥的建议让糖尿病患者不知道吃什么是真正恰当的。其实,即使是专家也未必十分清楚吃的学问,知识上的教育只能解决该不该吃的问题,吃不吃、怎样吃的问题要靠"心法"解决。

尽管吃和运动等方面的知识是糖尿病患者必须具备的,但是,与之相比,人们越来越发现"心"才是糖尿病患者续写故事结局的主要工具。于是，我们除了告诉糖尿病患者如何管住嘴、迈开腿之外，还叮咛患者要心情愉悦，要拿得起、放得下、想得开。但是，不管这些苍白的语言说多少遍，患者的"火"始终在燃烧，我们可以用医学的方法清除"多谷而病"引起的肺火、胃火、肝火、心火，但是，那些无名之火怎么办？虽然我们也知道它的起因源自那颗看不见的"心"，但是直到今天我们仍然对它关注的不多，我们的注意力只集中在了那颗能看得见的"心"。试图用心理学来解决"心"的问题，这依然是个奢望。我们建立了强大的知识体系，试图改天换地，但回过头来一看连自己都没有搞定，科技可以轻松地拿掉脑子里的一个瘤子，却拿不掉脑子里一个烦人的想法。

从心入手　向内而生

| 心理学能解决心理问题吗

不论你的社会地位如何，都会承受一定的社会压力和人生磨难。工作和生活对健康的影响越来越大，这是一个焦虑的时代，人们充满了对未来不确定性的恐惧，糖尿病的流行也是社会性焦虑的一种体现。即使患者很认真地履行了医生或专家的建议，但是情况也可能并不都像他们希望的那样，我们在与疾病打交道的道路上屡屡受挫的原因是什么？

为什么有的人对自己的病非常的恐惧？为什么有的人爱生气？为什么有的人遇到一点小小的挫折就感到无比的沮丧，而有的人能做到处变不惊？我们习惯于在基因的科学里探索未知，在知识的海洋里寻找答案。如果你已经找到了答案，那应该庆祝一下；如果你还没有找到答案，不妨尝试另一条道路，那就是"向内求心"。因为，我们所要的答案其实是人心中最深刻的那个东西决定的，这个东西只有在内省的过程中才能被发现。

一般来说，我们只有发现了自己那个最本性的东西，才有了甄别有用或没用信息的前提。在如今这个信息爆炸的世界，重要的不是获得什么信息，也不是什么知识，而是通过心智的运动来理解和判断哪些信息和知识对自己是有用的，并且把这些经过鉴别的信息或知识结合自己的感受串起一个对疾病的态度，甚至是人生观，这是一条传统的觉悟路线，这条路线要比只是听来自外部的说教好得多。因为，包括糖尿病，但凡人的"病"总是与"心"连在一起，解决病人的"心"病，还要从"心"入手。这句话听起来很俗套，但是注意这里的"心"是超出心理学的那个"心"，心理学的方向是要通向彼岸世界，彼岸世界是大脑构建的，是一个理想。我们有多少理想可以实现？严格地说，我们永远到达不了柏拉图的彼岸世界，就像我们永远实现不了自己的理想。当然有些人实现了自己的梦想，拥有了他所要的东西（如升职加薪等），但是，这个理想世界也许属于你，也许不属于你。所谓不

我们所要的答案其实是人心中最深刻的那个东西决定的，这个东西只有在内省的过程中才能被发现。

属于你，是说当你实现了梦想的时刻也丢失了自己。我们插播这段是想说人有两个心，一个看得见、摸得着，另一个看不见但能体验到。前者对应着心理，后者对应着心灵。实践心理和心灵安稳的道路方向截然相反。一条是向外求索之路，另一条是向内求索之道，如果路走不通，不妨掉转船头驶向另一个方向。

有一个故事也让我对彼岸世界多少产生了一些犹豫。2020 年 10 月，我应邀为清华大学研究生做了一场题为"穿越千年文明，寻找幸福密码"的讲座，我问主持人为什么选这个题目？他说现在学生中有心理问题的人很多。我说不是有心理课吗？他说学生不差心理学知识，有的比老师讲得还好。原来如此。这场讲座源于他在喜马拉雅听了《中医的脚印》一书，或许他感觉中医里有幸福密码吧！

我们还是把追求放低一点，从幸福回到糖尿病上来，不论是糖尿病预防还是治疗，抑或是糖尿病教育，都应该补上一门向内而生的健康课——糖尿病心法。从心理到心灵跨越的不只是一道门槛，还是一条通向健康的道路。

糖尿病心法不完全等同于糖尿病心理学，它更偏向于中医的认识论和方法论，中医的一元论为糖尿病心法留出了广阔的实践空间，所以，在那些对糖尿病有着深刻认识的国医大师的眼里，"心"的位置在以不同的形式强化着。比如，在南征教授治疗糖尿病的"一则八法"中，"心"占四成。南老是著名糖尿病专家、国医大师，"一则八法"凝练了南老对糖尿病的领悟和治疗经验。"一则"是辨证识病，识病求因，审因治人，治病求本；"八法"包括内外同治法、节食散步法、养生静卧法、标本兼顾法、反省醒悟法、精神养心法、心得日记法、依从教育法。我除了直接看到了"心法""心得"词语外，更能领会南老说的"反省醒悟法"的意义。

豁然开朗

有一段故事把我拉回一个充满想象的"心法"世界。2017 年的春天，《极限脑》的作者薛葵阳老师来找我，她有一套领悟"脑"和"心"的训练方法，想办一期医生培训班，之前她的方法已在小学教育中实践过。薛老师曾经是我的同事，她做事认真且有开拓精神，她认为生活的矛盾来自于负面情绪，其根源是对大脑认识和使用的局限，而唤醒大脑会帮助我们完成各自的人生使命。她谈了很多感悟，我发现她的心灵世界很发达。于是，我组织了一个为期 2 天的课堂，我也投入其中。从形式上看，课程以冥想为中心，结合一些道具我们上了 2 天的训练课。这次课给我启发很大，心智的训练可以帮助我们完成自己的使命，我的使命是什么呢？此时此刻，我想到两件事，一是中医教育，二是糖尿病教育。

我开始想为什么扁鹊"以其言（长桑君之言）饮药三十日……尽见五脏症结"？一个旅店大堂经理（扁鹊从医前的职业）经过 30 天的学习就能给人看病了？无独有偶，费长房学习中医十余日便得方术旨要。真的是长桑君那个"秘方"和壶公悬壶济世的那个"葫芦"里有什么神奇的秘密吗？司马迁在《史记》里记载的扁鹊成才之路充满着悬疑与现实间的迷幻，这在理性主义者眼里不过是一个神话，但多少个神话不就是在脑洞大开的顿悟中走进现实的吗？于是一年后，我们开办了一期"换一种方式学中医"训练课，收到了始料未及的反响，因为它从底层改变了一个人的心能，这是从冥想开始的，冥想简单地说就是沉静至极，中医讲阴极则阳升，在这个语境下，阳升就是"豁然开朗"。

在这堂课的启发下，我对糖尿病教育也有了新的想法。过去我参加过一些糖尿病教育活动，和其他大多数医生一样，都是对着一个漂亮的 PPT 讲述着知识、原则、方法、要求，这些知识说教很难让更多的患者深刻地改变什么。那么，什么可以改变自己？糖尿病病人要降低对肥甘厚味的诱惑、平衡好升职加薪与健康透支的关系，就要设置好恰当的欲望空间。但问题是一个以健康为目标的追求不足以让人放弃更高的欲望，所以，归根到底是心和欲望之间的事，只有安顿好那颗"心"，糖尿病病人才可能最大限度地克服困难，实现疾病管控的目标。心灵的安顿需要启发、感悟，还需要问自己、求自己。冥想为我们开辟了这条通向心灵的道路。

┃ 冥想是个工具

也许因为眼睛是离大脑皮层最近的器官，我们会过多地依赖眼睛来判断事物是否存在。其实不然，是我们接受的教育让我们形成了一个十分物质的大脑，看见了才相信。所以直到今天，人们谈及冥想或许就会联想到神秘文化或宗教。即使在 20 世纪 60 年代，冥想已经进入科学研究的领域，人们依然对其保持着保守的态度。因为冥想充满着虚拟，不像心理和智力可以被测量。从心理到心灵要跨越一道门槛，从智力到心力要翻过一座大山。好在冥想已经架起了一座大桥（还有其他桥），沿着它你既可以看见理性的光芒，也能体验到感性的力量。

我们先回到心理学这个层面来谈谈冥想的意义。心理学的研究已经有了一些结果：根据注意朝向的不同，冥想分为正念式和聚焦式两大类。正念式冥想强调开放和接纳，要求冥想时以一种知晓、接受、不做任何判断的立场来体验自己在此过程中出现的一切想法和感受。聚焦式冥想则强调注意力的集中，要求冥想过程中尽量将注意力放在感受呼吸、重复词语、想象图像等心智或感知的活动上，而摒弃其余想法和感觉干扰。冥想的作用在一些研究中得到了验证，比如显著降低个体的焦虑水平、减缓个体的压力、保持情绪稳定、改善抑郁症状，等等。冥想之所以有这些作用，是由于冥想能改变人的情绪认知。其机制在于冥想可以影响个体的脑 α 波，在此状态下，人对自己和外界刺激产生影响的评价更为客观，使得情绪趋于中立、平和[63]。

冥想不只是帮助你凝神静气进入一种空无的世界，而且是当你被引导着在空无与现实（比如疼痛、担忧）的反复轮回中，你会有新的领悟和发现，你生气的那个对象原来并不值得大动肝火，你焦虑的那个对象完全可以忽略，你纠结的过去的那个事情其实早已不复存在。一切向外没有求得的事情转一个方向，你所感受到的才是一个真实的世界。冥想是一个方法和工具，它如同显微镜一样可以看清肉眼无法看清的东西，为你打开一扇通往心灵世界的大门，进去以后你才会领悟到孟子那句"万物皆备与我，反身而诚，乐莫大焉"的含义，你才会发现你原来了解的那些真理、概念、痛苦都是别人定义的，你也可以重新定义，因为凡是人构建出的东西都可以重构，按照王阳明的说法是"心外无物，心外无理"。

《奇经八脉考》有云："内景隧道，唯返观内视者能照察之。"

李时珍这句话的字面意思是说唯有反观内视的人才能明察经络脏腑，其实，脏腑经络的形成何尝没有"向内而生"方法学的应用。冥想有着几千年的实践历史，曾有多少圣贤以它开启了智慧，又有多少人用它找到了解决问题的方法，它被运用到许多领域，形成了各种各样的方式方法。不管形式怎样，最简单的冥想是放空沉想，沉想让生命变得不朽。对疾病而言，冥想也开始作为一个合理的方法进入了治疗的领域，用养生家司马承祯的话来说就是："以我之心，使我之气，适我之体，攻我之疾，何往而不愈焉"。医学之外留下的问题都与心相关，心之外再也没有什么了。

三调合一 心、气、形

调气、调心、调形

我们把讨论再延伸到与冥想相关的另一个传统方法——导引按跷。导引和按跷是两种治病养生方法。《黄帝内经》里是这么说的："其民食杂而不劳，故其病多痿厥寒热。其治宜导引按跷。"

导指导气，也指导意；引指引体，就是用气或意引导身体的运动。古人说"导气令和，引体令

以我之心，使我之气，适我之体，攻我之疾，何往而不愈焉。
——司马承祯

柔"，展开了说，导引中有三个要素，气（气息）、意（心）、形（动作），这三者的恰当合一就构成了调息、调心、调形的三调导引法，这是一种内修外炼的功法。调息，即调节呼吸吐纳，或带有意念的呼吸吐纳；调心，是通过意识的自觉，摒除杂念，进入虚无的状态，然后按照一定的要求守意、冥想；调形，有两个层次，一是通过形体的动作帮助调气和调心的展开，二是在调气和调心的引导下，自然展现形体的动作。

《吕氏春秋》中说："昔陶唐氏之始，阴多滞伏而堪积，水道壅塞，不行其源，民气郁瘀而滞著，筋骨瑟缩不达，故作舞以宣导之。"这是 2000 多年前先人们对动作宣导气机以治病的总结。用庄子的话说，导引是长寿之人的爱好："吹响呼吸，吐故纳新，熊经鸟伸，为寿而已矣。此导引之士，养形之人，彭祖寿考者之所好也。"带着浓厚文化特征的导引法，承载着儒、释、道、医对生命的理解和智慧，在对慢性疾病的医疗保健中呈现出实用价值，在不同实践者展现出丰富多彩的景象，就如太极拳、八段锦那样，每一个练习者都有自己的领悟和收获。我们倡导不同形式的三调合一在糖尿病康复领域的运用，是因为这种心、气、形的调节既可以帮助血糖稳定，也可以训练我们凝神静气的能力，这是一种普通人可以企及的最了不起的能力。

抛砖引玉

三调合一的修炼方法有许多，下面我们还是从"治宜导引按跷"说起。什么是"按跷"？医学家王冰对"按跷"的注解："按，谓抑按皮肉；跷，谓捷举手足。"吴昆的注解："按，手按也；跷，足蹹也。"显然，按跷就是手足并用的按摩。另外一个医学家张介宾又有另一个注解：按，捏按也；跷，是指奇经八脉里的"阳跷"和"阴跷"，也就是说，按跷就是捏按经络。按摩经络可以通过按摩穴位来实现，穴位是经络之气汇聚的地方，也是脏腑之气表现的地方，这是刺激穴位调节疾病的道理所在。尽管穴位尚有一些现代医学解释不清的功能，但我们已经知道穴位可以接受和传递各种性质的信息，比如热、电、磁、光、波、压力等，那么，穴位是否接受导引呢？也就是说，"意"和"气"是否能作用于穴位呢？这显然是一个超验命题，听起来怎么都像在意气用事。意气用事在《儒林外史》里是指缺乏理性，凭借感性想象行事，但是放在"治宜导引按跷"的语境里，"想象"如何不能成为一种"力"呢？多少因果关系不是基于感性活动过程的形式产生的？这又是一个话题，我们还是跳过这些烧脑的概念来看一个有意思的故事，它诠释了"穴位导引"的一些意义。

一个有 10 年糖尿病病史的患者说："我这个人的性格随我爸，脾气急，脑袋瓜子里边不能有一点事，总不受控制的瞎想，如果晚上睡觉前还好好的，半夜里突然冒出一件事来，那后面就不用睡了，我会半夜起来看手机直到天亮。晚上睡不着觉，我就会心烦意乱、出虚汗、头痛、爱发脾气。"她在接受了薛老师的穴位导引法训练后写下了下面的内容。

今天开始学习第一段：静息观想法，在练习的过程中，我感觉自己静不下来，脑袋里乱哄哄的，根本是啥体会没有，反正有好处，就练呗！

下午有点饿时，想起薛老师的话，可以练练静息观想法，抱着试试看的态度，安静地练了会儿，好像有效果，再加上九段穴位一起练，每天3次。

我就坚持认真地开始专注去领会其中对各个部位带来的反馈。

以后我每天练习3次，有几天只要感觉饿或有其他不适时，我都会去静息观想，静息观想是我在这7天里练得最多的。通过练习，我能做到放松自己、不烦躁了，还能缓解对食物的渴望。我睡不着觉时，也会躺着冥想，对自己的睡眠有帮助，感觉良好。

在连续不断练习的7天里，还有一个意外的收获，就是我的颈部没有以前那么发硬难受了，也不怕凉了，哪怕是天阴下雨前的低气压，头也没原来那么发懵了，连我的两膝盖的痛都比以前好多了。感觉有点神奇，这是我每天坚持练的理由，很开心，我会坚持练下去的。

这个故事提示了穴位导引可以改善糖尿病的一些症状。糖尿病患者一般在出现饥饿感的时候要么忍着，要么吃点蔬菜或膳食纤维多的食物垫垫，现在还有一种"心法"可以缓解饥饿感。不仅是饥饿感，肉体上或是精神上的痛苦都与经验有关，经验与"心"有关。所以，糖尿病心法应该是一个值得研究的领域。

从形式上看，穴位导引是为"民气郁瘀而滞著，筋骨瑟缩不达，故作舞以宣导之"。人的每一个动作都有意思，都是一种表达，表达的是意（心）和气；同样，意和气也是一种表达，这种表达可以指引动作。动作与意、气之间对机体的作用是在练习中才能展现的。虽然我们不能意气用事，但是有时候我们别无选择，只能"意气用事"。

没有意、气、形的合一，哪来的"岁月静好"。

　　我们用语言去表达某种感受常常会很费劲，语言的苍白如同知识的局限。穴位导引是一项操作性很强的练习，这里用语言讲清楚其要领是一件困难的事。我们还是总结一下它的意义，穴位导引为患者提供了一条"心法"之路。其目的有四：一是通过练习领悟糖尿病心法的意义；二是训练患者在现实与虚拟世界之间转化的能力；三是帮助患者稳定病情；当然还有第四点，即抛砖引玉，希望有更多的人探索出更好的糖尿病心法。

16　糖尿病是一所大学

　　糖尿病不仅仅是一个生物过程，还是一段经历，我们在与糖尿病的相处中形成了满足自身需要的力量，所以，糖尿病还是一种生产力。

久病成医　一位患者的启示

| 所谓大学

　　糖尿病是一段经历。经历一般都内涵着能力和认知方面的成长，经历得多了人自然就懂得多了。人生是由经历构成的，糖尿病是一所大学，就像人生是一所大学一样，在这所大学里你可以得到真实的历练，学到实际有用的本领。德国著名的教育家第斯多惠说："教育的艺术不在于传授本领，而在于激励、唤醒、鼓舞。"他想表达的是对受教育对象的高度信任及其内在价值的高度肯定。只不过有的人没有意识到这一点，没有认真做好自己的功课，甚至放弃了受教育的机会，最终没有获得满意的成绩。

为什么糖尿病可以成为一所大学？一是因为糖尿病作为慢性病的代表，它承载了越来越多的人所要面临的健康危机，不管过去的经验是什么，糖尿病是你重新构建人生的机会；二是糖尿病可以成为一本人生"教科书"，读懂了它不仅可以获得与疾病相处的能力，还可以理解疾病观与生命的意义。

大学的概念始终与成才联系在一起。如果一个人因为得了糖尿病，他努力学习糖尿病知识和技能，现在他不再为疾病而焦虑，还可以把他学到的知识传授给别人，这是一种成才；再比如一个人因为得了糖尿病，他不仅学到了丰富的有关糖尿病的知识，而且久病成医，这也是一种成才，还应该获得一个高等级的"学历"。在实际生活中，已经有许许多多的案例在诠释着糖尿病大学里的人才成长，只不过我们还没有肯定和鼓励他们成绩的方式。当然，把一个糖尿病患者几近变成一个糖尿病医生并不是糖尿病大学的主旨，但这很容易成为一个现实。在糖尿病患者群中不乏可以与医生讨论格列美脲作用机制的患者，更有许多有能力讨论中医脏象学说的患者。

▎一则范例

糖尿病大学不需要刻板教条，它的形式应该是轻松活泼的。我们还是把那些重要的知识和理念糅合到故事里来展现学员的风貌吧！有一位患者的糖尿病故事给我的印象深刻，这个案例几乎可以列入教科书。唐先生是我的一个病人，现在已经成为朋友。他喜欢分享他的故事，因为他知道分享就是一个收获的过程，也是一个治疗的过程。2021 年 11 月，他写了一篇题为《我的糖尿病治疗实践》的文章，讲述了糖尿病给他带来的喜怒哀乐。

　　我于2004年春体检时查出患有糖尿病，其时空腹血糖13.7mmol/L，餐后血糖27.5mmol/L，并立时入院治疗。在住院期间，空腹血糖降至8mmol/L左右，餐后血糖降至12mmol/L左右。出院后，依医嘱，我先以胰岛素控制了大约3个月，后改用卡博平，早、中、晚各一片，2006年7月改为早、晚各一片，加之饮食控制和适量运动，空腹血糖一直控制在7mmol/L以内，餐后血糖通常都在10mmol/L以内。但是，由于长期服用西药，而西药对肝、肾功能的影响较大，故思想负担相对较重，加之"饥饿疗法"，虽有成效，但终觉心理压力较大。于是在老伴的劝告下，加入了武汉厚德益生健康管理教育，接受了北京协和医院向红丁等几十位教授正规而系统的糖尿病知识教育，尤其是向红丁教授糖尿病防治的"五驾马车"、六项达标及国内外医学界对糖尿病防治研究前沿与进展，对于我理解、认识糖尿病，树立战胜糖尿病的信心，建立与糖尿病长期共存的信念起到了莫大的推进作用。

　　5年来，我一直践行糖尿病防治的"五驾马车"，坚持做到血糖、体重、血压、血脂等指标达标，虽然我的糖尿病史已有近20年，但目前的空腹血糖控制在6.5mmol/L左右，餐后血糖控制在10mmol/L左右，近几年来的糖化血红蛋白都在4.7%~6.5%，且未出现糖尿病并发症，血压也一直在正常范围内，每年体检各项指标基本达标，人的精气神一直较好。回顾近20年的糖尿病抗争历程，我觉得有几个方面是必须要高度注意的。

　　一、要有战胜糖尿病的积极心态，就是要有与糖尿病共存的信心。前提是你必须要对糖尿病发生发展的历程有足够的认识和了解。

也就是说，你要对什么是糖尿病有一个全面的认识。所以，要掌握糖尿病的前世今生。

二、要充分认识糖尿病的因果。就糖尿病而言，每个人的际遇不同，患病的机遇不同，但因不同而果一致。这就要求我们要深刻了解各自患病的前因，才能洞悉、把握后果。也就是说，每一个糖尿病患者的病因都是独一无二的，治疗也要由因及果。例如，明知自己的糖尿病是吃出来的，那么有没有可能"吃"回去呢，我认为是有可能的。比如，让中国文化中"多、少"一类正、反义组词的词义"活"起来：每日食油，由多变少；每日用盐，由多变少；每日主粮，由多变少，杂粮则由少变多；每日肉食，由多变少；每日蔬菜品种由少变多，重量由多变少；一日三餐，总量由多变少；运动由少变多……或许会见到另一种结果。

三、要充分认识糖尿病的利弊，扬利避弊。早年读书时，我们就曾读过老子"福兮祸所伏，祸兮福所倚"的警言，认识到福祸相倚、相辅相成的道理，那只是一种感性认识。糖尿病却给予我对"福兮祸所伏，祸兮福所倚"的理性感知。比如，糖尿病患者由胖到瘦的过程，由大腹便便到苗条可人的过程，都是糖尿病利弊的转换。只要我们扬其利，弃其弊，就一定会有新的感知和收获。

四、抗糖之路，要警钟长鸣，延缓并发症的发生不可掉以轻心。糖尿病是一种渐进性疾病，随着时间老人的脚步、病程的延伸，病情会逐步加重。这对糖尿病病友来说，是一个极为重要的考验，是对糖友的意志、能力、智慧、行为约束力和耐力的挑战。就我近20年的抗糖之路来看，糖尿病患者切不可须臾忘却"糖尿病"这个紧箍咒，无论何时何地，尽可能地避免放纵，要见好即收。我在住院治疗期间，一个年轻的医生曾对我说过，糖尿病并发症是不可避免的，有可能 10 年、20 年或 30 年，终会发生。当年，我已五十有余，对这一说法将信将疑，但如能将其延迟在 30 年以后，那也是一件很有意义的事。

五、我们敬爱的周恩来总理有一句名言是"做到老，学到老"，一直到现在都鼓励着我认真、虚心地学习。对于与糖尿病的抗争，也有一个"做到老，学到老"的问题，《黄帝内经》"防未病"的思想就是我们"做到老，学到老"的动力所在。

从另一个角度来看，疾病也许是上天赐予我们的一个转变的机会。病是如何得上的？无外乎是生活、工作中的不良习惯和身心的巨大压力，日积月累，消耗体内的正气形成的，是自己感召而来的，也就是病由心生。科学、积极、实在地养生养心，以养心促养生，不断地规范生活行为，将其应用到糖尿病的防和治中，对我们的身体远离并发症只有好处，没有坏处，这就需要我们有一个良好的心境和心态。"心静则火息，心动则火炎"，故此，保持心情、心境的平静和愉悦，也是防治糖尿病不可缺少的"良药"。

我一字不差地把全文分享给大家，不是因为文章的行文标点没有可润色的地方，只是因为我觉得一个病人能写出这样的体会，还有什么比这更重要的呢？唐先生是一个病人，也是一个珍惜生命的人。我了解他淡化开始得病时的焦虑和困惑是因为他已经不把糖尿病看得那么可怕。五点体会中每一条都有一个重点。第一条"要有与糖尿病共存的信心"，是讲要树立正确的疾病观；第二条"每一个糖尿病患者的病因都是独一无二的"，实际在讲每一个患者的不同价值；第三条糖尿病给予"福兮祸所伏，祸兮福所倚"的感知，是在用谚语告诉大家因糖尿病患者身份可能获益的辩证道理；第四条"见好就收……将其延迟在 30 年以后"，是对疾病发展张弛有节的从容态度；最后一条高度、深度兼备，"疾病也许是上天赐予我们的一个转变的机会……病由心生"这似乎就是在重新定义疾病的意义。

糖尿病症状的表面意义是构成日常生活的社会意义，病痛逼迫他们重新思考周围的世界和自己的人生，在这个过程中凝练出与疾病相处的智慧。有了智慧，知识才变成了一种力量，这个力量不仅来自于人，还融合在与大自然的天人合一之中。后来我还陆续收到唐先生的一些学习和疾病体会，他的糖尿病知识如同他的中医知识一样越来越专业，甚至"五运六气"都成了他琢磨的领域。"庚子年疫情及秋季养生一二""辛丑六气寒上寒""壬寅雨水议养生"，只要再看看他写的这些文章，就知道久病成良医是怎样炼成的。像唐先生这样的患者在糖尿病群体里不少，所以我说，糖尿病是一所大学。

因病得福 糖尿病患者的自由

▌受益之处

尽管糖尿病给患者带来了诸多负面的影响和挑战，但是，我还是相信糖尿病可以带来一些积极的

> 有了智慧，知识才变成了一种力量，这个力量不仅来自于人，还融合在与大自然的天人合一之中。

影响和益处。我们讨论糖尿病可能带来的一些潜在益处，并提供一些建议，是为了帮助患者在与疾病相处的过程中最大受益。

首先，糖尿病迫使患者更加关注饮食健康和营养。糖尿病患者需要仔细控制碳水化合物、糖分和脂肪的摄入，以维持稳定的血糖水平。这种饮食调整可以促使患者更加注重食物的选择和准备，选择富含纤维、维生素和矿物质的食物，建立健康的饮食习惯，在控糖的同时可以控制体重、降低胆固醇水平，并减少患其他慢性病的风险。

其次，糖尿病促使患者更加注重身体的活动和锻炼，即便是由于骨关节疾病等不能锻炼的老年糖尿病患者，也可以促使他们积极寻求一些其他运动形式的帮助。适度的体育锻炼对于糖尿病很重要。运动可以提高胰岛素敏感性，帮助控制血糖，并改善心血管健康。糖尿病患者可以选择适合自己的运动方式，如散步、慢跑、太极拳、八段锦、导引按跷等。坚持适度的运动锻炼不仅可以改善糖和脂肪的代谢、增强体质，还可以调节精神心理。

第三，糖尿病可以促进患者管理意识和能力的提高。比如糖尿病需要患者更好地了解自己的身体状况，通过定期监测血糖、记录饮食和运动情况，患者可以了解不同因素对血糖的影响，并根据需要调整饮食和用药。这种自我管理的能力可以使患者更加自律、有条理，并培养出健康的生活习惯。

第四，对糖尿病患者来说，最大的危机来自于精神方面的压力。糖尿病可以成为一面镜子，照出一个人面对困难的态度和韧性。如果你还没有接受过来自身体问题的挑战，那么，通过面对糖尿病的挑战和管理疾病，可以培养出坚韧的自我管理的能力。患者需要克服困难、制订计划，并在日常生活中保持一致性和自律性。这种积极的心态和自我管理的技能可以对其他方面（如工作、学习和人际关系等）产生积极的影响。糖尿病患者可以从中学会如何设定目标、解决问题和适应变化，这些都是通用技能，可以在生活中的其他领域受益。

最后，糖尿病患者的自我身体教育和管理还促使患者积极寻求广泛的资源和帮助。一些资源可能为他们提供了重要的信息、技能和支持，使他们获得了生命情感的体验和升华，重新建立起了人生的价值观。

总之，如果你把面对糖尿病视为一个机会，它就可能成为我们生活中的积极因素，一些有益的事情就有可能发生。

▎受益之人

苏珊·桑塔格说：每个降临世间的人都拥有双重公民身份，其一属于健康王国，另一则属于疾病王国。尽管我们都只乐于使用健康王国的护照，但或迟或早，至少会有那么一段时间，我们每个人都被迫承认我们也是另一王国的公民。人的身体能量代谢特点决定了每个人都可能与糖尿病不期而遇，糟糕的事情是一旦相遇，人就可能会用负面的认知去解释这个病，甚至一些患者会反复落入"为什么是我"的这种痛苦境地。把疾病与健康对立的安置是否真的完全符合疾病的意义？至少我看到了一些医学家在重新思考疾病与健康的关系，至少我们还看到了有一些患者因为疾病又重新获得了新的生活。

听听那些真实的声音是怎么说的。一位患者说："生病之前我儿子也没和我关系这么好，他现在对我多好，别人都说我真是好福气哦！"这是因为糖尿病让父亲的身份得到了重新的确认。另一位患者说："自从得了糖尿病，我担心女儿没人照顾，我现在唯一的目标是把身体搞好。"这是因为糖尿病让母亲的身份得到了强化。还有一位年轻的患者说："我本来对找工作没那么认真，现在病了反而想好好找个工作，我要努力工作为以后看病养老做打算。"这是因为疾病的身份提前找到了生活的动力。更多的人是这样一番情景："如果不生这个病我就改不掉乱吃乱喝的习惯，疾病让我学到了很多健康知识，过上了安静规律的生活……"

我们听到的是患者朴素的感受，但它诠释的却是一个深刻的疾病观念，即疾病或许不是健康的对立，而是生活新角色的确立。如果把它提倡出来的话，那就是"向病而生"。

向病而生在健康实践上所展示的是疾病身份带来的所有积极改变，只要愿意去改变，对多数患者来说也不是太困难的事。我们还是拿吃来举例。有一位患者对如何吃很困惑，他看了一些科普书，按照食物的升糖指数来选择饮食，但这并没有让他获得太多的实际效果，血糖依然不稳定，升糖指数这个抽象概念依然让他的选择模糊。我告诉他不要听别人讲了，只要做一件事情就知道该怎么吃——坚持测1个月血糖，特别是当改变饮食组合（质和量）的时候，只要坚持测一段时间，你自然就知道该怎么吃了。后来这个患者告诉我，他现在吃饭几乎游刃有余了，根本不需要再记忆那些枯燥的升糖数字，因为通过血糖监测他已经熟悉了不同食物及其搭配对他血糖的影响。他很得意于他的这个改变，如今他讲起食物的升糖指数来头头是道，而且话题已经延伸到了吃与肥胖的问题。一个小小的监测动作让他获得了吃的自由。

另一个患者的故事让我加深了对糖尿病魅力感的体验。这个患者姓沈，十多年前他来看病的时候是个生意人，当时身体状况很差，合并有糖尿病周围神经病变、糖尿病肾病。初诊时他显得对自己的病十分恐惧和没有信心。对疾病的恐惧或许能增加对医生的信任，第一次看完病后我送了他一本《糖尿病专家新见解》，告诉他知识就是力量。这个病人很听话，从此走上了用知识武装自己的道路……接下来的故事你可以想象，我只说两个结果：后来他可以跟糖尿病专科医生讨论格列美脲的药物靶点，他的糖尿病知识如果按照大学学位的标准来算也是研究生水平了；再后来他把生意转向了糖尿病的领域，快20年过去了，他的身体如他宣讲的知识，总是那么积极、健康。

我们不是鼓励糖尿病患者要成为一个专家，我们想说糖尿病可以改变你自己，让你的生活变得真实一点。有了向病而生的觉悟，你才能从一个疾病的受害者、被动者变成一个生活的受益者、体验者。正如一个患者所表达的："我被确诊之后，才发现父母已经老了，以前想的未来和现在想的未来肯定不一样了，以前从来没有好好照顾自己身体的想法，现在不仅要照顾好自己，也要照顾好父母。"这是多么难能可贵的改变！

讲完别人的故事也讲点我自己的故事吧！2007年至2012年，我的餐后血糖一直超标，空腹血糖也高出正常值，毫无疑问是糖尿病前期。分析原因，我的饮食和运动都没太大问题，主要来自精神压力，或许还有些劳累。后来我把给别人讲的道理在自己身上实践了一回，辞掉了一些职务，饮食更加严格了一些，固定每周的运动牢不可破，即使出差也在坚持，加上一些中药等的调理，如今十余年过去了，我又逆转回了正常人群。糖尿病前期虽然算不上什么大问题，但也算是5年时间身体教育的实践。回想这段经历，我非常感谢糖尿病，因为它我想了很多，也领悟了很多，如果不是这段经历，可能也不会有今天的所言所感，从这个意义上讲，糖尿病让我对疾病有了更加自由的认识空间。

故事快要讲完了，故事让向病而生有了多种可能，即使是沉疴欲绝亦不改阴阳流转之规律，如果把老子说的"反者道之动，弱者道之用"用在"向病而生"上，疾病就成了一种生产力。希腊神话早早地认识到这一点，所以有了把艺术家的创造力归因于疾病的看法。梅耶斯说："只有为艺术而受苦的人，才有可能获得与知识、真理、顿悟相当的艺术……痛苦乃是创造力中一个必不可少，甚至是不可取代的部分。"如果把这句话比照到疾病的人生重构上，那就是：只有经历过病痛的人，才可能获得对健康的真正领悟。

回到糖尿病患者的自由这个话题上。我们说因祸得福，或许可以让糖尿病患者更加自由。这句话听起来匪夷所思，那是因为对自由有误解。真正的自由从来都不是想做什么就做什么，而是康德所说的"真正的自由……是自我主宰，自律即自由。"这才是糖尿病患者走向心身自由的必由之路，除非你逆来顺受不想自由。

17　糖尿病的未来

> 未来与现实的距离是用观念丈量的，在人类对糖尿病进化适应之前，或许数字化已经改变了糖尿病的模样。

向病而生　意识觉醒

| 当下即未来

人与人的差别除了与生俱来的生理差异外，可能最重要的就是发生在大脑中的活动了。这些活动包括了决定我们一切思想和行为的两个元素——意识和观念。作为一个追求健康的个体，意识是我们感知和体验疾病的基础，而观念则是我们对所感知和体验到的事物进行认知和理解的工具。所以，疾病意识和观念在整个疾病过程中从来都不是一个小角色，它们意味着一个人因为疾病的存在而表现出的所有东西。正如前文所揭示的那样，疾病不仅仅是一个生物过程，还是一段人生故事，在讲述和理解故事的过程中可以激发潜在意识，形成改造病痛的能力。所以，疾病还被视为一种生产力。这是一种向病而生的力量。

面对未来，我们要给向病而生一个长期的理由，那就是疾病，特别是以糖尿病为代表的慢性病与我们的生活会越来越紧密。当然，我们希望在短暂的时间里能治愈糖尿病，这完全取决于我们对治疗的理解。尽管现代科技的发展成功地解决了一些健康问题，但并没有减少疾病，甚至人类面临的健康问题还越来越多了，其复杂性在不断地挑战着我们的理解力。假如问一问其中的原因，一定会有许多答案。如果以未来的眼光看，无疑有两个独立的因素：数字经济带来的生活变革和平均寿命的延长。工作形式和生活方式的改变所带来的健康问题，同数字依赖症、信息过载及竞争带来的精神挑战一样，让疾病几乎成了生活的一部分。这一切使得向病而生有了普遍的实践意义。

向病而生给了我们对标死亡去领会生命意义的机会或媒介。面对死亡，海德格尔说"向死而生"，庄子说"不知死，焉知生"。领悟这些深刻的道理一般都是要在生命即将终结的时刻才能恍然大悟。在失去生命之前，我们很难说清"生"的意义，就像鱼儿永远不知道它在水中。然而，我们应该有这样的意识觉醒，不论现在还是未来，领会生命的意义便是践行健康的全部内容。

疾病不仅仅是一个生物过程，还是一段人生故事，在讲述和理解故事的过程中可以激发潜在意识，形成改造病痛的能力。所以，疾病还被视为一种生产力。

　　向病而生的起点是"病"，落点是"生"。探讨向病而生是为了唤醒意识中有助于健康问题和解的潜在力量，从疾病中获得启示并最终走向新生的能力。这种觉醒不是预言，也不仅仅是一个抽象的理念，还是一个积极的心态，更是一系列行动。它的实践道路可以通过下列方式展开。首先接受疾病、接纳自己，这是一个开始，是自信的体现，但这并不是放弃希望和停止治疗上的追求。接受意味着你对疾病和健康有了充分的理解，理解才能有效行动。其次是重构价值观，糖尿病患者特别是已经影响到生活质量的患者，会重新评估生活的价值要素和优先事项，重新定义什么对自己真正重要，并在追求和健康之间调整生活的方向，更加专注于自己的生命情感体验。这种价值观的重构无形地指引着接下来道路的发展。其三是支持系统的构建，人际关系是构成健康要素的一个重要方面。面对糖尿病，与他人分享疾病感受和困惑，争取家人、朋友、同事及专业人士的帮助，积极寻求情感上的理解和支持，建立新的人社支持系统有助于保持良好的心态和坚强的意志。其四是构建适合自己的糖尿病管理方法和技能，糖尿病提醒我们在细节上关注自己的身体特点，未来的糖尿病管理不再是刻板教条的形式主义。其五是寻找心灵寄托，向病而生能"生"到什么程度取决于心灵所能到达的地方。我们在这里强调这些实践道路的意义不仅因为它是走向未来的基础，更重要的是看到了当下需要升级的突破点。

▌生态圈

　　意识的觉醒不单对患者，也对糖尿病未来的生态圈。糖尿病防治在过去取得了一些成功，对患者的生活产生了积极影响，本书探讨了其中的一些成功案例，展示了在治疗方案、技术创新和管理策略方面的进步。从胰岛素的发现到口服治疗药物的开发，以及连续血糖监测系统的引入，糖尿病照护格局已经发生了显著变化。此外，糖尿病教育计划的发展和多学科医疗团队的建立在改善患者治疗效果方面发挥了关键作用。

　　然而，一场革命仍将来临，一切都在快速变革甚至在颠覆之中。过去的经验未必适合未来的轨迹。未来迫切需要解决的是糖尿病综合治疗中的一些深层结构性问题，结构性问题只发生在系统里，而我们目前还没有真正找到系统解决问题的办法。从二甲双胍到恩格列净，有七大类治疗糖尿病的药物，为什么糖尿病的问题却越来越突出？这源于我们太习惯由 A 到 B 的因果思维了。大脑的理想出自大脑的惰性，我们总愿意消耗最低的热量去获得最大的收益，这让我们在建立由 A 到 B 的治疗关系上常常忽略了许多混杂因素，其中有些因素可能是关键性的。现在，我们越来越相信疗效是系统结构之间的关系产生的，就像基因决定不是指单个基因，而是指它们之间的关系。所以，这里借用生态圈的观念来提示未来糖尿病的发展道路。生态圈是一个积极的观念，它是围绕糖尿病的病态（整体意义上）建立起的一个系统概念。

　　对糖尿病生态潜在问题的觉醒是为了更广泛领域地向病而生。向病而生不论作为理念还是行动，旨在不要让习惯性思维禁锢了你的想象力，而是用更加积极的态度去理解和定义一些具有讨论性的糖尿病问题，比如糖尿病能不能逆转。

超越言论　糖尿病逆转

｜ 何谓逆转

　　我们进入了一个富有争议的话题，但我认为讨论糖尿病逆转的收益与强调低碳水化合物饮食和高纤维饮食有着同等的意义。即使站在衰老的角度，仍然有一些老年糖尿病经过精心的干预而"返老还童"。何况随着医疗的发展，系统精准干预水平的提高，在糖尿病全生命周期里重新掌控健康钥匙，恢复机体正常的可能性在逐渐加大。所有的讨论都是针对概念的，如果要给"逆转"这一现象下一个定义的话，所谓逆转是指患者原本受到糖尿病影响而出现的症状、不适及生理指标恢复到正常范围，患者的状态回归到非糖尿病状态。

　　一般来说，下一个简单的定义或许是一种偷懒的办法。糖尿病逆转的概念还有一些具体指向，从程度上讲包括两种情况。一是部分逆转：在这种情况下，患者的血糖等相关指标得到了显著改善，症状减轻或消失，但仍需要一定程度的治疗和系统干预。二是完全逆转：在这种情况下，患者的血糖及相关指标完全恢复到正常范围，症状消失或无明显不适，不再需要药物治疗。从目标上讲，逆转概念暗示了丰富的价值判断，比如意味着把指标和症状恢复到正常成为可

逆转概念暗示了丰富的价值判断。

能，这一可能又意味着预防并发症的出现成为可能，预防并发症的出现从糖尿病生命周期上讲就是一种逆转。逆转在糖尿病前期的干预中更是一个显而易见的结果。此外，一个患者经过一段时间的治疗对药物的依赖减少了，他每天服用的药物量减少了三分之二甚至停药，这也是一种逆转。减少药物使用就是降低潜在的药物副作用和相互作用的风险，这个问题的答案折射出疾病在不同程度上逆转的意义。不然，按照传统的逻辑，糖尿病永远都在变严重的路上。如果我们能转化一下思维的频道，在中医的逻辑体系里，逆转本身就是临床治病的一个境界，即"未病先防"（糖尿病前期逆转）和"既病防变"（并发症逆转）。

意义与挑战

似乎医学对糖尿病有许多格外的关照。终生疾病有多种，唯独糖尿病得以强化。"糖尿病是终生疾病"几十年来吓唬住了许多患者，并在有意无意间让患者背上了心理包袱，如今强化这个概念已无任何意义。我们的讨论又回到疾病观话题上了，疾病观不仅对患者很重要，更重要的是对医者或其他论疾病者。从疾病观角度看，"糖尿病逆转"表现出积极乐观的态度，这个态度或许应该这样表达：糖尿病逆转并不意味着患者彻底摆脱了糖尿病的风险，逆转还可以是一个目标，或是一个阶段，我们要做的是如何让目标照进现实，如何让这一阶段成为永久。

糖尿病逆转已经不是一个预想，而是已经进行中的趋势，当然也在接受挑战。本书已经充分论述了糖尿病是一个多学科问题，糖尿病的防治也要在大健康的视野下进行。单一的方法、药物甚至策略都不足以实现这个理想目标。尽管循证医学带来了一些新的方向，但是，仍然不能认为科学问题只藏在统计数字中。统计学告诉我们的永远都是相关关系，而系统干预有可能揭示出更多真实世界的因果关系。当我们把 A 作为系统时，B（结果）的改变不再是一个相关疗效，而是十分确切的。这需要推进一个以糖尿病逆转为目标的系统干预。

2023 年 6 月，世界中医药学会联合会举办"世界中医药大会第七届夏季峰会"，邀请我参加"中医药与健康管理 2 型糖尿病逆转研究前沿论坛"，与会专家富有建设性的发言中谈到一些关于糖尿病逆转的看法。仝小林院士认为，逆转 2 型糖尿病的中医药治疗不能简单化。一是不能仅盯着胰岛素和血糖，血糖的控制是全身多系统共同来调节的，不是一个单纯的胰岛素的问题；二是糖尿病的实质是"糖络病"，早期治络和全程治络非常重要；三是多做一些循证医学研究，组织更多的专家一起为中医药找到逆转的证据；四是态靶辨治在临床应用上取得了一定效果，态靶医学的思路可以作为解决 2 型糖尿病问题的一种系统的指导方法。刘良院士提出用"四观三防"（"四观"即整体观、辨证观、动态观、平衡观，"三防"即未病先防、既病防变、瘥后防复）来融合发展中医药与健康管理，指导研究与实践。对于逆转 2 型糖尿病，应该说中医药是有这个优势的。逆转一定要建立在更高水平的科学研究和标准的基础上，在什么状态下逆转，什么状态下不能逆转，什么情况下要阻止并发症的发生……需要做出体现中医药特色和优势的细分标准，通过标准保证实现 2 型糖尿病逆转的技术路径和指标。多位国医大师及专家学者就逆转 2 型糖尿病进行了深入的交流与探讨。我从与会专家的交流中已深刻感受到大家对糖尿病逆转所持有的积极态度和意识到的挑战，同时，我也坚信未来糖尿病的治疗系统结构性问题的解决是一个重点。这是我们接下来要讨论的问题。

治疗革命　系统干预

▎数字化期待

对糖尿病的未来，我们现在能想到的可能是糖尿病数字化治疗了。或许你还会想到可穿戴设备、动态血糖监测、结构化的患者信息、智能评估报告、算法，还有虚拟现实和增强现实技术在糖尿病教育和管理上的运用等。的确，糖尿病的数字化治疗是一场值得期待的治疗革命。但是，对数字化的期待有两种，一种是任凭技术的左右，将来把我们完全变成数字人；另一种是人与数字达成新的约定，以免我们变成数字的奴隶。这看似无关的警告对建设糖尿病系统干预来说是一个重要的原则。为此，这个系统一定是以患者为核心，以逆转（包括未病先防、既病防变）为主导的系统，这个系统应该是除了费希尔（Fisher）的统计原理外，还包括了格拉斯（Glaser）与斯特劳斯（Strauss）的经验提取法及大数据分析等方法构建的体系。更关键的是，这是一个开放的系统，让一切有价值的线索都得以充分表现。当然，毫无疑问，这个体系里还有中医认识、方法、价值观的运用，中医药在糖尿病全生命周期的覆盖这一点非常重要。因为，在中医药这个"数据库"里埋藏有糖尿病干预的许多原始代码，只是一些人的傲慢轻视了它。

　　构建这样的体系任重道远、充满挑战，对我来说有点不可思议，因为数字化的未来本身就充满着谜团，幸好《数字智慧的明天》（*The Digital Mind of Tomorrow*）的作者王梓园成了我这部分内容的共同作者。她以她的灵感创建了 Digital Thinker，也帮我捋清了一些未来可能流行的概念，让我对糖尿病的兴趣有了溢出传统之外的勇气。

┃ 谁来决定疗效

　　我们一直想寻求一个一劳永逸的方法来治疗糖尿病，研究者、医生和患者都有同样的心理。因为在传统的思维里存在这个东西，只是还没有找到。这是人类应对低信息量、低结构分化事物的思维习惯。然而，人类发展到今天，越来越多的事实显示不论治病救人还是解决复杂的社会问题，系统和结构上的有序设计安排才是唯一的根本办法。糖尿病的治疗也要把系统整体看作是一个处理因素 A，结果 B 才可能有革命性的变化。然而，目前我们依旧把主要精力放在了去寻找那个可以包治糖尿病的方法或药物上，这一探索到了应该升级的时候了。本书的所有篇幅联系起来看，其实都在论证糖尿病的治疗应该是一个系统。如其不然，既然糖尿病是一个生活方式病，难道我们还依然相信肯定有一种药物可以改变糖尿病患者的生活方式，让他像医嘱说的那样去做，而且安全可靠？对这个问题的回答显然会让我们开始考虑：糖尿病的治疗应该是包括了药物在内的一个系统。

　　糖尿病的治疗效果混杂着许多因素，在现实世界里，要想评价某个单一方法的真实作用是十分困难的，甚至是不可能的。本书前文曾引用格莱尼斯·琼斯的一句话："以人类为实验对象，以一种能够代表日常生活中食物消耗的方式来开展研究，这样得出的证据现在几乎还不存在"，即使把一些单一方法（证明有效的）整合在一起，也未必就有一加一大于二的效果，因为使用环境的改变，对一个方法疗效的影响有时是关键的。我们指出这些问题是为了弄清谁来决定疗效，这是治疗系统建设的一个基点。有了这一点，我们才能知道糖尿病的系统干预不是药物、饮食、运动、血糖监测、心理支持等方法的罗列和简单叠加，而是这些方法在结构上的合理组合、处理和运用。

可以说，今天我们已经步入数字时代，要想在庞大的数据网络中归纳相关性，规避无用数据并总结出可以操作的实际应用，难度系数日益增长。然而，现代科技的快速迭代，毫无疑问地解决了理性数据世界中的种种挑战。那些对于我们人类来说看似神一般的功能，现代技术的实现只需几分钟。这为糖尿病系统干预的数字化体系建设提供了前所未有的构建力。一方面，理性数据的难关有了指数级的突破，这为节省资源将重心分布到一直无暇顾及的深层感性干预的研究腾出了巨大空间；另一方面，在理性分析干预做到近乎极致的时代，人类下

现代科技的快速迭代，毫无疑问地解决了理性数据世界中的种种挑战。这为糖尿病系统干预的数字化体系建设提供了前所未有的构建力。

一个防治糖尿病的突破窗口很有可能发生在感性研究的大地上。感性研究包括了本书所涉及的那些非量化因素，也就是那些影响疗效的混杂因素，它们对糖尿病的治疗可能发挥着被量化的作用。

｜ 闭环与开放

我们指出疗效的混杂因素是为强调系统的作用。糖尿病系统干预的核心依然是一个满足不同患者需要的治疗方案。这个方案要解决的不仅仅是药物的规范化使用，还包括那些个性化的饮食、运动、心理干预方法的优先使用。因此，这需要患者信息的全面性和结构化。糖尿病的传统诊疗中有个突出的问题是医生没有时间真正了解患者的病情，住院大病历也缺失了许多诊治信息。即使医生以自由文本的形式详细记录了患者的病史、症状、体格检查结果等信息，也存在着语义不一致、难以自动处理和整合的问题。智能感知通过使用传感器、数据采集、图像识别、语音识别、自然语言处理、机器学习等技术，能够获取和理解来自糖尿病现实世界的真实信息。比如通过对面部表情、语音、语调识别与上下文感知等，克服患者因为无知或尴尬等对病情描述上出现的偏差。再比如中医的舌象、脉象等那些不容易客观化的指标，通过智能感知都可能做出更加客观和个性化地响应。如何了解和记录病情与诊治信息很重要，它是实现个性化治疗革命的一项基础性工作。

只有对病情有了全面细致的掌握，才能给出一个适合的治疗方案。糖尿病的治疗方案已不再是一个专家的问题，即使我们依赖某个专家的判断，那也是有限的。假如在系统误差和专家误差里做一个选择，那么至少我愿意选择前者。2022 年的联合国糖尿病日，我们举行了一个糖尿病论坛，邀请了中医、西医、营养、运动、心理等 17 位专家学者来谈高质量防治糖尿病的经验，当天全球有 60 余万人线上关注了这个论坛。会后我想，如果把大家的经验输入到一个系统里，建立一个新的运用场景，会不会有 600 万或 6000 万人关注这个系统？答案也不一定，但这是首先要做的一步。各种优先使用的方法要在新的运用场景里磨合，经验的润滑作用可能要被智能算法所取代（不是完全取代）。智能算法基于对数据的分析和模型的构建，通过发现数据中的模式、趋势和关联性，构建数学模型或算法模型来描述决策问题，这些模型可以是预测模型、优化模型、分类模型等。因为糖尿病系统干预要解决的问题复杂多样，算法模型也是一个集合。接下来是干预决策，在算法模型基础上系统干预生成治疗建议或决策结果，这些建议或结果可以是推荐、数值、分类等形式。之所以系统不发布真理性治疗方案，是为了以推荐的形式逼近真理。因为这个系统干预还有一个重要的环节，即系统评估，它包括了治疗结果的评估和反馈机制，治疗结果的实施和效果会被监测和记录，以便对治疗过程进行改进和优化。

　　从智能感知、算法模型、干预决策到系统评估，系统干预形成了一个小闭环，通过这个循环可以不断地获得开放性的治疗意见和疗效。因为，糖尿病系统干预的构建基点是有限假设。如果我们假定一个方法是最好的，而且不断地维护其权威性，那么就失去了系统的意义。人工智能已经为我们提供了不断学习和纠偏的工具。糖尿病系统干预的开放性突出表现在可以不断为糖尿病逆转提供进展报告。比如糖尿病前期的逆转率、并发症的逆转率，这是利用传统的统计方法难以做到的。只有大数据不断地运算，系统决策在策略、方法、参数等方面的不断优化才可能实现。糖尿病系统干预的开放性还表现在与糖尿病教育管理及系统运营等方面的融合。糖尿病干预系统的实用性与大数据密切相关，而大数据有多大，患者终生随访机制能否建立，取决于系统与糖尿病教育和管理兼容的程度。其实，系统的兼容和运营本身就与疗效相关。我们想象一下，如果有一个系统或模式改变患者排了几小时的队被医生几分钟打发走的现象，那一定会反佐一个研究：与患者保持 23.6 小时的沟通，其糖化血红蛋白可能降低 1%。虽然我不敢肯定数字的准确性，但完全认同这一现象的存在。

　　我们这里讲系统的开放或兼容强调与人的交互性，不仅仅指医生和患者，还包括医疗保健专业人员、研究人员。糖尿病治疗已经不只是一个冰冷的医学话题，而是多方面以人为本的综合感知与分析。在人类快速奔向数字时代的今天，疾病与数字的关系将变得更加紧密，数字时代对医疗体系、医患关系和治疗理念带来的革命可能被低估了。糖尿病患者群数量的快速增长使传统的医患关系质量很难从根本上得以提高，我们审视疾病对身体、心理和行为层面的影响，以系统方式解决与患者的交流难题，表现在系统设计上的交互体验。它能够在以患者为中心的治疗和健康管理中发挥更加积极的作用。数字健康技术，如移动应用程序、可穿戴设备等已经在促使患者向治疗的中心移动。基因分析、数据分析和人工智能的整合也有望将患者参与的角色充分地放大，以释放千百万糖尿病患者的潜力。一个交互性的糖尿病干预系统是以患者为中心模式的全面解锁。

困难与希望 人工智能

| 双刃剑

我们虽然强调道法自然的传统回归，但本书的立场更希望看到糖尿病重构意义的广泛展现。比如通过整合、数字化和创新模式，打破传统医疗的边界；再比如通过糖尿病医疗健康资源的优化配置和共享，实现糖尿病全生命周期的系统干预。这个系统干预往大了说是一项庞大的糖尿病数字化工程，完成这项任务需要多学科、多领域（包括技术、数据、政策、人才和资金等）的协调；往小了说可以是一个有针对性的数字化医疗方案。不管大化小化，都是数字化。然而，我们习惯于"人化"，对"数字化"至今还抱有几分顾虑。创新和突破往往都是把双刃剑，在美好愿景的另一端，是与之匹配的风险因素，这些风险可能构成了未来变革的伦理基础，也是变革成功的绝对要素。

| 人工智能的角色

治疗革命犹如潘多拉的盒子，一旦打开，无法收回。糖尿病系统干预卷入由人工智能和大数据引领的数字化洪流之势难以阻挡。我们已经看到人工智能在糖尿病预测、个性化治疗、智能监测管理、数据分析决策、教育和患者支持等方面的优秀表现。但是，前途是一片光明吗？关于糖尿病，我们从一万年前穿越到未来人工智能，依然发现任何道路都会有道路问题，人工智能到底在实现数字化的健康体系中扮演什么角色？

人工智能的本质是模仿人，甚至超越人。这也是为什么人们对人工智能发展的一切反应似乎都基于一个假设：人工智能终有一天会变成人类。未来人工智能会以他大规模的数据运算能力来证明他超过了人类，就像 Alpha Go 在围棋争夺赛中的惊人成就一样，人败给了机器人。人工智能的超凡能力给我们带来了广阔的想象空间。但是，当人工智能有一天真的比人类的控制能力更强大时会发生什么？"人工智能教父"杰弗里·辛顿（Geoffrey Hinton）这样说：深度学习是人工智能的一个分支，但他对这项技术的后果深感担忧。的确，人工智能的开发和部署速度远远超出了我们减轻他潜在风险能力的速度。人工智能针对特定目标或结果的优化可能与其他社会目标（如公平、安全或隐私）相冲突，他所带来的一些伦理问题令人担忧，至少目前还不十分确定。

不过我们也不必因噎废食，尽管人工智能在大规模数据处理和分析方面具有惊人的优势，但是人类拥有的情感、创造力和智慧，以及对伦理和价值观的理解可能是智能机器人无法完全复制的，而这些在医学实践中有着突出的作用。情感可以提供有关患者生活质量、症状感受和治疗效果的重要信息。而机器人在情感和价值判断的细节方面恐难超越人类的直觉，人类的心智基础完全不同于人工智能。另外，人工智能在跨领域学习和解决广泛性问题方面仍存在限制，目前看这些智能系统主要依赖于专业数据和预定义的模式，而难以直接进行跨领域的知识迁移。人工智能系统的作用通常是在人类进行了从 0 到 1 的初始步骤之后才能发挥，他的能力在很大程度上依赖于人类的引导和目标设定。因此，人工智能系统的重要性在于辅助人类。我们可以将其视为工具和助手，帮助我们处理庞大的数据和做出智能（是否有智慧还未确定）性决策，人类仍然扮演着决策者、创造者和伦理引导者的角色。

我们对人工智能角色的描述是想说明糖尿病的未来不是一个纯粹的技术成果，相反，人工智能应该为医疗保健赋予更多的人文关怀和技术保障。

发现隐藏的数据

如果糖尿病数字化是一个可以期待的未来，那么发现隐藏的数据就是一个要提及的话题。在大数据时代，我们很容易认为当我们做出判断时，我们已经拥有了做出正确决策所需的足够信息。但事实上，我们掌握的数据永远不完整，甚至可能只是冰山一角。正如宇宙的大部分由暗物质组成，虽然我们看不见但已实际存在。在糖尿病的治疗体系中，也存在许多与疗效相关的但未被发现和利用的数据。这是对应着一个被称作"暗数据"的概念提出来的。

一般把尚未被有效利用的数据称为暗数据（Dark Data）。这些数据存在于各种形式的存储介质中，如服务器、数据库、文件、日志、故事、聊天记录等。它们大多是以非结构化或半结构化的形式存在，这些数据缺乏明确的组织形式，分

糖尿病的未来不是一个纯粹的技术成果，相反，人工智能应该为医疗保健赋予更多的人文关怀和技术保障。

散在不同的地方，但是潜藏着丰富的价值，可能提供有关医疗保健过程中痛点问题的宝贵见解，并揭示隐藏的趋势和改进领域。糖尿病的暗数据大量存放在药物使用等医疗记录里，在中医的糖尿病诊治策略和方法中更是存在值得开发利用的暗数据，比如本书所讲的大量的糖尿病故事。不久前我的一位同事告诉我，他们用中药加艾灸的方法成功治疗了一个 10 岁的 1 型糖尿病患者，治疗前患者的糖化血红蛋白是 11.1%，治疗 3 个月后降至 6.7%。当然糖化血红蛋白的降低不足为奇，然而 C 肽值由治疗前的 0.12ng/mL 升到 0.93ng/mL，这多少有点不可思议——1 型糖尿病患者胰岛 β 细胞的损害是不可逆的。我讲这个案例的重点是想说中医类似的数据很多，只是我们受一些传统观念的影响把它忽视了。从挖掘利用暗数据新的方法论上讲，我们对糖尿病治疗的设定到了可以更加开放的时代，我们前文强调过在中医药这个"数据库"里埋藏有糖尿病干预的许多原始代码，只是需要用新的思路和技术去开发利用，在这个过程中，中医在糖尿病全领域的覆盖和干预将会取得突破性的进展。当然，在这个过程中，一些中医的关联知识可能需要补充或者修订。

医疗保健行业目前产生了 30% 的数据，今后每年都会大幅增长 6%。虽然数据加速是产生洞察力的巨大驱动力，但未来可能出现的问题是数据太多了，并且有大约一半的都是暗数据。针对暗数据，那些被加工过的数据也存在真实性上的折扣，所以，暗数据的开发不仅提醒着潜在的医学风险，更让我们注意到未开发的数据在理解疾病和健康方面的作用。在人工智能的支持下，暗数据分析可以生成更细致、更准确的见解。然而，要想在广阔的数据网络中分类归纳因果关系或相关关系，筛除无用数据，总结出可以操作的实际应用，难度系数日益增长。同时，医疗暗数据也面临其他一些问题，如隐私保护、数据安全和信息交互等。这些都在挑战着人与机器人的智力。

结语

　　糖尿病的未来究竟会呈现什么样的光景，不同人会有不同立场的展望。如果我们相信技术改造无所不能的话，那么胰岛素芯片终将会给糖尿病患者带来福音，这是大多数研究者和患者所期待的。因为，胰岛素芯片很符合我们习惯的推理。胰岛素芯片这个概念性产品不一定植入到胰岛细胞群，它或许在大脑，或许只需要贴附在身体的某一个地方。这个芯片修订了人体只进化出胰岛细胞分泌胰岛素来降糖的传说。如果人定胜天的话，胰岛素芯片就一定能弥补本书在"不完美的设计"一节里讲的进化缺陷，它可能在细胞组织的任何地方都可以平衡血糖，血糖或糖化血红蛋白将根据不同的人而分化出更加多的临床意义；如果造物主允许改变身体的运行规则的话，可能未来糖尿病会有另一套完全不同的治疗理论。

　　对糖尿病的未来也仍然有一种老套的展望，那就是将来一定会发明一种药，有了这种药，糖尿病就不足为虑了。这个展望似乎很像100年前，当人们发现胰岛素时，以为糖尿病可以从教科书中删去了，然而，随着对糖尿病认知的深入，人们发现糖尿病已不再单纯，糖尿病的童年已经过去。因此，又有了一种最悲观的预言，糖尿病流行趋势的拐点要等到人类基因进化适应的时候，这个预言虽然悲观但很真实。但是，没有人也没有理由等那个遥远的未来。人类是很现实的，为了这个现实的愿望，人类在尽可能地缩短实现美好愿景的距离。我们相信如果运气好的话，在不久的将来，糖尿病的数字医疗将会展现出耀眼的光芒，这是目前最理性的一个期待，也是极富挑战的未来。

有什么样的今天就会造就什么样的明天，未来与现实的距离是用观念丈量的。我们在本书中讨论的所有糖尿病问题都是铺向未来的石子。未来要靠今天的糖尿病故事去诠释，所以，我们倡导讲好糖尿病故事体现在糖尿病的方方面面。

参考文献

P005   [1] 李崇高. 殷契甲骨文中有关生殖生育与先天疾病的文字记载 [J]. 中国优生与遗传杂志, 1997, 7（1）: 9.

P030   [2] 贾雷德·戴蒙德. 枪炮、病菌与钢铁: 人类社会的命运（修订版）[M]. 上海: 上海译文出版社, 2016.

P031   [3] 程莘农, 王宏才. 消渴病名源流 [J]. 中国中医基础医学杂志, 1999（5）: 51-52.

P046   [4] JAMES J D, MARK M C.Autophagy-induced degradation of Notch1, achieved through intermittent fasting, may promote beta cell neogenesis: implications for reversal of type 2 diabetes[J].Open Heart, 2013, 6（1）: 1028.

P046   [5] 刘晓瑞, 黄彬洋, 李凯, 等. 服饵辟谷养生术防治 2 型糖尿病的理论初探 [J]. 时珍国医国药, 2016, 27（4）: 907-908.

P046   [6] 高大文, 巩文静, 李志慧, 等. 柔性辟谷技术对早期糖尿病患者高血糖改善作用的初步研究 [J]. 中国食物与营养, 2018, 24（4）: 76-79.

P050   [7] MENDENHALL E, SELIGMAN R A, FERNANDEZA, et al.Speaking through Diabetes: Rethinking the significance of lay discourses on diabetes[J].Medical anthropology quarterly, 2010, 24（2）: 220-239.

P050   [8] BENYSHEK D C, MARTIN J F, JOHNSTON C S.A reconsideration of the origins of the type 2 diabetes epidemic among Native Americans and the implications for intervention policy[J].Medical Anthropology, 2001, 20（1）: 25-46.

P052   [9] 肯尼斯·F·基普尔. 剑桥世界人类疾病史 [M]. 张大庆, 主译. 上海: 上海科技
P080   教育出版社, 2007.

P057   [10] KNOL M J, TWISK J W R, BEEKMAN A T F, et al. Depression as a
        risk factor for the onset of type 2 diabetes mellitus: A meta-analysis[J].
        Diabetologia, 2006, 49（5）: 837-845.

P057   [11] MEZUK B, EATON W W, ALBRECHT S, et al. Depression and type 2
        diabetes over the lifespan: a meta-analysis[J]. Diabetes Care, 2008, 31（12）:
        2383-2390.

P057   [12] MOOY J M, VRIES H D, GROOTENHUIS P A, et al. Major stressful
        life events in relation to prevalence of undetected type 2 diabetes: the Hoorn
        Study[J]. Diabetes Care, 2000, 23（2）: 197-201.

P057   [13] KATO M, NODA M, INOUE M, et al. Psychological factors, coffee
        and risk of diabetes mellitus among middle-aged Japanese: a population-
        based prospective study in the JPHC study cohort[J]. Endocr J, 2009, 56（3）:
        459-468.

P057   [14] GOLDEN S H, WILLIAMS J E, FORD D E, et al. Anger temperament
        is modestly associated with the risk of type 2 diabetes mellitus: the
        Atheroslcerosis Risk in Communities Study[J]. Psychoneuroendocrinology,
        2006, 31（3）: 325-332.

P059   [15] PETRLOVA B, ROSOLOVA H, HESS Z, et al. Depressive disorders
        and the metabolic syndrome of insulin resistance[J]. Seminars in vascular
        medicine, 2004, 4（2）: 161-165.

P070   [16] KEYS A. Atherosclerosis: a problem in newer public health［J］.
        Journal of the Mount Sinai Hospital, New York, 1953, 20（2）: 118-139.

P070   [17] HILLEBOE H E. Some epidemiologic aspects of coronary artery disease
        ［J］. Journal of chronic diseases, 1957, 6（3）: 210-228.

P071   [18] YERUSHALMY J, HILLEBOE H E. Fat in the diet and mortality
        from heart disease; a methodologic note［J］. New York state journal of
        medicine, 1957, 57（14）: 2343-2354.

P080   [19] 吕仁和, 赵进喜. 糖尿病及其并发症中西医诊治[M]. 2版. 北京: 人民卫生出
        版社, 2009.

P080   [20] 罗伟, 李学军. 遗传因素在2型糖尿病发病中的作用及其一般遗传模式［J］.
        中国当代医药, 2012, 19（9）: 180-181.

P082   [21] HALES C N, BARKER D J. Type 2（non-insulin-dependent） diabetes
        mellitus: the thrifty phenotype hypothesis［J］. Diabetologia, 1992, 35（7）:
        595-601.

P082   [22] BENYSHEK D C, MARTIN J F, JOHNSTON C S. A reconsideration of the origins of the type 2 diabetes epidemic among Native Americans and the implications for intervention policy [J] . Med Anthropol, 2001, 20 (1) : 25-64.

P099   [23] UK Prospective Diabetes Study Group. Intensive blood-glucose control with sulphonylureas or insulin compared with conventional treatment and risk of complications in patients with type 2 diabetes (UKPDS 33) . UK Prospective Diabetes Study (UKPDS) Group[J]. Lancet, 1998, 352 (9131) : 837-853.

P099   [24] Diabetes Control and Complications Trial Research Group.The effect of intensive treatment of diabetes on the development and progression of long-term complications in insulin-dependent diabetes mellitus[J].The New England journal of medicine, 1993, 329 (14) : 977-986.

P102   [25] International Diabetes Federation Guideline Development Group. Guideline for management of postmeal glucose in diabetes[J].Diabetes Res Clin Pract, 2014 , 103 (2) : 256-268.

P102   [26] GHAZZI M N, PEREZ J E, ANTONUCCI T K, et al. Cardiac and glycemic benefits of troglitazone treatment in NIDDM[J]. Diabetes, 1997, 46 (3) : 433-439.

P102   [27] NOLAN J J, LUDVIK B, BEERASEN P, et al.Improvement in glucose tolerance and insulin resistance in obese subjects treated with troglitazone [J] . The New England journal of medicine, 1994, 331 (18) : 1188-1193.

P106   [28] Action to Control Cardiovascular Risk in Diabetes Study Group.Effects of intensive glucose lowering in type 2 diabetes[J].The New England journal of medicine, 2008, 358 (24) : 2545-2559.

P106   [29] Advance Collaborative Group. Intensive blood glucose control and vascular outcomes in patients with type 2 diabetes[J].The New England journal of medicine , 2008, 358 (24) : 2560-2572.

P106   [30] DUCKWORTH W, ABRAIRA C, MORITZT, et al.The VADT investigators. Glucose control and vascular complications in veterans with type 2 diabetes[J].The New England journal of medicine, 2009, 360 (2) : 129-139.

P204   [31] 陈超, 王宏才, 翟煦, 等 . 针灸治疗糖尿病机制的研究进展 [J]. 针刺研究, 2018, 43 (9) : 601-605.

P209   [32] JUNOD A, LAMBERT A E, ORCI L, et al.Studies of the diabetogenic action of streptozotocin[J].Proceedings of the Society for Experimental Biology and Medicine, 1967, 126 (1) : 201-205.

P209   [33] ARISON R N, CIACCIO E L, GLITZER M S, et al.Light and electron microscopy of lesions in rats rendered diabetic with streptozotocin[J]. Diabetes, 1967, 16 (1) : 51-56.

P209   [34] LEDOUX S P, WILSON G L.Effects of streptozotocin on a clonal isolate of rat insulinoma cells[J].Biochim Biophys Acta, 1984, 804 (4) : 387-392.

P209   [35] PETTEPHER C C, LEDOUX S P, BOHR V A, et al.Repair of alkali-labile site within the mitochondrial DNA of RINr 38 cells after exposure to the nitrosourea streptozotocin[J].The Journal of biological chemistry, 1991, 266 (5) : 3113-3117.

P210   [36] TURK J, CORBETT J A, RAMANADHAM S, et al. Biochemical evidence for nitric oxide formation from streptozotocin in isolated pancreatic islets[J]. Biochemical and biophysical research communications, 1993, 197 (3) : 1458-1464.

P210   [37] KWON N S, LEE S H, CHOI C S, et al.Nitric oxide generation from streptozotocin[J].FASEB J, 1994, 8 (8) : 529-533.

P214   [38] 王宏才, 郭诚杰, 董笃一. 针刺对大鼠实验性血瘀作用的观察 [J]. 上海针灸杂志, 1990 (2) : 35-36.

P221   [39] 郑真真, 夏玉卿, 朱兵, 等. 针刺耳迷走神经点降低高血糖即时效应的临床观
P232   察 [J]. 中国针灸, 2008 (9) : 702.

P222   [40] NATHAN D M, DAVIDSON M B, DEFRONZO R A, et al.Impaired fasting glucose and impaired glucose tolerance: implications for care[J].Diabetes Care, 2007, 30 (3) : 753-759.

P222   [41] GERSTEIN H C, SANTAGUIDA P, RAINA P, et al.Annual incidence and relative risk of diabetes in people with various categories of dysglycemia: A systematic overview and meta-analysis of prospective studies[J].Diabetes Research and Clinical Practice, 2007, 78 (3) : 305-312.

P223   [42] American Diabetes Association.2.Classification and Diagnosis of Diabetes[J].Diabetes Care, 2017, 40 (Suppl 1) : S11-S24.

P226   [43] PAN X R, LI G W, HU Y H, et al.Effects of diet and exercise in preventing NIDDM in people with impaired glucose tolerance: The Da Qing IGT and iabetes study[J].Diabetes Care, 1997, 20 (4) : 537-544.

P226   [44] LI G, ZHANG P, WANG J, et al. The long-term effect of lifestyle interventions to prevent diabetes in the China Da Qing Diabetes Prevention Study: A 20-year follow-up study[J].Lancet, 2008, 371 (9626) : 1783-1789.

P227   [45] TUOMILEHTO J, LINDSTROM J, ERIKSSON J G, et al.Prevention of type2 diabetes mellitus by changes in lifestyle among subjects with impaired glucose tolerance[J].The New England journal of medicine, 2001, 344（18）: 1343-1350.

P227   [46] LINDSTROM J, ILANNE-PARIKKA P, PELTONEN M, et al.Sustained reduction in the incidence of type 2 diabetes by lifestyle intervention: Follow-up of the Finnish Diabetes Prevention Study[J].Lancet, 2006, 368 （9548）: 1673-1679.

P227   [47] LINDSTROM J, PELTONEN M, ERIKSSON J G, et al.Improved lifestyle and decreased diabetes risk over 13 years: Long-term follow-up of the randomised finnish diabetes prevention study（DPS）[J]. Diabetologia, 2013, 56（2）: 284-293.

P227   [48] KNOWLER W C, BARRETT-CONNOR E, FOWLER S E, et al.Reduction in the incidence of type 2 diabetes with lifestyle intervention or metformin[J].The New England journal of medicine, 2002, 346（6）: 393-403.

P227   [49] Diabetes Prevention Program Research Group, KNOWLER W C, FOWLER S E, et al.10-year follow-up of diabetes incidence and weight loss in the Diabetes Prevention Program Outcomes Study[J].Lancet, 2009, 374 （9702）: 1677-1686.

P227   [50] Diabetes Prevention Program Research Group.Long-term effects of lifestyle intervention or metformin on diabetes development and microvascular complications over 15-year follow-up: The Diabetes Prevention Program Outcomes Study[J].Lancet Diabetes Endocrinol, 2015, 3 （11）: 866-875.

P227   [51] MOUTZOURI E, TSIMIHODIMOS V, RIZOS E, et al.Prediabetes: to treat or not to treat? [J].European journal of pharmacology, 2011, 672（1-3）: 9-19.

P227   [52] World Health Organization.Global report on diabetes [R].Geneva: WHO, 2016.

P229   [53] 黄凤.耳迷走神经刺激对糖耐量受损干预作用的研究 [D]. 北京 : 中国中医科学院, 2011.

P232   [54] HE W, WANG X Y, SHI H, et al.Auricular acupuncture and vagal regulation[J/OL].Evidence-Based Complementary and Alternative Medicine, 2012: 786839. doi: 10.1155/2012/786839.

P232   [55] LICHT C M M, VREEBURG S A, VAN REEDT DORTLAND A K B, et al.Increased sympathetic and decreased parasympathetic activity rather than changes in hypothalamic–pituitary–adrenal axis activity is associated with metabolic abnormalities[J].The Journal of clinical endocrinology and metabolism, 2010, 95 (5) : 2458–2466.

P232　[56] DE COUCK M, MRAVEC B, GIDRON Y.You may need the vagus nerve to understand pathophysiology and to treat diseases[J].Clinical science, 2012, 122 (7) : 323–328.

P232　[57] PEUKER E T, FILLER T J.The nerve supply of the human auricle[J]. Clinical anatomy: official journal of the American Association of Clinical Anatomists & the British Association of Clinical Anatomists, 2002, 15(1): 35–37.

P232　[58] WANG S X, ZHAI X, LI S Y, et al.Transcutaneous vagus nerve stimulation induces tidal melatonin secretion and has antidiabetic effect in Zucker fatty rats[J/OL].Public Library of Science one, 2015, 10 (4) : e124195.doi: 10.1371/journal.pone.0124195.

P232　[59] CHEN Y.Magnets on ears helped diabetics[J].The American journal of Chinese medicine, 2002, 30 (1) : 183–185.

P232　[60] LI S Y, ZHAI X, RONG P J, et al.Therapeutic effect of vagus nerve stimulation on depressive–like behavior, hyperglycemia and insulin receptor expression in Zucker fatty rats[J/OL].Public Library of Science one, 2014, 9 (11) : e112066.doi: 10.1371/journal.pone.0112066 .

P232　[61] BELIVANI M, DIMITROULA C, KATSIKI N, et al.Acupuncture in the treatment of obesity: A narrative review of the literature[J/OL].Acupuncture in medicine : journal of the British Medical Acupuncture Society, 2013, 31 (1) : 88–97.doi: 10.1136/acupmed-2012-010247.

P266　[62] 陈超，刘炜宏，韩娟，等 . 针灸临床实践指南可实施性的问卷调查与分析 [J]. 中国针灸, 2019, 39 (12) : 1347–1350.

P325　[63] 任俊，黄璐，张振新 . 冥想使人变得平和——人们对正、负性情绪图片的情绪反应可因冥想训练而降低 [J]. 心理学报, 2012, 44 (10) : 1339–1348.

致谢

　　的确，这本书背后凝结了许多人有形或无形的支持和帮助，我非常清晰地记得他们的名字。我的感谢连带着我的回忆，写下了下面这段文字。

　　首先要感谢本书的两位编辑李晶和秦金霞。几年前他们就在策划这本有关糖尿病的书，她们说面对庞大的糖尿病群体，提高糖尿病的科普认知就是提升全民科学素养的最好实践。她们让我以叙事的方式来展开关于糖尿病方方面面的讨论，所以这本书原本叫作《糖尿病的故事》。初稿完成后，她们又说：疾病会公平地出现在每个人的生命里，改变才能不负遇见。她们出于这种科普意义的考虑，又让我删减和增补了许多内容。她们对本书的思绪顺序也提出了一些很好的建议，我想没有她们的努力，本书不可能有今天的样貌。

　　我要特别感谢樊代明院士，这本书一些结构上的布置来自于他所倡导的整合医学的启发。在我眼里，樊院士是一位开明的医学家，如果听过他的讲座，就能感受到在严肃学术和幽默语言之间的张力，抑或还会引发语言与存在莫名的思考。在我开始写这本书的时候就想请樊院士作序，今天终于到了可以说谢谢的时候了！当然，我还要特别感谢南征国医大师，他在糖尿病防治上的一些主张也是我努力的方向，他在我写作过程中给予的鼓励可能超过了言语所能表达的，他那隽永的题词"糖尿病　讲好自己的故事是一种非药物疗法"已经成为我重要的书法收藏作品。然而，我并没有把它真正藏起来，我展示给周围的人看，已经有不少人感受到了这幅作品的力量。

我还要特别感谢陕西中医药大学殷克敬教授、北京中医药大学东直门医院赵进喜教授、北京协和医院马方主任医师在专业上的帮助。我的感谢一直伴随着我的成长，这本书可以成为一个见证。书中提到了我的父亲王发祥主任医师、程莘农院士、郭诚杰国医大师、朱丽霞研究员……书中提到的所有人（包括患者）都是我要致谢的对象，因为，与他们之间发生的故事一直是我生命的源泉，也构成了本书的大部分内容。我在撰写书稿的过程中又一次陷入深深的回忆之中。当然，回忆和感谢不能落下以下名字：悦悦、安宁、刘朝晖、孟宏、翟煦、陈超、缪嘉军、李强、李景仁、黄山、高坤舞、王强虎、黄凤、李永明、赵晓东、王小英、王战英等，他们都以不同的方式给予我很大的帮助。

最后，感谢年轻画家王子文为本书创作的部分插图作品，感谢《数字智慧的明天》（*The Digital Mind of Tomorrow*）的作者王梓园（Isabella Wang），她除了在英文文献收集、整理和使用方面付出了繁琐劳动外，还有一些额外的帮助，表现在了本书最后一章"糖尿病的未来"所表达的内容和看法上。